O QUE NINGUÉM CONTA SOBRE A MENOPAUSA

JANCEE DUNN

O QUE NINGUÉM CONTA SOBRE A MENOPAUSA

Um guia para entender e abraçar essa fase da vida

Tradução
LÍGIA AZEVEDO

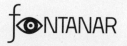

Copyright © 2024 by Jancee Dunn

O selo Fontanar foi licenciado pela Editora Schwarcz S.A.

Grafia atualizada segundo o Acordo Ortográfico da Língua Portuguesa de 1990, que entrou em vigor no Brasil em 2009.

TÍTULO ORIGINAL Hot and Bothered: What No One Tells You About Menopause and How to Feel Like Yourself Again
CAPA E ILUSTRAÇÃO Sandra Chiu
PREPARAÇÃO Silvia Massimini Felix
ÍNDICE REMISSIVO Gabriella Russano
REVISÃO Fernanda França e Natália Mori

Dados Internacionais de Catalogação na Publicação (CIP)
(Câmara Brasileira do Livro, SP, Brasil)

Dunn, Jancee
  O que ninguém conta sobre a menopausa : Um guia para entender e abraçar essa fase da vida / Jancee Dunn ; tradução Lígia Azevedo. — 1ª ed. — São Paulo : Fontanar, 2024.

  Título original : Hot and Bothered : What No One Tells You About Menopause and How to Feel Like Yourself Again
  ISBN 978-65-84954-43-4

  1. Autoajuda 2. Menopausa 3. Mulheres – Aspectos psicológicos 4. Mulheres – Saúde I. Título.

24-196818   CDD-158.082

Índice para catálogo sistemático:
1. Mulheres : Psicologia aplicada   158.082

Eliane de Freitas Leite – Bibliotecária – CRB-8/8415

Todos os direitos desta edição reservados à
EDITORA SCHWARCZ S.A.
Rua Bandeira Paulista, 702, cj. 32
04532-002 — São Paulo — SP
Telefone: (11) 3707-3500
facebook.com/Fontanar.br
instagram.com/editorafontanar

A Judy Dunn, minha mãe

Sumário

Nota da autora 9

1. O que esperar quando você não está mais esperando 11
2. Como eu não sabia disso? 33
3. A saga do crepúsculo 51
4. Pegando fogo 76
5. Não dormi nada, mas tive bastante tempo para pensar na vida 101
6. Cinquenta, tons de cinza 119
7. Por que vim aqui mesmo? 142
8. Os monólogos da vagina seca 161
9. Terapia hormonal: Vamos entrar nessa seara 181
10. A restauração 203

Conclusão — Menopositividade! 225

Fontes 247
Agradecimentos 249
Notas 253
Índice remissivo 279

Nota da autora

Os nomes que aparecem neste livro são reais e foram usados com a permissão das pessoas em questão. As únicas exceções são minha médica, que pediu para permanecer anônima, e algumas amigas que tiveram seu sobrenome omitido.

Embora tenha me esforçado ao máximo para garantir a precisão das informações apresentadas aqui, não sou formada em medicina. Com este livro, não pretendo dispensar o aconselhamento médico; apenas transmito minha história pessoal e as opções de tratamento que me foram oferecidas. As sugestões de modo algum substituem as consultas médicas necessárias para se receber os melhores cuidados tendo em vista a situação e as necessidades particulares de cada pessoa. (Como direi várias vezes ao longo deste livro, cada experiência com a menopausa é diferente.)

Algumas palavras sobre o uso do termo "mulheres": quando me refiro às pesquisas, uso "mulheres" como uma forma abreviada de "pessoas com ovários", porém tento usar termos neutros sempre que possível. A maioria de nós associa a menopausa a mulheres cis, mas ela afeta pessoas de todos os gêneros. Muitas pessoas não binárias e trans vivenciam a menopausa. Diversidade e inclusão são vitais em todos os aspectos do apoio a essa etapa da vida.

1. O que esperar quando você não está mais esperando

Se a menopausa é uma etapa pela qual metade da população passa, por que ainda não falamos abertamente a respeito?

Eu tinha 45 anos e no meio do verão comecei a despertar às três da manhã, totalmente alerta, passando horas sem conseguir voltar a dormir. De olhos abertos, no escuro, eu tentava todos os truques mentais tranquilizantes e quase monótonos que costumava recomendar na qualidade de alguém que escrevia sobre saúde havia muito tempo: fazer exercícios de alongamento progressivo, recitar as capitais dos estados, planejar as refeições da semana. Nada funcionava. Durante o dia, eu cambaleava, confusa e cansada, me esforçando para acompanhar o ritmo da criança pequena que havia em casa.

Um método supostamente eficaz para chamar o sono é fazer uma visita mental à sua casa de infância. Assim, em uma noite agitada, percorri minuciosamente minha antiga casa em Pittsburgh, que vi pela última vez em 1975. Ali estava a geladeira cor de abacate; o sofá xadrez marrom afundado no meio. Ao lado dele, uma mesinha de um material imitando madeira, que, no melhor espírito dos anos 1970, continha um cinzeiro de metal embutido. Quando acabavam de fumar, meus pais apertavam o botão que ficava acima do cinzeiro, e as cinzas e bitucas eram jogadas em um lixinho manchado logo abaixo, onde permaneciam por meses.

Por que meus pais não esvaziavam aquele cinzeiro fedido?, me perguntei uma noite. Talvez achassem o cheiro das bitucas de cigarro reconfortante. Os cinzeiros do nosso Buick LeSabre azul-claro também viviam cheios. Quando foi que os cinzeiros e acendedores começaram a desaparecer dos carros?

Meus pensamentos sinuosos eram bastante entorpecentes, mas eu não conseguia pegar no sono. Qual era o problema comigo? Nunca tivera dificuldade para dormir. Eu me virei na cama, tomando cuidado para não acordar meu marido e não balançar meus peitos, que andavam doloridos.

Congelei. *Meus peitos, que andavam doloridos.*

Espera aí. Quando foi minha última menstruação? Fiz as contas. Dois meses antes. Eu havia parado de tomar pílula no ano anterior e desde então éramos adeptos da tabelinha, ou seja, evitávamos sexo no meu suposto período fértil.

Meu sangue gelou ainda mais quando me dei conta de que também estava inchada. "Tom", sussurrei. Já era quase manhã, e nossa filha de dois anos logo acordaria. Meu marido abriu os olhos devagar; quando lhe contei do que estava desconfiada, ele se sentou na mesma hora. Sempre quisemos um só filho, e estávamos satisfeitos com nossa escolha. Nunca havíamos considerado a possibilidade de ter outro. E eu já não era jovem: Sylvie nasceu uma semana antes do meu aniversário de 43 anos, o que tornava minha gravidez supostamente "geriátrica". Aos 45 anos (e muito em breve 46), eu não me via como mãe de outro recém-nascido. Pegar nossa filha no colo já tinha me rendido um problema na lombar.

Tom e eu ficamos sentados em silêncio na cama. As complicações emocionais, financeiras e logísticas de ter outro filho faziam nossa mente girar. Por fim, ele estendeu o braço e apertou minha mão. "Se você estiver mesmo grávida..." Tom fez uma pausa enquanto se recompunha. "Bom, vamos fazer dar certo."

Cobri sua mão com a minha. Minha voz saiu aguda e estrangulada quando eu disse: "Era o que eu estava pensando também".

Eu não estava grávida.

Minha menstruação tinha atrasado porque eu estava na perimenopausa.

Agora sei disso, mas na época não sabia. Como eu tinha quarenta e poucos anos, a ideia de perimenopausa — "peri" significa "em torno", e "perimenopausa" é o termo usado para o período de transição para a menopausa — simplesmente não me ocorreu. Eu levava minha filha a festinhas de aniversário cujo tema era Vila Sésamo. Ainda tinha meu ursinho de pelúcia de infância. Comprava pijamas em lojas de moda adolescente porque eram mais em conta (bastava evitar os modelos com blusa cropped). Tinha uma vaga ideia de que a menopausa me aguardava no futuro, mas no futuro distante, quando eu começasse a usar viseira e calçados ortopédicos. Menopausa não era algo que acontecia com mulheres mais velhas? Sempre foi fácil ignorar o assunto.

Logo minha menstruação se tornou ainda mais irregular: era um fiapo num mês, uma enxurrada no outro. A perimenopausa dura em média quatro anos,[1] mas pode se prolongar até oito.[2] Os sintomas às vezes são sorrateiros, e antes que a gente perceba se tornam o novo normal. Minhas unhas de repente descamavam, pareciam massa folhada. Minha boca ficou tão seca que eu ficava igual ao meu gato quando engasgava com uma bola de pelo.

Uma noite, acordei ensopada da cabeça aos pés. A primeira coisa que pensei foi que tinha feito xixi na cama. Quem já fez xixi na cama nunca supera a sensação de "Ai, meu Deus, aconteceu de novo". No meu caso, a última vez foi no ensino médio, quando recebi o cobiçado convite para ir dormir na casa de Kim Johnson. Cada momento daquela noite está gravado na minha mente. Primeiro, assistimos a um episódio de *O barco do amor*[3] com Sherman Hemsley e Jaclyn Smith, enquanto virávamos uma lata após a outra de refrigerante sabor uva. Chegou a hora de ir para a cama, mas Raymond, o irmão mais velho de Kim, não saía do banheiro. (*O que ele pode estar fazendo lá dentro?*, eu me lembro de ter pensado, toda inocente.) Enquanto aguardava ansiosa que Raymond saísse, deitada em uma cama de solteiro no quarto de Kim, acabei pegando no sono.

Mais tarde aquela noite, acordei horrorizada com a descoberta de que havia feito xixi na cama de Kim. Na segunda-feira de manhã, a escola toda já estaria sabendo, por isso tive que agir rápido. Enquanto Kim dormia, puxei discretamente o lençol de elástico e o sacudi por uma hora, até secar. Então, devagar e sem fazer barulho, virei o colchão e estendi o lençol de volta.

Kim nunca ficou sabendo.

Agora, grudada aos lençóis da minha cama de casal, senti o mesmo pavor. Por que me enchi de limonada na noite anterior? Será que o xixi tinha chegado ao meu marido, que ainda dormia?

Tom acordou com a minha movimentação, virou para mim e olhou confuso para meu cabelo, tão enxarcado que grudava na cabeça. "Você estava malhando?", ele perguntou, semicerrando os olhos.

Não, falei. E então descobri que não tinha feito xixi na cama. Era suor noturno.

O xixi só viria a escapar mais para a frente.

Alguns meses depois, no meu check-up anual, mencionei o suor noturno à médica, que pediu uma bateria de exames que não deram em nada e logo concluiu que a causa era "estresse". Esse arremedo de diagnóstico convenientemente vago não estava de todo errado — quem *não* sofre de estresse? —, no entanto, as pesquisas demonstram que costumam ser usados com mais frequências para mulheres. À medida que os meses correram e os sintomas se acumularam, fui ao dentista para examinar minha gengiva sangrando, à dermatologista por causa da pele que não parava de coçar e ao cardiologista por causa das palpitações. Depois de passar inúmeras horas em salas de espera, eu estava em dia com minha leitura de revistas, mas nem um pouco perto de qualquer tipo de prognóstico. Nenhum dos profissionais relacionou meus problemas com sintomas de menopausa.

> "Em toda a minha vida adulta, não me recordo de nenhuma conversa séria com outra mulher quanto ao que esperar."[4]
>
> Oprah Winfrey

Minha experiência não era exatamente única: mulheres na perimenopausa podem passar anos tentando receber o diagnóstico e o tratamento certos. A medicina tem um longo histórico de dizer às mulheres que seus sintomas só existem na sua cabeça; e vários estudos descobriram que isso é ainda mais comum com mulheres racializadas[5] e com peso acima do padrão.[6]

Quando finalmente descobri o que estava acontecendo com meu corpo e meu cérebro, foi uma surpresa. Como eu não tinha me tocado? Trabalhava com saúde, pelo amor de Deus. Fazia mais de duas décadas que redigia artigos sobre saúde física e mental para publicações como *The New York Times*, *Vogue* e *O, The Oprah Magazine*. Tinha uma coluna sobre sexo na *GQ* havia anos. Escrevera inúmeros textos sobre a saúde da mulher e entrevistara centenas de membros da comunidade médica e científica ao longo dos anos. Como paciente, marcava todas as minhas consultas de rotina para a primeira semana de janeiro. Sou o que os médicos considerariam "uma paciente esclarecida, que gerencia bem seus próprios cuidados médicos". Como era possível que eu nunca tivesse tido uma única conversa com quem quer que fosse sobre uma transição que durava anos, às vezes mais de uma década?

E, se eu estava despreparada, como estariam todas as mulheres que *não* ganham a vida escrevendo sobre saúde? Comento com a dra. Makeba Williams, vice-presidente de desenvolvimento profissional e bem-estar e professora associada de ginecologia e obstetrícia na Escola de Medicina da Faculdade de Washinton em Saint Louis, que estou horrorizada por não ter desconfiado.

"Ah, você não acreditaria na perplexidade com que me deparo todo dia", responde Williams, especializada em menopausa. "Fala-se tão pouco da menopausa como uma transição na vida que as pessoas são pegas desprevenidas. Elas chegam a mim com um enorme ponto cego, sem saber que muitas das mudanças pelas quais vêm passando são consideradas eventos psicológicos normais e naturais. Ou então aparecem muito mal informadas, e preciso trazê-las à realidade e começar do zero." A dra. Williams suspira. "Não fazemos uma orientação antecipada, não preparamos as mulheres. Precisamos criar expectativas em relação à menopausa e normalizá-la, como fazemos com a puberdade."

"Ei, estou na capital dos Estados Unidos, onde vivem algumas das pessoas mais inteligentes e ricas do planeta", diz a dra. Rachel S. Rubin, urologista, especialista em medicina sexual e professora assistente do Hospital da Universidade Georgetown, que tem um consultório particular de medicina sexual, "mas elas não têm a menor noção."

Minha mãe, que passou pela Mudança em silêncio, com certeza nunca me disse nada a respeito. Temos cerimônias de ingresso na vida adulta para meninas que estão se tornando mulheres, como o bat mitzvah judaico, e rituais de celebração, como casamentos e chás de bebê, em que informações vitais são trocadas com o objetivo de ajudar a preparar a pessoa para a entrada no próximo estágio da vida. Ninguém faz chá de menopausa, com presentes como cremes para o pescoço, ventiladores portáteis, lubrificantes vaginais. Quando o assunto é menopausa, ninguém te diz que precisa "conversar".

É assim inclusive com muitos médicos. Uma pesquisa de 2013[7] descobriu que menos de um em cada cinco ginecologistas realizou algum estudo formal relacionado à menopausa nos Estados Unidos. Só em 1993 surgiu a obrigatoriedade de mulheres e minorias serem incluídas em estudos clínicos.[8]

E não pense que médicos especializados na saúde da mulher conhecem esse fenômeno mais a fundo. Um estudo de 2019 de clínica médica e residência em ginecologia e obstetrícia descobriu que apenas 6,8% dos profissionais se sentiam "adequadamente preparados" para lidar com mulheres passando pela menopausa.

No passado, a menopausa era vista como domínio da ginecologia, mas isso mudou, segundo me disse a dra. Wen Shen, coautora de um estudo de 2013 e professora do Departamento de Ginecologia e Obstetrícia da Escola de Medicina da Universidade Johns Hopkins, em Baltimore.

"Tradicionalmente, a ginecologia é uma especialidade de procedimentos/cirurgia, e os planos de saúde reembolsam bem procedimentos", conta Shen. (Para se ter uma ideia, de acordo com a organização sem fins lucrativos FAIR Health,[9] o custo médio nacional para um obstetra fazer um parto vaginal em 2018 era de 12 290 dólares.) "Durante a transição para a menopausa, ocorrem mudanças significativa na saúde das mulheres, e o atendimento clínico exige um aconselhamento intensivo", ela prossegue. "No entanto, o reembolso pelo tempo dedicado ao paciente para promover um envelhecimento saudável e praticar a medicina preventiva é muito mais baixo."

Minha amiga Mira se deu conta de que estava havia um ano sem menstruar e marcou uma consulta com a ginecologista para descobrir como proceder. Depois de algumas perguntas aleatórias, a médica lhe entregou um panfleto sobre menopausa, sugeriu que Mira fizesse ioga e a acompanhou até a porta. "Ela não estava diminuindo a importância daquilo", Mira avalia. "Acho que só não sabia o que dizer."

Lauren Streicher é professora de ginecologia e obstetrícia da Escola de Medicina Feinberg, da Universidade Northwestern. "Sou responsável pela aula de funções e disfunções sexuais femininas", ela conta. "O curso de medicina dura quatro anos. Minha aula é a única sobre o assunto e só tem vinte minutos. Ah, e é optativa. Uma aula optativa de vinte minutos! Preciso falar bem rápido."

Mesmo que as mulheres saibam quais são os sintomas a que devem ficar atentas e procurem tratamento, um estudo da Escola de Medicina de Yale descobriu que provavelmente não vão conseguir. Os pesquisadores examinaram sinistros de seguro de 500 mil mulheres[10] e descobriram que três quartos daquelas que procuraram ajuda médica para os sintomas da menopausa não receberam nenhum tipo de tratamento. Uma pesquisa de 2021 da AARP com mulheres com mais de 35 anos descobriu que apenas 18% diziam se sentir "bem informadas"[11] quanto ao que esperar da menopausa e da perimenopausa.

Em outras palavras, 82% de nós estão no escuro quanto à mudança mais significativa na nossa vida física desde a puberdade.

Quando comecei a pesquisar os sintomas, quase preferia ter permanecido na ignorância. Abundam na literatura palavras como "atrofia", "deterioração" e "decaimento". Eu me vi frente a frente com trechos como "perda significativa de volume dos seios", "menos sexo" e "as ratas em menopausa demonstraram níveis mais altos de ansiedade".

Eis uma descrição das várias formas que a incontinência urinária assume:[12]

> Conforme os tecidos da vagina e da uretra perdem elasticidade, você pode sentir uma necessidade frequente, repentina e forte de urinar, seguida por escape involuntário de urina (bexiga hiperativa), ou escape ao tossir, rir ou se levantar (incontinência por estresse).

Se eu ri, foi para não chorar. Quando li isso pela primeira vez, se até então era uma mulher razoavelmente vibrante no que acreditava ser o meu auge, comecei a vislumbrar o pouco que me restava de vida como uma marcha sombria e implacável, usando sapatos confortáveis e um corte de cabelo prático, rumo à sepultura já aberta.

Nos meus anos de transição para a menopausa mudei de médico várias vezes, não só porque meus sintomas eram um mistério, mas porque minhas finanças, como escritora freelancer, variavam muito ano a ano. Como resultado, meu plano de saúde sempre mudava, e eu era obrigada a também mudar meus médicos.

Alguns eram maravilhosos. Outros me davam tanta atenção quanto a ginecologista de Mira. Quando perguntei a um clínico geral sobre meu ganho repentino de gordura na região abdominal, ele bateu na própria barriga e deu risada. "É a meia-idade", comentou, alegre. Saí do consultório incomodada. Então eu devia ignorar aquele inchaço repentino? E se fosse um tumor?

Muitos especialistas famosos oferecem histórias parecidas de pacientes que, perplexas diante dos sintomas notados, imaginam imediatamente o pior. "Já vi mulheres chegarem ao consultório com dores constantes, um sintoma bastante comum, depois de haverem passado por dois ou três reumatologistas, certas de que têm doença de Lyme", diz Mary Jane Minkin, professora do Departamento de Ginecologia, Obstetrícia e Ciências Reprodutivas da Escola de Medicina de Yale. "Muitas delas também sentem palpitações e acham que é alguma condição cardíaca."

Pensar no pior é algo recorrente em fóruns on-line sobre menopausa. Dei uma espiada em um deles, e frases como "Estou morrendo?" e "Estou com medo de estar morrendo" são inacreditavelmente comuns; as pessoas escrevem, uma publicação após a outra, sobre ataques de pânico relacionados à menopausa que as fazem ir correndo para o pronto-socorro, convencidas de que é uma artéria entupida ou um derrame. Por que é tão difícil encontrar informações sobre esse processo que afeta metade da população mundial? Vários especialistas me disseram que o tratamento da menopausa é a maior falha nos cuidados à saúde da mulher nos Estados Unidos.

Mesmo que uma mulher tenha consciência de que está na perimenopausa ou na menopausa, em geral cabe a ela arranjar maneiras de lidar com isso. Encontrei um fórum on-line sobre perimenopausa em que as participantes trocando dicas pareciam muito com psicofarmacólogas, participantes de eventos sobre bem-estar da In Goop Health ou com Big Mikey, o cara que vendia drogas para um ex-namorado meu:

> Suplementar magnésio, cálcio e vitamina D ajuda com o estresse. À noite, 1,5 g de melatonina, 250 mg de citrato de magnésio. Você pode usar 650 mg na primeira semana, mas cuidado: vai ter diarreia se mantiver essa dose mais alta. Raiz de ruibarbo, terapia EMDR, 3 mg de eszopiclona. Pra insônia, comestível com THC. Fluoxetina e acupuntura ajudaram muito com tristeza e questões físicas. Antidepressivos mais fortes e maconha, só pra passar o tranco do começo.

Quando li essas dicas pela primeira vez, pareceram exageradas. Agora, não é o caso de nenhuma delas.

Menopausa! A mera palavra já deixa as pessoas tensas. Há referências a ela, aparentemente aos sussurros, desde a Bíblia.

Em uma passagem do Gênesis, Sara, esposa de Abraão, é descrita como "de idade avançada; em Sara já haviam cessado os modos das mulheres".[13] Quase dá para ouvir quem escreveu buscando um eufemismo: "A Sara, bom, você sabe... os modos dela já tinham cessado".

Alguns médicos de antigamente acreditavam que o útero das mulheres mais velhas vagava inquieto pelo corpo, como eu mesma faço em casa à procura dos meus óculos de leitura. Areteu da Capadócia, médico do século II, dizia que o útero "se movia a esmo".[14] Por sorte, era fácil controlar esse órgão errante. Segundo Areteu, o útero "se deleita com aromas fragrantes, avançando na direção deles, e tem aversão a odores fétidos, fugindo deles, e no todo é um animal dentro de um animal".

Como Helen King escreveu em *Hysteria Beyond Freud* [Histeria além de Freud],[15] Hipócrates, grego do século V a.C. conhecido como o pai da medicina moderna, teorizou que o útero das viúvas vive insatisfeito e não apenas produz vapores tóxicos como também gosta de vagar pelo corpo, não em busca de "aromas fragrantes", mas de umidade. Aparentemente, o fígado era uma das paradas do útero na sua peregrinação. Segundo King, Hipócrates acreditava que "se os reservatórios de uma mulher estão mais vazios que de costume e ela se sente mais cansada, o útero, que secou por causa da fadiga, dá meia-volta e 'se lança' ao fígado, porque se trata de um órgão úmido".

Descrições dos órgãos reprodutivos desgastados de uma mulher podem ser impiedosas. Em seu livro *The Woman in the Body: A Cultural Analysis of Reproduction* [A mulher dentro do Corpo: Uma análise cultural da reprodução],[16] a antropóloga Emily Martin desenterrou esta descrição de "modos cessando" de um antigo livro de medicina: "O ovário senil é um órgão encolhido e enrugado, contendo poucos ou nenhum folículo, e composto na sua maior parte [...] dos resquícios desbotados e sem função do corpo lúteo". Parece até o prognóstico desanimador de uma bióloga marinha analisando os efeitos da mudança climática sobre a Grande Barreira de Corais.

Sem sair do tema náutico, de acordo com as autoras de *The Curse: A Cultural History of Menstruation* [A maldição: Uma história cultural da menstruação],[17] os médicos vitorianos acreditavam que cresciam escamas nos seios das mulheres depois que elas paravam de menstruar. (Considerando o estado da minha pele ressecada, eles não erraram tão feio.)

A menopausa recebeu um nome formal nos anos 1820, como Susan Mattern escreve em *The Slow Moon Climbs: The Science, History, and Meaning of Menopause* [A lua lenta surge: A ciência, a história e o significado da menopausa],[18] a partir da combinação de "menos", palavra grega para mês, e "pause", palavra grega para interrupção. Podemos agradecer ao dr. Charles de Gardanne, médico francês do século XIX, pela nomenclatura. De acordo com Mattern, embora ele mereça os créditos por ter dado um nome à transição, Gardanne também citou cinquenta condições pelas quais a menopausa era responsável, incluindo escorbuto, gota e ninfomania.

Ao longo do século XIX e do começo do XX, os médicos testaram várias "curas" para a menopausa. O dr. Andrew F. Currier, autor de *The Menopause: A Consideration of the Phenomena Which Occur to Women at the Close of the Child-Bearing Period* [A menopausa: Uma análise sobre os fenômenos que ocorrem com as mulheres no final do período reprodutivo],[19] livro de 1897, sugeriu que as mulheres nessa etapa da vida fizessem limpeza intestinal com solução salina ("os intestinos devem ser mantidos livres, pois tais pessoas com frequência enfrentam constipação"). Um sintoma que Currier acreditava acompanhar a menopausa era a "dor nervosa" — o que hoje chamaríamos de ansiedade. (Ele não estava necessariamente errado. A ansiedade é um dos 34 sintomas variados[20] que os médicos identificaram em mulheres na menopausa — veremos mais sobre isso em breve.) Para "dor nervosa", Currier sugeria absorventes internos mergulhados em glicerina e nitrato de prata ou sangrias, com incisões nos braços e nas pernas.

Currier enfatizava que os sintomas da menopausa só afetavam certos tipos de mulheres. "Entre as degradadas e também entre aquelas que estão sujeitas às vicissitudes da vida fora de casa e do trabalho manual, a menopausa tem menor probabilidade de despertar atenção ou criar incômodo", escreveu o macho palestrinha. "É entre as mulheres de alta estirpe e criadas com a pompa da vida civilizada que a menopausa é um assunto de grande importância." Embora muitas entre as "degradadas" talvez discordassem ferozmente de Currier, na época, como agora, o retrato costumeiro da mulher na menopausa exclui pessoas de baixa renda e da classe trabalhadora — assim como pessoas racializadas e da comunidade LGBTQIA+.

Alexander Hubert Providence Leuf,[21] no entanto, em seu livro *Gynecology, Obstetrics, Menopause* [Ginecologia, obstetrícia, menopausa], de 1902, oferecia uma prescrição alarmante para o suor noturno: tintura com cinco a vinte gotas de beladona, uma planta venenosa. Para constipação, devido à "sensibilidade entorpecida dos intestinos", ele sugeria uma lavagem fortificante e neurotóxica com mercúrio.

No século XIX, segundo escreve Elizabeth Siegel Watkins, professora de ciências da saúde, em *The Estrogen Elixir* [O elixir do estrogênio],[22] os médicos davam às pacientes produtos contendo ovários animais para tratar condições relacionadas à "deficiência ovariana", como a sempre popular histeria. Prescrevia-se às mulheres soluções de água e extrato ovariano, enquanto a outras, que talvez preferissem alimentos integrais, recomendava-se comer "ovários de porca ou vaca, picados e servidos em sanduíches". (Imagino que mostarda e maionese fossem opcionais.) Na década de 1890, como Thom Rooke escreve em *The Quest for Cortisone* [A saga da cortisona], a farmacêutica Merck & Company desenvolveu o primeiro produto hormonal visando a menopausa, chamado Ovariin,[23] um pó grosso e amarronzado feito de ovários de vaca secos e pulverizados. Pelo menos tinha sabor baunilha. ("É difícil imaginar que ovários de vaca pulverizados não tivessem um gostinho delicioso sem o sabor adicionado", Rooke aponta.)

Edward Doisy, bioquímico americano que venceu o prêmio Nobel, isolou o estrogênio em 1929.[24] Uma década depois, foi lançado um produto comercial para a menopausa feito a partir da urina de uma égua grávida. Com admirável transparência, considerando que égua em inglês é *mare*, ele recebeu o nome de Premarin. Uma propaganda inesquecível do Premarin mostra um motorista de ônibus de saco cheio. "Ele sofre com deficiência de estrogênio", diz a legenda. Do outro lado, há uma passageira de certa idade. "Por causa dela", vem embaixo do rosto furioso da mulher. A menopausa era vista como um problema — *para os homens*.

Minha propaganda preferida do Premarin,[25] dos anos 1970, mostra um homem de meia-idade com óculos de leitura, segurando um jornal com preocupação; dois filhos adultos se encolhem um de cada lado dele. No primeiro plano, há uma mulher mais velha, com a mão na testa. "Quase qualquer tranquilizante seria capaz de acalmá-la", diz o texto, "mas, com a idade dela, é de estrogênio que está precisando."

Os fabricantes, no entanto, foram precavidos: uma versão do Premarin incluía fenobarbital,[26] uma droga altamente viciante usada para ansiedade e "controle de convulsões".

> "Estou sempre com calor porque sofro de uma condição médica rara chamada menopausa. Apenas cerca de uma em cada uma mulher passa por isso, então ainda não chama tanta atenção. Ninguém sabe nada a respeito, porque não acontece com os homens, então não há dados ou pesquisas."[27]
>
> Bridget Christie, comediante inglesa

Um dia, quando minha mãe e eu estamos em uma loja de plantas, conto a ela sobre as propagandas horrorosas de Premarin dos anos 1970. Minha mãe é ao mesmo tempo doce — uma ótima jardineira, faz tortas e usa blusas cor-de-rosa de tricô — e azeda — tem uma extensa coleção de palavrões criativos e uma tatuagem grande de um corvo no pulso, que fez aos 68 anos.

Ela me interrompe antes que eu termine. "Você sabe que eu tomei Premarin, né? Aquele com xixi de cavalo."

Devolvo o vaso de samambaia que estava olhando. "Como assim?"

Minha mãe assente. "Fiz terapia hormonal por, sei lá, uma década", ela fala.

Digo que não fazia ideia de que ela havia feito terapia hormonal. (Por outro lado, nunca pensei em perguntar também.) Minha mãe dá de ombros. "Foi nos anos 1980. Todo mundo fazia. A gente dizia para o médico que estava na menopausa e ele receitava hormônios."

Essa foi a primeira conversa que minha mãe e eu tivemos sobre terapia hormonal — depois que eu já tinha mais de meio século de vida.

Nos anos 1980, minha mãe trabalhava em uma empresa de design de interiores especializada em escritórios. "O suor pingava do meu rosto durante as reuniões", ela lembra. "Eu tentava enxugar sem ninguém ver. Mas as pessoas viam, claro. Com toda a certeza."

Ela pega um gerânio e dá uma olhada. "Eu sabia que devia estar passando pela menopausa, mas você e suas irmãs nem perceberam, e não era algo que se discutisse na época", continua. "Não falei sobre isso com nenhuma amiga, apesar dos calorões que sentia e de estar sempre ensopada." Mas ela marcou uma consulta com o ginecologista. "Lembra dele? O dr. Simon? Nossa, como as mãos dele eram frias. Bom, ele me examinou, deu uma olhadinha lá e disse: 'Ah, bom, seus ovários secaram'." Minha mãe dá risada.

Ele receitou Premarin. "Ajudou bastante com o rosto vermelho de suor e as ondas de calor. E eu já não tinha tanta vontade de puxar os outros pelo cabelo", ela explica. "O ginecologista falou que também fortalecia os ossos. Era um comprimido, vinha em uma caixinha redonda, você tomava um por dia. Bem fácil."

Pergunto com quantos anos ela estava quando parou de tomar Premarin. Minha mãe pensa a respeito por um minuto. "Não lembro, de verdade", diz afinal. "Começaram a sair notícias de que não fazia bem. Não é como se a gente pudesse pesquisar as coisas no Google, como agora. Você meio que tinha que confiar. Mas vou te dizer uma coisa: queria ter continuado a tomar, porque as ondas de calor duraram anos, principalmente à noite. Anos!"

Enquanto eu a ajudo a acomodar um vaso de rosas no carrinho, pergunto se ela tomou Premarin com fenobarbital.

"É aquele negócio que te deixa derrubada?" Então para e pensa um pouco. "Hum. Talvez. Não lembro. Mas parece uma boa ideia." Ela adora um remedinho para dormir.

Não é apenas que as drogas e os tratamentos disponíveis para mulheres na menopausa fossem absurdos e agressivos (embora fossem mesmo). O problema maior é que, além disso, eles quase não eram testados — e as mulheres dificilmente eram convidadas a participar da conversa médica.

Mesmo após o isolamento do estrogênio por parte do dr. Doisy, na década de 1920, as pesquisas sobre a saúde da mulher continuaram escassas (e as pesquisas relacionadas a mulheres racializadas na menopausa seguem raras). No início dos anos 1960, depois que pesquisadores descobriram que as mulheres tinham menores taxas de doenças cardíacas antes da menopausa, quando seu nível de estrogênio caía, foi conduzido o primeiro experimento para verificar se a suplementação de estrogênio seria um tratamento preventivo eficiente. O estudo, publicado em 1973, foi conduzido com 8341 homens. E nenhuma mulher.[28]

O tratamento da menopausa é "um completo desastre", diz Rachel Rubin, do hospital da Universidade Georgetown. A qualidade de vida de uma mulher durante a menopausa quase nunca é discutida, ela acrescenta. "Sou urologista e atendo pessoas de todos os gêneros. Nós nos importamos muito em saber como os homens urinam, suas disfunções sexuais, sua libido, suas ereções. Amamos falar sobre qualidade de vida. Mas não temos esse tipo de conversa quando se trata de mulheres. A qualidade de vida nunca é o principal. Sempre falamos em redução de riscos. Isso vai te matar, você vai ter câncer, isso vai prejudicar o bebê?", ela suspira.

"Não falamos o bastante sobre a qualidade de vida das mulheres. Não temos nem vocabulário para isso."

Em vez disso, Rubin diz, "a mensagem é: 'Envelhecer é isso, aguente! Você é mulher, se esforce mais! Medite! Faça mais atividade física! Por que não está fazendo mais atividade física?'. Nós, como sociedade, não fazemos um bom trabalho, não dizemos: 'Certo, é uma condição biológica não muito agradável. Talvez haja soluções biológicas para isso'.".

O medo da menopausa, escreve a historiadora britânica Louise Foxcroft[29] em *Hot Flushes, Cold Science: A History of the Modern Menopause* [Ondas quentes, ciência fria: Uma história da menopausa moderna], "é algo que aprendemos, e algo que surgiu de uma aversão geral, masculina e médica à menopausa, percebida como o fim da viabilidade, da fertilidade, da beleza, da desejabilidade e do valor". Na nossa sociedade centrada na juventude, se a validade dos seus óvulos expirou é hora de abrir espaço na prateleira!

Em um episódio hoje famoso de *Inside Amy Schumer*,[30] a comediante se depara com um piquenique animado e regado a vinho, em meio às árvores, com Patricia Arquette, Tina Fey e Julia Louis-Dreyfuss. Elas estão comemorando o suposto "último dia comível" de Louis-Dreyfuss — o momento na vida de toda atriz, ela explica animada, no qual "a mídia decide que você finalmente chegou ao ponto em que ninguém mais acredita que você é comível".

Enquanto as mulheres bebem, Arquette conta que não passou no teste de um comercial porque o diretor achou que ela era "velha demais para fazer a esposa de Larry King". Depois todas percebem que fizeram o mesmo teste para ser Mamãe Noel. ("Ei, quem ficou com o papel?" "J. Lo." "Ah, ela vai se sair muito bem.") Quando Schumer pergunta se os homens têm seu último dia comível, as outras riem e dizem que não — mesmo que eles cheguem aos cem, diz Fey, e "não ejaculem nada além de aranhas brancas".

Em geral, predominam os melindres culturais quanto ao que alguns médicos chamam de "puberdade reversa". Jill Angelo, fundadora de uma empresa em Seattle que oferece serviços de telemedicina a mulheres na menopausa, me contou que uma vez se reuniu com investidores em potencial e um deles lhe perguntou, preocupado, sobre o "fator eca". O medo da menopausa também se baseia no desconhecido, diz Hadine Joffe, professora de psiquiatria no campo da saúde da mulher na Escola de Medicina de Harvard. "O que eu até entendo, porque as pessoas sabem muito pouco a respeito, não têm ideia do que é. Então muitas das suas associações e projeções são negativas."

Digite "gravidez" no Google, diz Joffe, "e as imagens que aparecem são fofas e amorosas". No entanto, se você digitar "menopausa", não aparece nada sobre uma transição normal na vida, ela diz. "O que vem são sintomas e problemas. Não se fala em um processo que ocorre na metade da vida, e sim, com uma leve carga de raiva, na irritação, na dificuldade de dormir. Por que a primeira associação da menopausa é sempre com esses problemas? Algumas pessoas passam por ela sem nenhum obstáculo."

"Ah, estou sempre falando de como o mundo ignora a menopausa, uma experiência que afeta todas as mulheres que chegam à meia-idade", diz Pauline Maki, professora de psiquiatria, psicologia e ginecologia e obstetrícia da Escola de Medicina da Universidade de Illinois, em Chicago, e ex-presidente da Sociedade Norte-Americana de Menopausa. "Isso me irrita, porque é etarista e machista."

Como urologista, a dra. Rubin tem uma maneira simples de ajudar seus pacientes homens a compreender o que é a menopausa. "Digo a eles: 'Quer saber como é estar na menopausa? É só cortar os testículos fora. Adivinha quais serão os efeitos colaterais? Ondas de calor. Sudorese noturna. Confusão mental. Depressão. Doença cardiovascular. Libido baixa. Disfunção erétil. A menopausa é *isso*'."

Retratos da menopausa nas redes sociais são amplamente negativos, acrescenta a dra. Rubin. "Sempre digo que a menopausa tem a pior campanha de publicidade da história do universo". Quando se trata de divulgar essa fase da vida ou transmitir mensagens positivas para combater os estereótipos negativos sobre a mulher na meia-idade, "estamos perdendo a batalha nas redes sociais".

No momento, há cerca de 30 milhões de mulheres entre os quarenta e 54 anos nos Estados Unidos.[31] Como podemos estar tão despreparados para uma das mais monumentais transições da vida? Ela afeta familiares, amigos, colegas de trabalho. Pessoas não binárias e trans. Nem todas as mulheres passam pelo parto — as taxas de natalidade vêm caindo[32] há anos, e um relatório de 2021 do censo americano descobriu que quase um em seis adultos com mais de 55 anos não tem filhos.[33] Todas as mulheres que vivem o bastante, no entanto, passam pela menopausa. É uma experiência compartilhada por metade da população... e sobre a qual ninguém fala.

Se a idade média da menopausa é 51 anos[34] e a expectativa de vida média para uma mulher nos Estados Unidos é oitenta,[35] ela vai passar um terço da vida na menopausa. Ninguém "atravessa" a menopausa; a gente entra nela e nunca mais sai.

"Não é como abrir e fechar a porta", diz Lubna Pal, professora de ginecologia, obstetrícia e ciências reprodutivas e diretora dos estudos de menopausa da Escola de Medicina de Yale. "É um caminho. Não é uma doença. Não é um distúrbio. É uma fase da vida."

O manifesto de Beatrice Dixon, fundadora da Honey Pot Company, uma linha de produtos de cuidado pessoal femininos baseados em plantas e feitos "por pessoas com vagina para pessoas com vagina" é ainda mais encantadoramente franco: "Muitas vezes, sentimos que somos a única pessoa passando por isso, mas o que nos une é que estamos passando pelas mesmas coisas ao mesmo tempo! Como algo pelo qual todo mundo passa pode ser um tabu?".

Dixon diz que, quando alguém fica sem graça nas reuniões sobre os produtos — por exemplo, em relação à linha de absorventes para incontinência, "que libertam você dos escapes", um dos principais sintomas da menopausa —, ela gosta de ser clara. "Quando ouço 'Ah, não sei se quero falar sobre incontinência', bom, então não sou a pessoa certa para você, se não quer falar sobre a realidade", explica. "Tento lembrar à outra pessoa na mesma hora que todo mundo no planeta veio de uma vagina. Quando e se esse tipo de bobeira aparece, é assim que costumo agir."

É por isso que precisamos parar de falar sobre a menopausa aos sussurros, ela insiste. "Idade, desequilíbrio hormonal, qualquer sintoma, é tudo natural, normal e nada de novo", Dixon diz. "Vergonha, culpa. Ninguém tem tempo para essas bobagens."

Ela tem razão: não temos tempo para essas bobagens. Até 2025, de acordo com uma estatística da Sociedade Norte-Americana de Menopausa, haverá mais de 1 bilhão de mulheres no mundo na pós-menopausa.[36] É hora de reconhecer e normalizar essa transição. Vamos começar.

2. Como eu não sabia disso?

Muitas de nós têm "a Conversa" quando menstruam pela primeira vez, mas ninguém quer conversar quanto menstruamos pela última vez.

Entre os supostos 34 sintomas da perimenopausa e da menopausa, alguns parecem quase surreais.

Os mais comuns são ondas de calor, suor noturno e menstruação irregular, porém também estão incluídos oscilações de humor, diminuição da libido, seios doloridos, dores de cabeça, secura vaginal, ardência bucal, formigamento nas mãos e nos pés, problemas de gengiva, fadiga extrema, inchaço, problemas digestivos, dores nas articulações, depressão, dores musculares, coceiras na pele, choques elétricos, sono ruim, confusão mental, lapsos de memória, queda de cabelo, unhas quebradiças, ganho de peso (em média 2,5 quilos,[1] mais no meu caso), incontinência urinária, tontura ou vertigem, aumento das alergias, perda de densidade óssea, palpitações, odor corporal estranho, irritabilidade, ansiedade e síndrome do pânico.

Ressecamento é um tema recorrente, que, no meu caso, ocorreu: tudo no meu corpo que era capaz de ressecar ressecou, do couro cabeludo aos pés. Até mesmo minhas orelhas, normalmente bastante flexíveis para orelhas, assumiram a textura exata de fatias de manga desidratadas. Meu pescoço de repente seco descamava tanto que minhas toalhas brancas acabavam marrons (irmãs na perimenopausa, insisto para que passem a usar neste minuto um creme para o pescoço de qualidade).

Meus países baixos passaram por uma mudança climática calamitosa, indo rapidamente da luxúria tropical para o deserto árido. Quando eu fazia sexo com meu marido, parecia que ele tinha posto uma camisinha feita de grama sintética. Meus cabelos não só afinaram como migraram pelo meu corpo e apareceram em lugares indesejados e inacreditáveis, como a parte interior do meu pulso.

E sim, de repente um estranho cecê tomou conta de tudo. Como o cheiro químico e acre de quando a gente usa camiseta de poliéster o dia inteiro no auge do verão, com notas de cachorro molhado e lixo de posto de gasolina. O odor surgia não importava se fizesse pouquíssimo tempo do meu último banho ou se eu enchesse as axilas de desodorante. (De acordo com a Cleveland Clinic, flutuações hormonais podem mudar o cheiro do seu corpo, incluindo o da sua vagina, e isso é absolutamente normal.)

....

"Foi literalmente como se alguém tivesse posto uma fornalha no meu peito, ligado no máximo e tudo começasse a derreter. Eu pensei: Isso é loucura. Não vou conseguir."[2]

Michelle Obama sobre
as ondas de calor que sentiu no *Marine One*,
o helicóptero da presidência americana

....

Pergunto a Mary Jane Minkin, da Escola de Medicina de Yale, se os tais "34 sintomas da menopausa" são verdadeiros, considerando suas muitas décadas de experiência clínica.

Ela pensa por um minuto antes de me responder: "É, acho que são 34 mesmo".

Visito a célebre ginecologista e obstetra na sua sala em Yale, em uma manhã tempestuosa de outono. Minkin, que não só é brilhante como desarma qualquer um, se revela encantadora (logo fica claro que "merda" é uma das suas palavras preferidas). Ela me recebe usando um casaco branco e óculos escuros enormes, e me convida a sentar com o vigor que lhe é característico. Conto que, quando minha menstruação não veio, achei que estava grávida, e ela assente. "Fiz o parto de três mulheres de 47 anos que não queriam engravidar, acredite em mim." Uma dessas mulheres, Minkin prossegue, ficou chocada ao descobrir que não só estava grávida como a data prevista do parto era no dia em que sua filha ia se casar. "Acabaram adiando o casamento para o mês seguinte, para que o bebê pudesse ir", Minkin diz, balançando a cabeça. "Juro que não estou inventando."

Pergunto sobre alguns dos sintomas menos conhecidos da menopausa, como dores nas articulações. "Sim", ela diz. "As dores nas articulações lembram a fibromialgia. Pode ser uma dor horrível, e as mulheres não sabem o motivo. Às vezes, se consultam com vários reumatologistas. Acho que o revestimento da articulação, que alguns chamam de membrana sinovial, resseca, e o estrogênio ajuda na lubrificação, como óleo nas dobradiças de uma porta. Sempre sugiro a essas pacientes uma rodada de reposição de estrogênio."

Muitas mulheres relatam formigamento,[3] uma sensação incômoda que pode ser descrita como insetos andando debaixo da pele (daí o nome). Quer os insetos sejam reais ou não, é desagradável. Outras juram que sua voz fica mais grave, ou rouca. Não é imaginação delas. Pesquisas demonstram que a queda dos níveis de estrogênio e progesterona tem um efeito na função das cordas vocais das mulheres,[4] diz o dr. Abdul-Latif Hamdan, professor de otorrinolaringologia e cirurgia na cabeça e no pescoço da Universidade Americana em Beirute e fundador do Hamdan Voice Unit. Isso resulta, segundo ele, em uma gama de sintomas a que muitas vezes chamam de síndrome vocal pós-menopausa, incluindo fadiga vocal, perda de alcance, incapacidade de atingir notas altas, aprofundamento da voz e pigarro.

Por sorte, ele também descobriu na sua pesquisa, e na de outros colegas, que a terapia hormonal pode reverter[5] alguns desses sintomas, inclusive a voz mais grave, "apenas restaurando o perfil hormonal que as mulheres tinham antes da menopausa", Hamdan diz. Se você já se perguntou como algumas cantoras de meia-idade, e ainda mais velhas, conseguem atingir as notas altas enquanto a voz da sua avó está cada vez mais parecida com a do James Earl Jones, pode muito bem ser porque elas fazem terapia hormonal. A cantora de ópera inglesa Lesley Garrett,[6] que é soprano, diz que a terapia hormonal salvou sua voz e sua carreira. (Uma cantora de ópera não tem como se safar tendo a voz alterada digitalmente.)

A menopausa não apenas afeta cada mulher de maneira diferente como pesquisas recentes demonstram que os sintomas variam entre etnias, às vezes de maneira dramática. O Estudo da Saúde das Mulheres por Toda a Nação (SWAN, da sigla em inglês),[7] trabalho pioneiro que desde 1994 vem seguindo um grupo de americanas de meia-idade, negras, brancas, de origem chinesa, japonesa e latina, descobriu muitas disparidades entre elas.

Um estudo de 2022 do SWAN[8] descobriu que mulheres negras passavam por mais episódios de depressão e sono ruim que mulheres brancas durante a transição para a menopausa e tinham menor probabilidade de receber tratamento. A pesquisa também descobriu que mulheres latinas apresentavam mais secura vaginal e escape de urina que as outras.

De acordo com uma pesquisa apresentada em um encontro da Associação Americana do Coração, mulheres negras eram três vezes mais propensas a ter menopausa prematura[9] (antes dos quarenta), o que levava a um risco 40% maior de desenvolvimento de doença arterial coronariana posteriormente. Podemos ter a mesma fisiologia, mas nossa experiência não é a mesma.

Muitas vivências da puberdade e da "puberdade reversa" são iguais: as crises de choro, a insegurança, as oscilações de humor, as espinhas, as mudanças inesperadas no corpo. (Tenho me fechado no quarto com a música no último volume igualzinho a quando era adolescente, embora não escreva mais "Essa cidade é um lixo" no meu diário.)

Algumas coisas, no entanto, são notavelmente diferentes. Durante a puberdade, sentimos que estão todos nos olhando. As mulheres na menopausa, por outro lado, sentem que ninguém olha para elas. E, quando os sintomas aparecem, já temos idade o suficiente para ficar achando que pode ser o fim.

É preciso apontar que nem todas as mulheres apresentam sintomas. No melhor cenário, segundo Minkin, apenas paramos de menstruar, mas nos sentimos perfeitamente normais. "Vinte por cento das mulheres não sente nem uma única onda de calor", Minkin diz. E nem todos os sintomas são negativos. "Tem uma vantagem", ela diz, animada. "Os miomas muitas vezes diminuem durante a transição para a menopausa, por causa da redução do estrogênio que costuma alimentá-los."

Sua colega, Lubna Pal, aparece na sala de Minkin com uma caneca de chá. "Fora que a menstruação não é exatamente uma alegria, né?", ela acrescenta, com ironia. Todas rimos.

Graças ao etarismo e ao machismo que permeiam todas as discussões sobre o assunto (e, sejamos honestas, tudo na nossa vida), ninguém sabe exatamente onde situar a menopausa na cultura atual.

Na música popular, ela é praticamente invisível, a não ser quando serve como um insulto genérico, como na música "Upside Down",[10] em que Snoop Dogg ameaça tratar um rival "como uma vadia velha e dar uma menopausa a ele". Uma rara exceção é a oferta relativamente simpática de Prince em "Jack U Off":[11] "Só faço isso por uma causa digna/ Virgindade ou menopausa/ Você vai ter um ataque cardíaco na hora se eu te masturbar". (Quem mais qualificado que Prince para aliviar a atrofia vaginal?)

Na televisão, a menopausa costuma ser tema de piadas desdenhosas, mas há algumas poucas exceções. Em 1972, a sitcom *Tudo em família* foi inovadora ao apresentar um episódio intitulado "Edith's Problem",[12] em que a mãe, Edith, falava que se sentia como "se entrasse e saísse da banheira quente e alguém enrolasse um elástico na minha cabeça". Quando sua filha explica que é "a Mudança", o marido de Edith, Archie, grita que vai lhe dar trinta segundos para passar por ela. Embora o episódio, que ganhou um Emmy,[13] possa parecer meio equivocado agora, na época foi revolucionário, pois a menopausa não era discutida em público, escreveu David Mello,[14] crítico de TV. "*Tudo em família* quebrou essa barreira social com uma marreta, e o episódio sempre vai ser lembrado por isso."

Em 1990, em *The Cosby Show*, Clair Huxtable diz aos seus filhos,[15] de uma maneira reconfortantemente direta, que está entrando na menopausa. Eles surtam, e ela exagera os sintomas para provocá-los. ("Estou pegando fogo aqui", Clair grita enquanto corre para o congelador, depois abre a porta e enfia a cabeça dentro.) Por fim, acaba confessando tudo.

Nos últimos anos, alguns programas, escritos por mulheres, chegaram mais perto de verdades fundamentais. Em um monólogo agora famoso de um episódio de 2019 de *Fleabag*,[16] Belinda, interpretada por Kristin Scott Thomas, diz à protagonista: "Mulheres nascem com a dor embutida. É nosso destino físico: a dor da menstruação, os seios doloridos, o parto. Sentimos uma dor cíclica por anos e anos e anos. E então, quando você começa a achar que está fazendo as pazes com tudo isso, o que acontece? A porra da menopausa. E é a coisa *mais* maravilhosa da porra do mundo. Claro, todo o seu assoalho pélvico despenca, você sente calor pra caralho e ninguém se importa, mas aí... aí você está livre. Você não é mais uma máquina com peças".

Fleabag comenta que lhe disseram que era horrível. "É mesmo horrível", Belinda diz. "Mas depois é magnífico."

Isso resume perfeitamente a minha experiência. Belinda descreve o que a antropóloga Margaret Mead chamou de "deleite pós-menopausa"[17] — aquela sensação extasiante de se sentir bem na própria pele. Isso vai além da doce libertação de ter que comprar absorventes e do medo inexorável da gravidez. É a liberdade da "necessidade de agradar". Na minha experiência, é mesmo magnífico se sentir segura, ser menos avessa a riscos e reivindicar tempo e espaço para si sem culpa.

Em *Nove desconhecidos*,[18] minissérie de 2021, Melissa McCarthy interpreta Frances Welty, uma romancista best-

-seller na meia-idade. Quando conhece Tony, seu interesse amoroso, que é interpretado por Bobby Cannavale, Francis lhe diz que está sentindo uma onda de calor e ele lhe recomenda progesterona. Até poucos anos atrás, um par romântico tendo uma conversa sobre terapia hormonal na menopausa ao se conhecer seria impensável.

Menções à perimenopausa são ainda mais raras. Uma exceção é um episódio de 2022 de *Black-ish*,[19] no qual Rainbow, a personagem de Tracee Ellis Ross, vive isso. "Estou tentando gerenciar a perimenopausa e cansei", ela diz. "Corri quase cinco quilômetros atrás do caminhão de sorvete e depois amassei a lataria porque não tinha mais tutti frutti."

Sua sogra, Ruby, diz que não é tão ruim assim. "Tudo isso volta a ser seu", ela diz, apontando para o corpo de Rainbow. "E você finalmente pode se perguntar: o que Rainbow Johnson quer fazer? É o seu momento."

Ruby tem razão.

Como dizia David Bowie, vamos nos virar e encarar o desconhecido. Precisamos começar pelo que, exatamente, ocorre ao longo da Mudança.

A maior parte das fêmeas animais se reproduz ao longo da vida. No ser humano, os ovários, em comparação com os outros órgãos, envelhecem de maneira rápida e dramática — mesmo com nossa vida se prolongando cada vez mais.

Ao longo dos últimos 150 anos, de acordo com Eric Verdin, CEO do Buck Institute,[20] um instituto biomédico dedicado à pesquisa sobre o envelhecimento, nossa expectativa de vida aumenta dois anos a cada década. Isso significa que passamos de uma expectativa de vida de 38 anos em 1850 à atual de 79 ou oitenta — quase o dobro.

Por que então as fêmeas humanas ficam tantas décadas inférteis, enquanto roqueiros septuagenários continuam tendo filhos por aí?

Tanto os homens quanto as mulheres passam por um declínio hormonal relacionado à idade. Os níveis de estrogênio e progesterona nas mulheres pode subir e descer durante a perimenopausa, cair vertiginosamente na menopausa e minguar depois. Nos homens, no entanto, a testosterona se reduz pouco a pouco com o envelhecimento — o declínio é constante: cerca de 1% a 2% ao ano a partir dos quarenta.[21]

É por isso que o conceito de "andropausa", um termo que foi criado por jornalistas, incomoda tantos médicos. "A noção de uma 'menopausa masculina', uma suposta síndrome do declínio hormonal masculino associada ao envelhecimento, está nas últimas", afirma um editorial de 2007 da publicação médica *Menopause*. Quase dá para ver os olhos de quem escreveu se revirando, como sugerido pelas aspas no termo. "Chegou a hora de lhe dar o devido sepultamento."[22]

Por que essa disparidade entre as mudanças hormonais relacionadas à idade? Os biólogos evolucionistas vêm tentando descobrir isso já faz mais de meio século.

Uma das principais ideias nesse sentido foi proposta na década de 1960 e é chamada de "hipótese da avó".[23] (Essa também foi a resposta a uma pergunta perturbadoramente longa do programa *Jeopardy!* em 2022, que começava com "Por que as mulheres não morrem na menopausa?".) Ela sugere que as fêmeas humanas vivem muito além do seu auge reprodutivo por causa dos benefícios que oferecem aos netos, como no fornecimento de comida e nos cuidados. Cuidar de crianças que já nasceram, postula a teoria, é um investimento evolutivo melhor que o parto, no qual há mais risco.

Como então você sabe que perdeu de fato a capacidade de se reproduzir e a lojinha fechou de vez? A mulher sabe que está na menopausa quando faz doze meses desde sua última menstruação, e os ovários, cada um do tamanho de uma noz, param de liberar óvulos. Às vezes, isso é provocado pela quimioterapia, que pode causar dano suficiente nos ovários para levar à menopausa.

Certas cirurgias também podem culminar nisso. A menopausa cirúrgica é a menopausa induzida por um tratamento médico,[24] como a retirada dos dois ovários, que produzem hormônios. Nesse caso, começa imediatamente depois da operação, com as mudanças hormonais ocorrendo de maneira repentina em vez de ao longo de anos. Os médicos costumavam ser mais agressivos quanto a remover os ovários por causa de condições como endometriose, diz Karen Tang, cirurgiã ginecológica e especialista em saúde da mulher da Filadélfia. "Eles diziam: 'Bom, você já está com 49, seus ovários não funcionam mais, você não vai ter filhos, nem vai notar a diferença'. Mas agora houve uma mudança significativa na maneira como abordamos a menopausa cirúrgica."

Nos últimos anos, diz Tang, "dois grandes estudos demonstraram, com excelentes dados, que a menopausa cirúrgica, mesmo com sessenta anos ou mais, leva a muito mais riscos de doenças cardiovasculares graves e mortalidade, fora coisas como câncer do colo do útero, demência e afinamento dos ossos. Agora, precisamos esgotar todas as outras opções e ter um motivo muito bom para tirar os ovários antes de considerar a cirurgia. Hoje, a praxe é: em caso de histerectomia, só tocamos nos ovários se houver risco aumentado de câncer ovariano, por exemplo em pacientes com mutação nos genes BRCA, ou nos casos mais graves de endometriose. Porque, mesmo se você estiver na faixa de idade da menopausa, ainda há benefícios à saúde".

Apenas a retirada de ambos os ovários dá início automático à menopausa; portanto, se você fez uma histerectomia, a remoção cirúrgica do útero, mas seus ovários, que produzem hormônios, não foram extraídos, eles continuarão a produzir estrogênio até que você chegue naturalmente à menopausa.

Os anos que antecedem a menopausa, nos quais as mulheres podem experimentar mudanças no ciclo menstrual, ondas de calor e outros sintomas, constituem a perimenopausa. Falarei sobre isso em mais detalhes no capítulo 3, mas darei uma prévia aqui.

Em geral, a perimenopausa começa na faixa dos quarenta e dura até a menopausa, que ocorre em média aos 51. A perimenopausa pode começar ainda aos 35[25] e durar até os 59. O início da menopausa em qualquer momento a partir dos 45 é considerado normal, de acordo com Stephanie S. Faubion, diretora médica da Sociedade Norte-Americana de Menopausa, e cerca de 95% das mulheres atingem esse marco até os 55.

Durante a perimenopausa, os ovários começam a ficar sem óvulos funcionais e tem início o encerramento da lojinha. Ao mesmo tempo, os níveis de estrogênio e progesterona, dois hormônios produzidos pelos ovários que ajudam a regular o ciclo menstrual e a preparar o corpo para a gravidez, costumam começar a flutuar. No momento, não há um teste simples para prever ou confirmar a menopausa e a perimenopausa. (Um estudo finlandês de 2021 descobriu, o que talvez tenha sido uma surpresa, que um indício de que a menopausa estava para começar era quando as participantes apresentavam uma tendência a "aumentar o consumo de álcool".)[26] No entanto, os médicos podem fazer um diagnóstico preciso a partir dos sintomas e do histórico médico das pacientes.

Depois que a pessoa passa um ano inteiro sem menstruar, chegou oficialmente à menopausa — o que representa o fim da perimenopausa. Se você está há onze meses sem menstruar e a menstruação de repente desce, é preciso começar de novo — como descobri talvez no pior momento possível.

Eu estava fazendo um artigo para a *Vogue* sobre natação em águas abertas — um esporte especialmente popular na Europa, no qual você nada, geralmente em grupo, em corpos de águas abertas, como mares, lagos ou rios. Exige mais que nadar na piscina, graças às variações nas ondas, no vento, na corrente e no clima, e ainda é preciso desviar de barcos motorizados e jet skis, mas é possível para uma atleta mediana como eu. O trabalho me levou a passar uma semana nas Bahamas — sim, era o trabalho dos sonhos, mas para cada uma dessas pérolas tenho que fazer cem matérias sobre distúrbios gastrointestinais ou "Oito maneiras de lidar com a dor nas costas".

Às vezes, não penso direito antes de sugerir pautas aos editores. Percebi que era esse o caso quando me vi empoleirada na beira de um barco perto da Grande Ilha de Exuma, olhando horrorizada para a água antes de pular. Por que eu estava fazendo aquilo mesmo? Tinha treinado um pouco no mar e era uma boa nadadora, mas a água não era clara o bastante para ver o fundo. O que estaria rolando lá embaixo? Os mares das Bahamas são lar de cerca de quarenta espécies de tubarões. "Ah, a maioria é inofensiva", brincou a guia, uma sul-africana imperturbável. "Você não vai ver nenhum. Ou vai ver filhotes, que não costumam incomodar."

Tive que me esforçar ao máximo para não me concentrar nas palavras "a maioria" e "não costumam".

Fui a última de um grupo de doze pessoas a pular na água. Depois que começamos o longo trajeto, com o barco nos seguindo, relaxei um pouco — embora não sinta nenhum orgulho em dizer que logo me enfiei no meio do grupo, imaginando que assim não seria o primeiro alvo dos predadores.

Os nadadores mais experientes se destacaram e eu fiquei para trás com uma instrutora. *Até que é divertido*, pensei, alegre, e fui um pouco mais fundo para procurar sinais de vida marinha.

Um fato curioso:[27] além dos humanos, as únicas espécies que se sabe que passam pela menopausa são as da subordem dos odontocetos — belugas, narvais, orcas e baleias-piloto-de-aleta-curta. Ao que parece, os animais desse grupo que passam pela menopausa não são excluídos pela sociedade odontoceta.

Uma equipe de pesquisadores britânicos descobriu que orcas na menopausa têm maior impacto[28] nas chances de sobrevivência dos seus netos. Em uma versão oceânica da hipótese da avó, parece que as orcas que passaram da idade reprodutiva "têm mais conhecimento e desempenham um papel de liderança importante na busca de salmões para a alimentação". Em bandos que não contavam com as informações cruciais das vovós sobre "regiões de abundância", mais filhotes morreram.

Mas, voltando à minha aventura nas Bahamas: depois que dei uma olhada no meu entorno, vim à tona assustada. "Tem um cardume de peixes prateados atrás da gente", falei para a guia, apontando. "Peixes grandes, bem grandes. Eu..."

Ela mergulhou para verificar. "São barracudas", disse, ao voltar à superfície. "Diria que umas vinte."

"E se chegarem mais perto?", perguntei, de maneira que esperava que parecesse casual.

"É só dar um soco no nariz delas", a guia disse, animada. Ela explicou que barracudas são atraídas pelo brilho de bijuterias, que lembra as escamas dos peixes, e por sangue. Caso contrário, costumam manter a distância.

De novo aquela história de "costumam"! Eu havia tirado as bijuterias e aparentemente não estava sangrando, disse à guia. Não tinha nenhum corte e fazia quase um ano que não menstruava. Aquele barco já havia partido.

....

"Aconteceu cedo demais para mim, e eu não estava preparada. Foi um choque. Me senti totalmente isolada."[29]

Naomi Watts

....

"Então ótimo", a guia falou. "Elas vão ficar longe." Eu me convenci a continuar nadando e ignorar a "região de abundância de barracudas".

Uma hora depois, uma colega do grupo veio nadando na minha direção. "Está tudo bem?", ela perguntou. "Você se cortou?"

Tateei o corpo, assustada. Talvez tivesse raspado em algum coral? Baixei os olhos e vi uma fita vermelha saindo do meu maiô. Ela foi ficando cada vez maior, e de repente uma nuvem vermelha me envolvia. Logo depois da nuvem, um prateado se destacava na água e as ondas começavam a se agitar.

Eu me forcei a olhar para a frente e não gritar. Nadei com cuidado, dando braçadas deliberadas rumo ao barco, com a nuvem vermelha em meu encalço. *Calma, garota*, dizia a mim mesma. *Calma.*

Subi de volta no barco, ainda sangrando. Outra colega, uma mulher atlética de uns setenta anos, voltou também e enrolou uma toalha em mim. Fiquei deitada no deque, e a toalha logo empapou de sangue. Depois me disseram que parecia que eu tinha sido assassinada e meu corpo fora coberto para ser jogado na água.

Quantas mulheres fizeram algum tipo de plano para essa transição significativa que pode ocupar um terço da nossa vida? Aquelas de nós que querem ser mães costumam se preparar — lendo livros, conversando com amigas e familiares, assistindo a vídeos, comprando produtos.

Minhas companheiras de menopausa estão na maior parte sozinhas. Há poucas diretrizes médicas quanto a como lidar com a transição e ainda menos sistemas de apoio sociais ou no âmbito do trabalho, e infelizmente cabe a nós procurar os cuidados de que precisamos. Especialistas em saúde da mulher dizem que como lidamos com a menopausa na meia-idade aponta o caminho para nossa saúde mental e física no longo prazo. Conforme seu nível de estrogênio cai, o risco de desenvolver pressão alta,[30] colesterol alto e osteoporose aumenta.[31] Contudo, quanto mais mudanças conseguirmos promover quando os sintomas da perimenopausa aparecem, mais saudáveis seremos adiante na vida, diz a dra. Makeba Williams. "No mundo ideal, eu diria a uma paciente de, vamos dizer, 37 anos: 'É isso que está por vir. É assim que seu corpo pode mudar, que seu metabolismo pode mudar. Os riscos são esses'. Porque, se com essa intervenção eu puder ajudá-la a fazer mudanças de comportamento e estilo de vida, a transição vai ser mais fácil."

Conhecimento é poder.

De volta à sala de Minkin, ainda nem terminei de contar o que pretendo fazer quando ela pega um caderno e começa a fazer uma lista de médicos, pesquisadores e colegas com quem devo entrar em contato. "Você precisa falar com Hadine Joffe sobre sono. Ela é minha amiga", Minkin comenta.

Depois, eu viria a descobrir que esse impulso generoso é típico. Nos meus muitos anos como jornalista da área da saúde, nunca encontrei um grupo tão solidário e prestativo quanto o das especialistas em menopausa. "Não temos o glamour e o brilho de tudo o que se relaciona com gravidez ou fertilidade", diz Joffe, quando ligo para ela. "Ninguém pensa: 'Nossa, vamos pôr essas pessoas em destaque!'." Ela dá risada. "Meu marido diz que parece que todo mundo sente necessidade de me contar sua história com a menopausa. Bom, ela afeta grande parte da população. Não é algo raro."

Comecei este projeto porque queria ter informações para mim mesma. Conforme fui mais fundo, me envolvi com o zelo e a paixão dessas médicas pelo seu trabalho. *Conselhos sensatos sobre como lidar com a menopausa — em relativo conforto e com boa saúde — não deviam ser tão difíceis de encontrar*, eu me pegava pensando. Uma indignação que parecia justificada tomava conta de mim. *Mereço me sentir melhor*, eu me dizia. *Todas nós merecemos nos sentir melhor!*

Quase sempre que eu falava com alguma especialista em menopausa, recebia uma chuva de e-mails e recomendações depois. "Você entrou em contato com Pauline Maki?

Ela tem uma pesquisa superinteressante com o cérebro. Ah, e você tem que falar com Nanette Santoro sobre um medicamento chamado fezolinetante. É muito animador."

Essas especialistas faziam questão de me ligar entre consultas médicas, do laboratório, nos fins de semana, de manhã cedo, antes do trabalho. A dra. Williams me telefonou enquanto corria no horário do almoço para comprar o que precisava para a festa de nove anos da sua filha. Enquanto eu falava por Zoom com a dra. Rubin, no horário insano entre o fim do expediente e a hora de dormir das crianças, ela me perguntou se eu estava considerando fazer terapia hormonal, e eu disse que sim.

Cinco minutos depois que desligamos, a dra. Rubin havia encontrado dois urologistas proeminentes a uma distância de trinta minutos da minha casa. *Se consulte com essas pessoas*, ela escreveu, incluindo os links.

As especialistas me disseram várias vezes que, se dependesse delas, todas as mulheres teriam uma equipe para ajudá-las a lidar com a menopausa. No entanto, considerando que o mundo em que vivemos hoje não é assim (como a dra. Rubin diz, a saúde da mulher é "um pesadelo em todos os sentidos"), decidi montar essa equipe para você. Fui entrevistar os melhores especialistas do país, entre ginecologistas, pessoas que pesquisam sobre sono, dermatologistas e psicólogos.

Com a orientação deles, vou apresentar um plano claro de ação, assim como as pesquisas e informações mais recentes sobre tratamentos e medicações. Vou fornecer um roteiro para que você possa explicar aos seus familiares e amigos o que está acontecendo com seu corpo e sua mente, sem desconforto ou vergonha. Vou investigar a terapia hormonal, que se prova cada vez mais segura do que se pensava.

Vou sugerir maneiras de começar uma conversa com seus médicos para receber o tratamento de que você precisa.

Os dias de sofrer em silêncio acabaram. "O que muitas pessoas não sabem é que, por meio das intervenções, podemos ajudar com a maioria das coisas", diz a dra. Minkin, enquanto me passa uma lista de especialistas a contatar. Ela sorri. "O que quero dizer é: você não precisa ser infeliz. Praticamente não existem sintomas que não temos como melhorar."

Então vamos.

3. A saga do crepúsculo
Por que ninguém me contou sobre a perimenopausa?

Faz três décadas que escrevo artigos para revistas, mas um tipo de trabalho que ainda me deixa nervosa é entrevistar celebridades. Ao longo dos anos, fiz perfis de centenas de pessoas famosas. Nunca fica mais fácil. No meu começo, na época áurea das revistas, quando não havia internet, podia passar vários dias com um entrevistado. Agora, tenho no máximo uma hora, às vezes meia, para criar uma matéria de capa, e preciso fazer cada segundo valer. Se a pessoa estiver de mau humor, perco minutos valiosos tentando fazer com que se anime.

Eu me preparo estudando tudo o que já foi escrito sobre ela, como se fossem antigos textos sagrados. Portanto, ao mencionar casualmente o nome do porquinho-da-índia que a pessoa tinha quando estava no segundo ano, deixo claro que fiz a lição de casa. Dou uma levantada na moral, o que aumenta ligeiramente a possibilidade de que ela baixe um pouquinho a guarda. No começo, eu falo sobre elas, nunca sobre mim, o que faz com que seus olhos fiquem imediatamente vidrados. Trabalho duro para conseguir que sejam pelo menos um pouco receptivas. Quer ver uma celebridade notoriamente antipática se soltar? Diga a ela: "Você é muito engraçada! Por que não falam mais sobre isso?". Quando ainda está na faixa dos vinte, começo perguntando seu signo.

Muitas situações já me fizeram suar ao longo dos anos, mas minha transpiração na perimenopausa levou a coisa a outro nível.

Durante o lockdown por conta da pandemia de covid-19, recebi a tarefa de entrevistar, em duas longas chamadas de Zoom, uma estrela da tv e do cinema muito bonita e encantadora, que estava com vinte e poucos anos. Alguns dias antes da conversa, enfrentei uma série de ondas de calor escaldantes e suor noturno — que também ocorriam durante o dia, de modo que depois de um tempo passaram a ser apenas "suor".

Na manhã da ligação, acordei me sentindo como se tivessem me cozinhado em um caldeirão fervente; eu estava simplesmente ensopada.

Foi comprovado que o estresse é um gatilho para as ondas de calor — sem dúvida era a tensão acumulada operando. Tomei um banho, mas logo estava encharcada outra vez. Pingando e com os olhos arregalados, eu parecia uma daquelas fotos que tiram das pessoas quando elas são presas. Sabia que não conseguiria conquistar ninguém parecendo uma maluca, e uma jovem de 22 anos não ia entender a intensidade das ondas de calor da menopausa.

Levei o computador a um cômodo reservado para fazer a chamada, peguei meus dois ventiladores e pedi um terceiro emprestado à vizinha. O posicionamento foi estratégico: dois ficaram debaixo da mesa, à esquerda e à direita, e um em cima, na velocidade mais baixa. (Eu não queria parecer Stevie Nicks no clipe de "Stand Back". Seria muita distração.)

Quando falta uma hora para a entrevista, rios de suor escorrem pelo meu rosto e meu pescoço. Passo rímel e batom à prova d'água. Tenho um caderno cheio de perguntas comigo — nunca uso meios digitais para isso, porque o aparelho pode quebrar ou a bateria acabar. Com papel, só preciso tomar cuidado para meu suor não manchar tudo. Sou a personificação do emoji derretendo, então corro até o banheiro para pegar uma caixa de lenços. Faltam quinze minutos. Droga, acabaram os lencinhos! Pego um monte de papel higiênico e corro para o computador. É claro que a corrida faz com que os pequenos afluentes no meu rosto agora desemboquem no mar.

Enfio papel higiênico na manga da blusa de manga comprida, como minha avó costumava fazer. Assim, posso me enxugar discretamente enquanto finjo tirar o cabelo do rosto.

Eeeee vai começar! "Oooooooi", digo, com um sorriso desvairado. "Como estão as coisas?"

Todo dia, cerca de 6 mil mulheres entram na perimenopausa.[1] Para a maioria, é uma fase da vida que começa na faixa dos quarenta — só para pôr as coisas em perspectiva, pense em Beyoncé, e não em Bea Arthur, atriz de *Supergatas*.

Muitas, no entanto, não fazem ideia de que isso existe. Uma pesquisa de 2022 da Bonafide,[2] uma empresa especializada em produtos para menopausa, descobriu que cerca de um terço das mulheres americanas entrevistadas disseram "não saber" da perimenopausa.

Por mais desanimador que isso possa parecer, não chega a ser um choque. De acordo com o dicionário Merriam-Webster, a palavra "perimenopausa" apareceu pela primeira vez no léxico em 1962, mas segundo o Google Ngram

Viewer, uma ferramenta de pesquisa que mapeia a frequência do uso de palavras em livros, não há nenhuma menção a ela até os anos 1990. O termo só foi aparecer no *The New York Times* em 1997.[3] Enquanto escrevo isso, "perimenopausa" não é aceita pelo corretor ortográfico do Word, muito embora a grafia esteja correta. Acho que ainda não é considerada uma palavra de verdade (talvez até porque, em 2021, apenas 29,7% da força de trabalho da Microsoft no mundo todo era feminina).[4]

No Reino Unido, que está muito à frente dos Estados Unidos quando se trata da conscientização em relação ao assunto, tanto no nível social quanto no de políticas públicas, a Alexa, assistente virtual da Amazon, agora é capaz de responder à pergunta[5] "O que é perimenopausa?". (Assim como "Quais são os riscos da terapia hormonal na menopausa?".) A Alexa americana, por outro lado, parece ter vergonha de falar sobre isso.

Mesmo na literatura médica, escreve a dra. Nanette Santoro no *Journal of Women's Health*, a perimenopausa é "um período de tempo mal definido que permeia os últimos anos da vida reprodutiva da mulher".[6] Foi só nos anos 1980, ela prossegue, que estudos longitudinais — que acompanham o mesmo grupo por anos — lançaram uma luz havia muito necessária no papel dos hormônios durante a menopausa.

A perimenopausa é diferente para cada pessoa; no entanto, para muitas, pode ser uma estrada tão acidentada em termos de hormônios quanto a puberdade. Pior ainda: os sintomas por vezes se sobrepõem, com ondas de calor provocando sono ruim, o que agrava a depressão, e por aí vai. É um pouco como a TPM, só que todo dia, em vez de todo mês.

Irritantemente, é comum a perimenopausa ocorrer quando as mulheres estão no período de maior responsabilidade da sua vida. Elas gerenciam lares, às vezes criam filhos pequenos e com frequência cuidam dos pais idosos. As que trabalham fora têm grande chance de estar engrenando na carreira (de acordo com o site Payscale, as mulheres atingem seus salários mais altos aos 44 anos).[7]

Antes, os médicos acreditavam que a menopausa consistia em uma lenta queda no nível de estrogênio, que minguava ano a ano até o último período menstrual. Agora, as pesquisas demonstraram que a perimenopausa — definida pelo site da Johns Hopkins[8] como o período de transição para a menopausa, quando os ovários começam a diminuir de tamanho — não é um processo gradual. Na verdade, é caótico e disruptivo. Conforme o nível de estrogênio cai, muitas mulheres experimentam uma variedade de sintomas parecidos com os da menopausa, que vão de ondas de calor a dificuldade para dormir.

> "Quando você entra na perimenopausa, começa a perceber mudanças hormonais acontecendo, os suores, as oscilações de humor. É como se, de repente, você ficasse furiosa sem motivo. Acho que a menopausa tem uma péssima reputação e precisa de um rebranding. Não há na nossa sociedade um grande exemplo de mulher na menopausa em quem se inspirar."[9]
>
> Gwyneth Paltrow

Muitas mulheres na perimenopausa também enfrentam um aumento dramático no sangramento[10] chamado menorragia, como o que aconteceu comigo no barco, que mais parecia uma cena de crime. A menstruação pode vazar pelas roupas e durar meses, e em alguns casos as pessoas nem conseguem sair de casa. Não é incomum que mulheres na perimenopausa menstruem por dez dias ou mais.[11] Às vezes, o fluxo é tão forte que elas imaginam que sofrem de alguma doença terrível e correm para o hospital.

Minha amiga Lisa sangrou profusamente por um mês inteiro. "Foi tão ruim que eu tinha que forrar o sofá com saco de lixo para não manchar", ela conta. "Eu usava dois absorventes, e ainda assim acordava várias vezes durante a noite para trocar." Um dia, ela desmaiou — por sorte, não no escritório de advocacia onde trabalhava como recepcionista, e sim em casa, no fim de semana. "Eu pensei: Tá, não posso mais fazer isso. Aí coloquei um DIU Mirena. E finalmente parou."

Em um episódio digno de nota de *And Just Like That...* intitulado "No Strings Attached",[12] a personagem Charlotte York Goldenblatt, que não menstrua há quatro meses, supõe que "não precisava mais lidar com essa merda" e finalmente está na menopausa. No entanto, ela aprende o contrário uma tarde, quando encontra as amigas para almoçar e de repente tem o que Miranda chama de "menstruação repentina", bem quando está usando um macacão branco.

Menstruação repentina não é um termo médico, porém a experiência de ver "seu ciclo ficar maluco" é bastante comum, diz a dra. Mary Jane Minkin, da Escola de Medicina. Embora pensemos na perimenopausa como um momento de queda de estrogênio, na verdade muitos dos problemas desse estágio da vida se devem a um pico inesperado de estrogênio, e não a uma carência.

De acordo com os Institutos Nacionais de Saúde dos Estados Unidos, a perimenopausa em geral dura cerca de sete anos, mas pode se arrastar por até catorze. Por quanto tempo ela se prolonga depende de uma série de fatores, de etnia a estilo de vida e hábitos como fumar, que pode acelerar a menopausa, segundo pesquisas. A genética também desempenha seu papel. Como na puberdade, é comum que as mulheres cheguem à menopausa mais ou menos na mesma idade que suas mães,[13] portanto é útil saber quando isso aconteceu. Outros fatores têm menor influência, como o uso de pílula anticoncepcional. Na verdade, um estudo holandês não encontrou nenhum indício de que o uso de contraceptivos orais[14] tem influência sobre a idade da menopausa (no entanto, se você toma pílula, isso pode encobrir ou conter alguns dos sintomas,[15] como o suor noturno).

Durante a perimenopausa, os níveis de estrogênio (liberado antes da ovulação) e progesterona (liberada após a ovulação) no corpo sobem e descem. Seu fluxo pode ficar mais leve ou mais pesado, e o período menstrual se tornar mais curto ou mais longo. Às vezes, chega a durar uma semana — o meu durava — ou até mais, e a mulher pode perder sangue a ponto de ficar anêmica e precisar suplementar ferro.

Durante esse período conturbado, você pode ficar tentada a fazer algum tipo de exame para confirmar se está na menopausa. No entanto, como os níveis hormonais mudam drasticamente ao longo da transição, testes baseados em hormônios, ainda que populares, em geral não ajudam muito,[16] de acordo com o guia da Sociedade Norte-Americana de Menopausa.

Em um ciclo menstrual típico, os ovários produzem estrogênio,[17] responsável por construir o tecido que reveste o útero, chamado endométrio, para permitir a implantação de um embrião. Na metade do ciclo, você ovula e um folículo maduro carregando um óvulo é liberado. Se você não engravida, a produção de progesterona é estimulada e o endométrio se desfaz, saindo na forma de menstruação — os alemães dão o encantador nome de "semana do morango" a isso.

Com a perimenopausa e o funcionamento menos consistente dos ovários, a produção de estrogênio se torna errática, não ovulamos tão bem e produzimos menos progesterona, explica Minkin. Ela e outras profissionais usam um gramado como metáfora para explicar a relação entre estrogênio e progesterona. Visualize o endométrio como um gramado. O estrogênio é o fertilizante que faz com que cresça. Pense na progesterona como o cortador de grama. Quando você produz menos progesterona, diz Minkin, "acaba tendo um sangramento excessivo, irregular e estranho".

É por isso que o método da tabelinha, usado de maneira desastrosa por Tom e eu no capítulo 1, não é incentivado durante a perimenopausa: com a menstruação irregular, fica difícil prever o período fértil. Fora que, se você ainda menstrua, é porque ainda ovula. E, enquanto ovula, certamente ainda pode engravidar,[18] como as pacientes de Minkin que acabaram tendo bebês-surpresa mais adiante na vida, por isso não abandone os contraceptivos. Para mulheres saudáveis na perimenopausa com menstruação geniosa, Minkin recomenda receitar progesterona. "Anticoncepcionais com baixa dosagem hormonal podem ser uma bênção na perimenopausa."

A raça humana não é a única que tem menstruação geniosa. Embora seja rara nos mamíferos, sabe-se há muito que primatas e morcegos menstruam. Em 2016, pesquisadores da Universidade Monash, em Clayton, Austrália,[19] descobriram outra espécie que menstruava: o *Acomys cahirinus*, o primeiro roedor a menstruar de que se tem notícia. Eles notaram "anomalias que lembravam a menstruação" na vagina de uma colônia de animais dessa espécie, comuns em laboratórios. Para acompanhar a menstruação das fêmeas, a equipe lavava a vagina delas diariamente com solução salina e analisava suas células.

Descobriu-se que a menstruação na espécie é quase idêntica à nossa. As fêmeas passam mais ou menos a mesma porcentagem do ciclo menstruando e têm até uma forma de TPM, quando comem mais, ficam mais ansiosas, demonstram uma "preferência elevada" pelo isolamento e resistem ao toque. (*Fique longe de mim!*)

Um estudo posterior, de 2021, descobriu que a transição para a menopausa nas fêmeas desses roedores é gradual,[20] em vez de repentina — o que sugere que elas também passam por uma espécie de perimenopausa, o que me faz sentir mais próxima das minhas irmãs *Acomys cahirinus*.

Se um fluxo digno das cataratas do Niágara está acabando com você, há muitas soluções a discutir no consultório médico. Primeiro, precisam ser descartadas outras causas para o sangramento forte, como pólipos ou miomas. Discuta ainda a possibilidade de fazer um exame de sangue para ver como anda seu ferro. A anemia é comum[21] em caso de fluxo aumentado, quando as reservas do mineral se esgotam. Sem ferro o bastante, seu corpo não consegue produzir hemoglobina o suficiente, substância presente nos glóbulos vermelhos que ajuda a transportar sangue oxigenado pelo corpo. Quem tem anemia costuma sentir tontura, fadiga extrema ou falta de ar.

Com suplementação é possível normalizar o nível de ferro no seu corpo. Procure por suplementos leves, que não provoquem dores de estômago e, importantíssimo, que não causem constipação.

Há muitos tratamentos não hormonais a serem feitos durante a menstruação (em vez de tratamentos hormonais, que ocorrem sem interrupção). Ácido tranexâmico[22] costuma funcionar para sangramento menstrual severo. Ele previne o rompimento da fibrina, a principal proteína dos trombos intravasculares. Estudos demonstraram que pode reduzir o sangramento à metade,[23] o que às vezes é uma bênção.

Se você prefere remédios que não exijam receita, ibuprofeno, surpreendentemente, reduz o dilúvio de 25% a 30%.[24] Por quê? Ele desacelera a produção de um hormônio chamado prostaglandina, responsável por provocar as contrações do útero que ajudam seu corpo a eliminar o endométrio — ou seja, que provoca cólicas menstruais. Com menos prostaglandina, há menos eliminação uterina e menos sangramento. (O ibuprofeno também alivia a cólica.)

Quanto às opções hormonais, contraceptivos orais não apenas ajudam no controle de natalidade como na regulação do ciclo menstrual, estabilizando o sangramento excessivo.

Se você não quer tomar um comprimido todo dia, o DIU (dispositivo intrauterino) hormonal, como o Mirena da amiga que mencionei, libera um tipo de progesterona que mantém seu útero fino e interrompe o sangramento. Dependendo da marca, ele precisa ser substituído depois de três a sete anos,[25] então é só implantar e esquecer até lá.

Para uma mãe na perimenopausa com uma filha adolescente na puberdade, o lar pode ser um tsunami hormonal atrás do outro. Ambas as partes estarão lidando com um odor corporal estranho, mudanças no formato do corpo e oscilações de humor. Em uma música chamada "Hormones" que descreve essa dinâmica, Tracey Thorn diz:[26] "Você sobe a escada batendo os pés, eu choro diante da pia da cozinha".

Essa sobreposição entre perimenopausa e puberdade se torna mais comum conforme aumenta a idade que a mulher tem quando o primeiro filho nasce. De acordo com o Centro de Controle e Prevenção de Doenças, a idade média das mulheres quando têm o primeiro filho nos Estados Unidos, que era 22 em 1975, agora é 26.[27] Se a perimenopausa começa em meados dos quarenta, cada vez mais mães entram nessa fase importante de mudanças ao mesmo tempo que suas filhas.

A perimenopausa da minha amiga Thea começou quando suas duas filhas entravam na adolescência. "Tem sempre alguém batendo a porta", ela diz. "E ninguém dorme. Tenho ondas de calor e suor noturno e elas ficam acordadas até tarde, mesmo que eu grite para irem dormir. Todas sofremos com a privação de sono." (Os gritos de Thea talvez não ajudem: pesquisas demonstram que, depois da puberdade, o ritmo circadiano dos adolescentes sofre um atraso de cerca de duas horas, uma mudança conhecida como "atraso das fases do sono".)

"As duas me afastam, mas ainda precisam de mim, e eu só quero ficar sozinha", Thea explica. "Acho que a principal diferença entre nós é que eu me lembro de como a adolescência pode ser dolorosa, por isso dou uma folga a elas. As duas só acham que estou perdendo o controle sem nenhum motivo."

Talvez uma situação parecida esteja ocorrendo em casa com minha própria filha adolescente, mas, considerando que a lista de coisas que faço que a deixam horrorizada já é longa o bastante — incluindo mastigar cereal "de um jeito estranho", usar calças de moletom "tristes" e, o pior dos pecados, falar diretamente com suas amigas quando dou carona a elas —, é melhor que eu não escreva a respeito.

* * *

Como o financista Bernard M. Baruch bem apontou:[28] "Para mim, velho é quem tem quinze anos a mais que eu". Quando sua vida inclui uma série de responsabilidades e você só está tentando chegar ao fim do dia, é fácil deixar a perimenopausa e a menopausa de lado. Não faça isso, aconselha a dra. Makeba Williams. Ela começa a conversar com suas pacientes sobre perimenopausa quando elas entram na casa dos quarenta, às vezes até antes. Quanto mais cedo os sintomas forem identificados, a dra. Williams diz, mais cedo podem ser gerenciados.

Se você tem notado mudanças que lembram a perimenopausa, eis algumas maneiras de se adiantar.

Se você está na casa dos quarenta, **preste atenção ao que os especialistas consideram os quatro sintomas centrais da perimenopausa, que tendem a aparecer junto com a menstruação geniosa:** ondas de calor, sono ruim, secura vaginal e depressão. Assim que você começar a identificar um padrão, anote. Vou falar sobre cada um desses sintomas nos capítulos a seguir.

> "A perimenopausa e a menopausa deveriam ser tratadas como os ritos de passagem que são. Seria maravilhoso se chegássemos ao ponto de ter essas conversas de modo franco, sem vergonha, e de poder admitir, livremente, que é isso que está acontecendo, em vez de achar que estamos ficando malucas."[29]
>
> Gillian Anderson

Confusão mental também é algo que pode aparecer nesse período. Estudos mostram que o estrogênio é um neuroprotetor, o que significa que protege os neurônios da degeneração. Com a chegada da perimenopausa, sua cabeça pode parecer uma lousa mágica que alguém acabou de sacudir com vontade. (Tentando ser positiva, uma pesquisa a que voltarei depois demonstra que a confusão mental tende a passar na menopausa.[30] Cada vitória conta!) A "sensibilidade emocional ao estresse psicossocial" também aumenta,[31] de acordo com um estudo da Universidade da Carolina do Norte em Chapel Hill, em consequência das flutuações no nível de estradiol, uma forma de estrogênio. Isso resulta em picos de raiva e irritabilidade e sentimentos aumentados de rejeição em situações sociais.

Durante a perimenopausa, meu humor, em geral bastante estável, oscilou de picos maníacos a acessos de choro ao ver a publicação de Serena Williams no Instagram sobre a morte da sua cachorrinha Jackie. ("Foi muita sorte minha ter uma amiga tão especial. Dê um abraço no seu cachorro, gato ou animal de estimação. #coraçãopartido #melhoresamigas.")

As mulheres estão muito mais vulneráveis à depressão de modo geral — o diagnóstico nelas é quase duas vezes mais provável que nos homens.[32] Um estudo de 2021 publicado em *Psychoneuroendocrinology*[33] descobriu que a depressão na perimenopausa muitas vezes aparece como irritabilidade. Foi o meu caso: qualquer coisa me tirava do sério. Uma senha de computador que não entrava despertava a fúria de um dragão.

Em quem tem uma leve depressão subjacente, a perimenopausa pode agravá-la. Mesmo em mulheres que não têm depressão, a chance de desenvolver uma depois que a perimenopausa começa é duas vezes maior.[34] Se parece que sentimentos de raiva, tristeza ou impotência relacionados à perimenopausa estão atrapalhando a sua vida, marque uma consulta com um profissional de saúde mental. A depressão na perimenopausa nunca foi devidamente reconhecida, porém algumas diretrizes clínicas foram publicadas em 2018,[35] então pode ter ficado um pouco mais fácil que os profissionais a identifiquem.

Depois que tiver uma lista de sintomas, **fale com um médico de confiança — alguém que a faça se sentir ouvida e compreendida.** Mesmo que você ame sua ginecologista ou clínica geral, ela pode não ter o conhecimento de que você precisa, diz Denise Pines, fundadora da WisePause Welness, uma comunidade inclusiva de especialistas na área. Ela costuma dizer às mulheres que, nesse caso, é melhor mudar de médico. "As mulheres sentem que não podem abandonar o obstetra que fez o parto dos seus filhos, mesmo que já estejam com dezenove ou vinte anos", Pines diz, rindo. "E elas sofrem, porque esses médicos não têm estratégias para elas. Tudo bem ir a outro profissional."

Minkin sugere perguntar ao médico em questão: "Acho que estou na perimenopausa e compreendo que com isso tenho um risco maior de osteoporose e doenças cardiovasculares. Você pode me dizer como devo me proteger?". Se você receber uma resposta sólida e detalhada, ótimo. Se não, tudo bem encontrar outra pessoa. Por outro lado, não tente encaixar todas as suas perguntas relacionadas à perimenopausa no seu checkup anual. A consulta média dura dezoito minutos,[36] de acordo com um estudo de 2021 publicado na *Medical Care*. **Marque uma consulta separada**, diz Williams, juntando-se ao coro de especialistas. "Você pode passar metade da vida na menopausa: é muito importante dar a esse período a atenção que merece", ela insiste.

Agende uma consulta e um exame médico completo. Se não estiver segura de que a causa dos seus sintomas é a perimenopausa, você pode ficar tentada a fazer um dos muitos testes que inundam o mercado e dizem cravar em que ponto da transição para a menopausa você está apenas analisando os níveis hormonais do seu sangue, sua urina ou sua saliva. Testes de farmácia em geral medem o hormônio folículo estimulante (FSH, na sigla em inglês),[37] produzido pela hipófise e importante para o desenvolvimento sexual. O nível de FSH tende a aumentar conforme a mulher se aproxima da menopausa.

Não desperdice seu dinheiro, sugere a Sociedade Norte-Americana de Menopausa (NAMS, na sigla em inglês). Quando se trata de testes hormonais feitos a partir de saliva ou urina, a organização deixa uma posição bem clara no seu site.[38] Esses testes são "caros, imprecisos e não deveriam ser usados para avaliar ou tratar sintomas da menopausa". Em geral não ajudam em nada, insiste a NAMS, porque os níveis hormonais mudam ao longo do ciclo menstrual. E atesta: até o momento não há um teste simples para prever ou confirmar a perimenopausa. Como mencionado, o médico pode chegar a uma conclusão com base no histórico e nos sinais e sintomas apresentados pela paciente.

Há uma maneira simples de descobrir[39] se a menopausa está vindo, a dra. Nanette Santoro declarou ao *Washington Post*: se você tem mais de 45, está há mais de sessenta dias sem menstruar e costumava ter um ciclo regular, há 90% de chance de que entre na menopausa em menos de quatro anos, segundo ela.

Se você não está conseguindo avançar com seu médico atual, outra opção, além de escolher um profissional diferente, é **ver alguém especializado em menopausa** para fazer um plano de tratamento individualizado — o que é muitíssimo importante, visto que cada mulher vive essa fase de maneira diferente. (Não existe uma "única" menopausa.) A perimenopausa não é como outras situações, com protocolos de tratamento claros, e os especialistas no assunto tiveram um treinamento adicional sobre como navegar nesse estágio único na vida. Com frequência, esses especialistas são ginecologistas — a maioria das ginecologistas que entrevistei neste livro também concluiu uma especialização em menopausa —, mas também podem ser, por exemplo, enfermeiros ou naturopatas.

Caso você não encontre ninguém que atenda na sua região, diz a ginecologista Kameelah Phillips, fundadora da Calla Women's Health, em Nova York, e especialista em menopausa da lista da NAMS, "há quem disponibilize atendimento virtual, acessível a pessoas em todo o país". Ela completa: "Talvez um ou dois encontros bastem, e às vezes as consultas on-line têm um preço mais em conta que as presenciais".

Dadas as disparidades no tratamento da menopausa em diferentes grupos étnicos — um estudo de 2022 publicado na *Menopause* demonstrou que as chances de indicarem terapia hormonal[40] eram maiores para mulheres caucasianas que para negras ou latinas, por exemplo —, não é exatamente chocante que algumas mulheres racializadas desconfiem da comunidade médica. Uma análise da Penn Medicine[41] de mais de 100 mil entrevistas descobriu que pacientes que têm a mesma origem étnica dos seus médicos tendiam a avaliar sua experiência como muito melhor.

"Acredito que seja útil encontrar uma médica na sua comunidade que se pareça com você", diz Phillips. "Isso leva a um nível de confiança e honestidade que talvez não se alcance de imediato em outras circunstâncias." Ela pensa a respeito por um minuto. "Mas isso também é complicado, porque aí fica meio: 'Ah, ela vai a uma médica negra, a responsabilidade não é minha'. Sendo que *todos* os médicos precisam se mostrar à altura e criar um espaço igualitário e seguro para todo mundo."

Denise Pines acrescenta que a imprensa deveria fazer reportagens sobre menopausa centradas em mulheres racializadas, o que as empoderaria a se defenderem. "Porque, em geral, quando ouvimos essas conversas, vêm de uma perspectiva isolada", ela diz.

Quando você encontrar uma médica em quem confia, **chegue preparada.** Leve uma lista de sintomas detalhados (se estiver sentindo ondas de calor, por exemplo, anote quantas vezes ao dia e quanto tempo duram), além de uma lista dos remédios que está tomando e um resumo do seu histórico médico e do histórico da sua família. Pergunte à sua mãe e às suas irmãs e tias quando elas entraram na menopausa e comunique à médica. Alguns profissionais da saúde disponibilizam formulários sobre histórico de saúde on-line, para ser preenchidos antes da consulta.

Às vezes, é necessária uma investigação cuidadosa para descobrir quando parentes mais velhas passaram pela menopausa, considerando que na época as mulheres não conversavam sobre o assunto e mal se permitiam pensar nisso. "Quando comecei a sentir ondas de calor, devia ter uns quarenta", minha mãe comentou uma tarde, quando passei na casa dela depois de receber uma mensagem de texto dizendo *Acabei de fazer torta de pêssego, venha!* "Mas não é como se eu tivesse pensado: *Ah, deve ser a perimenopausa.* Eu nunca tinha ouvido falar nisso até você me contar que existia."

"Lembra quando você me contou que seu médico receitou Premarin para a menopausa?", digo. "O cara com as mãos frias? Quando foi isso?"

Ela dá de ombros. "Talvez quando eu já estivesse saindo dos quarenta? Como vou lembrar?"

Continuo insistindo. "Consegue se lembrar de alguma coisa dessa época? Tipo, quem era o presidente? Reagan?"

"Não faço ideia", ela diz. "Talvez quarenta e oito?"

Mesmo que você só consiga números imprecisos, como os da minha mãe, eles não são apenas um indicativo de quando você pode entrar na menopausa. Se está saindo dos trinta e sua menstruação anda irregular mas as mulheres da sua família só entraram na menopausa aos cinquenta, vamos dizer, isso é o tipo de coisa que é bom que a médica saiba.

Como mencionei antes, fluxo intenso também pode ser sinal de coisas como pólipos, cistos, certos tipos de câncer e miomas. Três ou mais meses sem menstruar em mulheres com menos de quarenta pode indicar insuficiência ovariana prematura (IOP), entre outras coisas. Durante esse período crítico, há muitas coisas que um médico pode diagnosticar. Alguns sintomas de hipertiroidismo,[42] quando a tireoide produz hormônio demais, se assemelham aos da transição para a menopausa, como ondas de calor e palpitação.

Compile o histórico de câncer na sua família, principalmente de câncer de mama e ginecológico, incluindo a idade em que o câncer apareceu e qual foi o tratamento. Acrescente também qualquer questão sobre a saúde dos ossos. Sua mãe ou avó já fraturaram o quadril? Em caso positivo, quantos anos elas tinham? Se menos de 65, o que é incomum, é algo digno de nota. (Se há histórico de osteoporose na sua família,[43] nos Estados Unidos os planos de saúde são obrigados a pagar por uma densitometria, um exame indolor de densidade que avalia quão fortes são seus ossos.)

Relate também seu histórico familiar de doenças cardiovasculares, porque essa ainda é a principal causa de morte entre as mulheres. Conforme o estrogênio baixa, seu efeito protetor sobre o coração baixa também (algo que discutirei mais adiante). Em 2020, a Associação Americana do Coração declarou que alguns dos sintomas comuns à menopausa estão correlacionados a doenças cardiovasculares — incluindo ondas de calor, suor noturno, depressão, sono ruim e aumento da gordura abdominal —, portanto a saúde do coração deve ser monitorada na meia-idade.

Com seus médicos, **formule um plano** de transição para a menopausa. Como diz a osteopata Anna Camille Moreno, especialista em menopausa do Centro Médico da Universidade Duke: este é um momento em que o risco de hipertensão, colesterol alto, osteoporose e diabetes é maior. Como os médicos adoram dizer, o cuidado preventivo é muito preferível ao cuidado reativo. A perimenopausa, muitos especialistas reforçam, é o momento ideal para entrar nos trilhos no que se refere à saúde. A boa notícia é que há vários tratamentos efetivos disponíveis, embora muitas mulheres não façam ideia de que existem. Entraremos nisso nos próximos capítulos, mas aqui vão alguns exemplos.

Para as ondas de calor, **terapias baseadas em estrogênio** são a escolha mais eficaz. (Vou mergulhar fundo na questão dos hormônios no capítulo 9.) Se você não confia em hormônios, a melhor opção não hormonal é a paroxetina,[44] um inibidor seletivo de recaptação de serotonina aprovado pela FDA (Food and Drug Administration, a reguladora de saúde dos Estados Unidos). Para mulheres que só têm ondas de calor incômodas à noite, uma metanálise de 2020 descobriu que o anticonvulsivo gabapentina[45] é bastante benéfico. Para secura vaginal,[46] comprimidos de ospemifeno podem ser usados diariamente para fortalecer as células do frágil tecido da região.

É crucial na preparação para a menopausa, segundo descobriram os pesquisadores da Universidade de Copenhague,[47] **ser o mais fisicamente ativa possível** enquanto o nível de estrogênio permanece alto — para formar e armazenar a maior quantidade de vasos capilares que puder nos músculos. Um fato não muito divertido: depois da menopausa, o desenvolvimento muscular ainda é possível, mas não se criam novos vasos capilares. Quanto mais vasos você tiver ao entrar na menopausa, o estudo descobriu, mais robustos seus músculos serão depois. Dado que o número de mulheres com mais de quarenta anos a participar de triatlos nos Estados Unidos dobrou recentemente, é uma notícia útil.

Esse também é um bom momento para você **ficar de olho no peso.** Um estudo de 2022 publicado no periódico *Menopause* descobriu que o maior aumento[48] de porcentagem geral de gordura corporal e a maior perda de massa muscular ocorre durante a perimenopausa — de modo que essa é a "janela ideal para a intervenção", no sentido de fazer mudanças no estilo de vida. Quando as mulheres chegam à menopausa — o que, de novo, para muitas acontece aos 51 anos —, descobrem que se torna mais difícil usar gordura como combustível e a resistência ao desenvolvimento muscular é maior.

A alimentação é igualmente importante. A dieta mediterrânea — que os médicos amam e é baseada em vegetais, grãos integrais, azeite e peixes — se provou "comparável a intervenções farmacológicas no sentido de reduzir o risco de eventos cardiovasculares"[49] entre mulheres na menopausa, de acordo com um relatório de 2020 publicado no periódico *Critical Reviews in Food Science and Nutrition*. Isso não é pouca coisa. Investigadores da Universidade de Leeds que acompanharam mais de 14 mil mulheres britânicas[50] ao longo de quatro anos também descobriram que a menopausa natural veio de um a três anos mais tarde para aquelas que comiam muitos legumes e peixes oleosos.

As mulheres podem perder até 20% de densidade óssea[51] durante a transição para a menopausa devido ao nível oscilante de estrogênio, de acordo com a Sociedade de Endocrinologia americana, então **se certifique de obter a quantidade diária recomendada de cálcio**, que mantém os ossos densos e fortes. Os Institutos Nacionais de Saúde dos Estados Unidos recomendam 1200 mg de cálcio por dia[52] para as mulheres entre treze e setenta anos — idealmente por meio da comida, diz a dra. Anna Camille Moreno. Ela sugere que suas pacientes usem uma calculadora de cálcio on-line, como a da Fundação Nacional de Osteoporose: "Elas registram o que comem diariamente, verificam a quantidade de cálcio que ingerem e a calculadora diz quanto deveriam suplementar para compensar a diferença". Com um pote de iogurte de 170 gramas você já atendeu a um quarto das suas necessidades. (O iogurte grego pode ter fama melhor[53] que o iogurte comum, mas algo que poucos sabem é que o cálcio se perde no processo de fabricação.) Os Institutos Nacionais de Saúde também recomendam 600 UI de vitamina D[54] para mulheres entre cinquenta e setenta anos, o que ajuda o corpo a absorver o cálcio. "A vitamina D3 é importantíssima para a saúde dos ossos", diz Moreno, que em geral recomenda de 1 mil a 2 mil UI ao dia. "Ela não reverte a perda óssea, mas ajuda bastante nas interconexões dos ossos."

Um fato preocupante: a Fundação de Saúde dos Ossos e Osteoporose afirma que uma em cada *duas* mulheres[55] com mais de cinquenta anos vai ter um osso quebrado por conta de osteoporose.

A perimenopausa também é o momento de **rever seu relacionamento com o álcool** — que, segundo Williams, contribui para o ganho de peso, interfere no sono e serve de gatilho para ondas de calor. O consumo moderado de bebida pelas mulheres — definido pelas Diretrizes Alimentares dos Estados Unidos como uma dose por dia[56] — está associado a um risco mais baixo de doença cardíaca e demência. Mais que isso, no entanto, pode prejudicar a saúde, de acordo com a Sociedade Norte-Americana de Menopausa. No entanto, um estudo de 2020 da SWAN sobre uso de álcool entre mulheres[57] passando pela transição para a menopausa descobriu que elas tinham "maior propensão a passar do consumo não excessivo ao excessivo" durante o início da perimenopausa.

A perimenopausa é a hora ideal para **se afastar do cigarro**. Foi demonstrado, em um estudo com 79 mil mulheres[58] publicado no periódico *Tobacco Control*, que fumar pode adiantar a menopausa em 21 meses, o que não é pouca coisa. Isso significa menos tempo com o benefício da proteção do estrogênio sobre os ossos, o cérebro e o coração.

Fazendo mais sexo, você pode adiar ainda mais a menopausa. Mulheres que transam semanalmente,[59] ou até mesmo mensalmente, de acordo com pesquisadores do University College London, apresentam risco menor de entrar na menopausa cedo em comparação com as que relatam fazer algum tipo de sexo menos de uma vez ao mês. (A masturbação conta, de modo que não é necessário ter um parceiro.)

Acima de tudo: **pense na perimenopausa como o momento perfeito para avaliar e recomeçar**, sugere Williams. "Não deveríamos pensar nesse período no sentido de 'Meus ovários estão parando de funcionar, não sirvo mais para a reprodução, então não sirvo para mais nada. É melhor fechar a lojinha e esperar a morte'", ela diz. (O humor mordaz parece ser outra característica que as especialistas em menopausa compartilham.)

Em vez disso, segundo ela, deveríamos estar tentando descobrir como otimizar nossa saúde para a segunda metade da nossa vida.

A perimenopausa é mais que um conjunto de sintomas. Ela causa uma reviravolta total na sua identidade. Quando você entra nos quarenta — idade que algumas pessoas consideram o auge —, sua autoimagem pode ser a de uma profissional bem-sucedida, uma jovem mãe (ou quase isso), uma atleta.

Depois que fui comunicada de que estava na menopausa, me vi cara a cara com meu etarismo internalizado, à medida que as mais diversas imagens negativas me vieram à mente: mãos manchadas pegando um frasco de vitaminas para a terceira idade, o espectro de um guarda-roupas contendo apenas túnicas confortáveis. Fico horrorizada só de pensar nas piadas desdenhosas e etaristas que meus amigos idiotas e eu costumávamos fazer quando adolescentes sobre nossas mães.

Quando eu tinha vinte e poucos anos e trabalhava na *Rolling Stone*, entrevistava regularmente algumas das mulheres mais famosas da indústria da música. Se por acaso elas tivessem mais de cinquenta, os editores sempre me instruíam a perguntar como se "sentiam" quanto a envelhecer. Na época, eu não fazia a menor ideia de como essa pergunta constante é desagradável — e ainda mais vinda de alguém aos 25 anos. Muitas artistas que entrevistei já haviam deixado sua opinião clara a respeito, aliás (como Cher, que uma vez tuitou:[60] "Ser mais velha que Matusalém é péssimo").

Talvez eu fizesse piadinhas sarcásticas para me distanciar da consciência da minha mortalidade. A perimenopausa traz à tona alguns dos nossos medos mais atávicos. Como as barracudas me perseguindo em mar aberto, há uma variedade de questões mais profundas logo abaixo da superfície — apreensão quanto à perda de vitalidade, poder de atração e relevância social; medo de se tornar invisível; perda gradual do poder sobre o corpo e a mente.

Melissa Robinson-Brown, psicóloga clínica baseada em Nova York e professora assistente de psiquiatria no Mount Sinai Hospital, diz que a perimenopausa pode liberar um tufão de emoções nas mulheres (embora ela tenha o cuidado de usar o termo "indivíduos nascidos como mulheres"). Elas sentem tristeza quando percebem que não podem mais ter filhos, mesmo que estejam resolvidas quanto a isso. "É claro que sabemos que ter filhos não é o que define a mulheridade, mas alguns indivíduos nascidos mulheres sentem tristeza ao ver essa janela se fechando", diz Robinson-Brown. "Porque é uma perda. Essas pessoas estão, em certo sentido, sendo obrigadas a se aposentar."

Também é comum, ela acrescenta, sentir ansiedade quanto ao impacto que a menopausa vai incidir no seu corpo e medo em relação a como os outros irão vê-la. "Mas são pensamentos, e temos o poder de mudá-los." Existe um conceito, o *lócus interno de controle*, explica Robinson-Brown, "que estabelece que o que acontece conosco está nas nossas mãos. Se adotamos um lócus externo de controle, nossa felicidade é definida pelos outros. É importantíssimo não permitir que ninguém além de você se defina. Temos uma escolha em relação ao que acreditar".

Robinson-Brown acredita que essa passagem deve ser tratada como um marco. "Marcos exigem celebração, e até mesmo uma mudança para refletir a nova fase", ela diz. "Não gostou do seu cabelo? Vá ao salão e mude. Assuma um risco saudável e siga em frente: corte o cabelo e tinja de roxo. Você sabe que quer." (Da última vez que vi a dra. Robinson-Brown, ela estava com o cabelo curto e tingido de roxo.)

Todas as transições, ela afirma, trazem a possibilidade de uma mudança positiva. "Refletir sobre o que se perdeu é parte do processo, mas é igualmente importante voltar-se para o que você ganhou."

Comecei a lidar com essa fase através do humor. Embora sempre tenha evitado fazer comentários sobre meu rosto e meu corpo, passei a trocar mensagens de brincadeira com amigas na perimenopausa. *Quando você olha para a tela do celular e vê seu reflexo nela*, escrevi, *com que figura histórica acha que se parece?* Eu pareço John Quincy Adams, com aquela papada magnífica e pelos brancos no queixo.

As respostas vieram: *Johann Sebastian Bach. Mahatma Gandhi.* No geral, considero essas brincadeiras reconfortantes porque compartilhamos das mesmas experiências, mas às vezes elas me deixam pra baixo.

"Temos sempre a mesma idade por dentro", Gertrude Stein declarou. Isso faz sentido para mim; minha mãe, com sua energia quase demoníaca, e eu concordamos que, por dentro, sentimos que temos cerca de trinta anos. "Às vezes 25, em um dia bom", ela completa.

4. Pegando fogo
Ondas de calor são mais que um "incômodo"

Adoro mulheres na meia-idade porque elas não ficam de bobeira. Não perdem mais tempo, como talvez fizessem quando estavam na casa dos vinte. Têm noção de que a vida acaba e por isso vão direto ao ponto.

Não faz muito tempo, tive uma conversa séria em um churrasco com uma mulher de cinquenta anos que eu acabara de conhecer. Em um minuto, ela me contou que seu pai havia morrido recentemente e as lágrimas começaram a rolar pelo seu rosto. Eu a levei até o sofá e pedi que me contasse a respeito dele. A mulher chorava enquanto eu segurava sua mão e ouvia.

"Está todo mundo olhando", ela sussurrou entre as lágrimas.

"E daí?", sussurrei de volta.

Repetidamente, comprovei que mulheres na meia-idade também são muito mais empáticas porque já levaram algumas pancadas da vida, como essa minha nova amiga. (Como minha mãe gosta de observar, com sabedoria, essa é a idade em que "as merdas começam a acontecer".) Acostumadas a manter mil pratinhos girando ao mesmo tempo, sabem fazer as coisas com rapidez e eficiência, causando o mínimo de tumulto. Quando alguém anuncia um problema em meio a um grupo de mulheres na meia-idade, pode confiar que uma delas vai encontrar a solução.

Foi o que aconteceu uma tarde, na sala da minha casa, quando eu estava sentada no sofá, acariciando nervosa o gato que havia adotado e que dormia tranquilo no meu colo. Estou mesmo prestes a discutir meu turbilhão hormonal — minha secura vaginal e o estranho afinamento recente do meu cabelo — com uma dezena de desconhecidas?

Aparentemente, sim. Estou em uma reunião virtual do Menopause Café, um café pop-up do Reino Unido onde pessoas que não se conhecem se encontram para ter conversas deliberadamente francas. Por um dia, o lugar se transforma em um espaço onde elas podem se reunir, com chá e bolo, e conversar de maneira confidencial sobre o que vêm enfrentando, trocar dicas e oferecer apoio.

Fico tensa quando uma dezena de rostos aparece na tela. Depois de alguns minutos desconfortáveis, no entanto, a conversa começa a fluir. Logo estamos discutindo não apenas ondas de calor, mas secura vaginal dolorosa nos mínimos detalhes. Embora eu tenha falado raras vezes sobre meu sintomas, mesmo com amigas, de alguma forma é mais simples fazer isso com essas simpáticas desconhecidas.

As diretrizes simples do evento — respeitar a privacidade, não insistir em produtos ou serviços específicos, ser receptivo com todos os gêneros e idades — foram estabelecidos por Rachel Weiss, que tem uma consultoria em Perth, na Escócia.

Weiss teve a ideia do Menopause Café depois de organizar uma sessão do Death Café, onde desconhecidos se encontram para ter uma conversa livre sobre a mãe de todos os assuntos tabus: a morte. Até que lhe ocorreu que a menopausa era outro desses assuntos. Weiss perguntou ao fundador do Death Café, Jon Underwood, se podia realizar um Menopause Café usando o modelo estabelecido por ele, e a resposta foi sim.

Em junho de 2017, Weiss, seu marido Andy e mais dois amigos reservaram um lugar em Perth chamado Blend Coffee Lounge, um espaço aconchegante, com paredes amarelas e sofás de couro. Então criaram um site. *Venham tomar chá, comer bolo e conversar sobre menopausa com a gente, em um ambiente seguro e confidencial*, dizia a primeira publicação.

Na noite do evento, o grupinho de quatro se sentou a uma mesa e ficou olhando nervoso para a porta. Havia dois baristas no balcão. Bolo de cenoura, bolo de café e *scones* aguardavam em bandejas. Apareceria alguém? Era possível que a menopausa fosse ainda mais tabu que a morte? Eles iam ter que comer tudo sozinhos?

Então as pessoas começaram a entrar. "Nossa, ficamos tão aliviados", lembra Weiss.

Ela fez todo mundo formar grupinhos em mesas menores. Para incentivar as pessoas a se misturarem, Weiss sugeriu que, quando sentissem que não podiam contribuir com nada, simplesmente se levantassem e fossem para outra mesa. "Ninguém fez isso", ela conta, dando risada. "Alguém escreveu nos folhetos que distribuímos pedindo feedback: 'Somos britânicos. Levantar seria grosseria. É melhor tocar uma campainha a cada vinte minutos'." Esse método tem sido usado desde então.

As participantes trocavam conselhos, mas também entravam em questões mais amplas, como: Chegou a hora de pensar no que eu quero e de que preciso em vez de no que deveria ou sinto que é minha obrigação? As mudanças no meu corpo estão me forçando a me pôr em primeiro lugar depois de décadas deixando os outros nessa posição, seja no âmbito familiar ou no trabalho?

As diretrizes estabelecidas por Weiss funcionaram bem, "embora na primeira reunião uma mulher não tenha parado de falar sobre calcinhas magnéticas", ela recorda. Explico: ímãs projetados para serem inseridos na calcinha supostamente aliviam sintomas como ondas de calor ao "reequilibrar" o sistema nervoso simpático através da alteração do seu campo bioenergético. Embora sejam apoiadas com entusiasmo por pessoas como Belinda Carlisle, cantora das Go--Go's que jura que elas resolveram suas ondas de calor incessantes, não há comprovação científica de que funcionam.

Depois da estreia bem-sucedida do café, Weiss recebeu uma avalanche de convites para realizar outros. Logo, o Menopause Café se espalhou pelo Reino Unido e por uma dúzia de outros países, incluindo a Índia (chegando ao noticiário nacional), o Quênia e os Estados Unidos (embora no momento em que escrevo só haja um em todo o território, em Connecticut).

Muitos cafés são presenciais, mas alguns, como este do qual participei, são on-line. "Às vezes não há reuniões onde as mulheres moram, às vezes a mulher hesita em entrar em um café cheio de gente que não conhece", explica Weiss. Ela sonha com a "dominação mundial": Menopause Cafés sendo realizados em todos os países do mundo. "Nem sei dizer quantas vezes ouvi a frase 'Agora sei que não estou sozinha', ou 'Agora sei que não estou ficando maluca'", prossegue. "Possibilitar que as pessoas tenham essas conversas já é o bastante. Tabus nos mantêm em silêncio e tiram nosso poder." Ela acredita que, quando você é capaz de falar sobre menopausa mais abertamente, fica mais fácil dizer ao seu gerente de 28 anos: "Sim, eu realmente preciso de um ventilador na minha mesa".

Se as pessoas sabem algo sobre a menopausa, está relacionado às ondas de calor. Digite "menopausa" no site do banco de imagens Shutterstock e a primeira coisa que aparece é o tipo de mulher branca com cara de rica e cabelo grisalho bem cortado que costuma aparecer bebendo champanhe com o marido grisalho bonitão em propagandas de cruzeiros caríssimos. Ela protege os olhos com uma das mãos enquanto com a outra se abana com um leque vermelho para amenizar o calorão. O título da foto, que soa um pouco como uma tradução ruim, é "Mulher de meia-idade cansada com calor". Surgem várias fotos de mulheres brancas com leques ou ventiladores, e só algumas de mulheres que abraçaram seu destino, como a "Mulher mais velha alegre e atraente em campo florido". (Pelo menos nenhuma das fotos se chama "Mulher com ovários senis".)

As ondas de calor, o sinal mais conhecido e odiado da menopausa, atormentam cerca de 80% das mulheres.[1] Também chamadas de sintomas vasomotores, tendem a se concentrar no rosto, no pescoço e no peito. Cada onda costuma durar entre um e cinco minutos.[2] (No entanto, a dra. Nanette Santoro escreveu no *Journal of Women's Health* que "embora a maioria das mulheres tenha sua experiência com ondas de calor limitada a um ou dois anos, outras as vivem por uma década ou mais, *e uma pequena proporção nunca ficará livre delas* [grifo meu]".)[3]

Batimentos cardíacos acelerados, ansiedade e suor podem acompanhar as ondas de calor. Elas variam de uma sensação repentina e branda à impressão de que você está assando no forno de Satã.

Ondas de calor durante o sono muitas vezes são acompanhadas de sudorese noturna. Cerca de 75% das ocorrências desse tipo levam as mulheres a acordarem, de acordo com a dra. Pauline Maki, da Universidade de Illinois em Chicago. "Isso significa que, noite após noite, semana após semana, mês após mês, ano após ano, as mulheres têm um tipo exclusivo de distúrbio do sono relacionado ao fato de serem acordadas por causa desses eventos termorreguladores."

> "O pior são as ondas de calor. Às vezes, parece que vou desmaiar. É um horror. Os homens nunca suportariam isso, de jeito nenhum. Iam ter duas e explodiriam o sol."[4]
>
> Wanda Sykes

As mudanças hormonais desencadeiam as ondas de calor, mas a comunidade científica ainda não sabe como isso acontece. As pesquisas sugerem que ocorre quando o nível de estrogênio em queda[5] torna o termostato do corpo (regulado por uma glândula do cérebro chamada hipotálamo) mais sensível a variações de temperatura. Quando sente que a mulher está quente demais, dispara uma onda de calor para resfriá-la, direcionando sangue dos vasos para a superfície da pele, que então se dilata para liberar calor e suor.

O caos hormonal que torna o termostato interno do seu cérebro mais sensível também pode operar no sentido oposto e causar ondas de frio. Menos comuns que as ondas de calor, elas às vezes passam a impressão de uma rajada repentina de ar polar, que fica ainda mais gélida se você estiver empapada por causa do suor noturno — e em geral passa depois de alguns minutos desagradáveis.

Ondas de calor podem ser surpreendentemente intensas; na verdade, quando o sangue corre para os vasos mais próximos à pele, a temperatura da pele chega a subir quase quatro graus. Agora reconheço quando amigas estão à beira de uma onda de calor de categoria 4: elas param de falar abruptamente, murmuram "Ah, não" e procuram rápido uma saída caso precisem ir para um lugar mais tranquilo até que passe. Algumas mulheres sentem palpitações tão fortes que vão parar no hospital; outras têm o que se costuma chamar de "alucinações táteis"[6] e sentem que a pele está se *movendo*. Em casos mais severos, podem sofrer vinte ataques por dia,[7] como se fossem um frango de padaria. Uma mulher que participou de um estudo da dra. Maki chegou a ter 52 ondas de calor em um único dia.

Uma das coisas mais frustrantes nas ondas de calor, diz Rebecca Thurston, professora de psiquiatria, ciência clínica e translacional, epidemiologia e psicologia na Universidade de Pittsburgh, é o elemento-surpresa. "Elas vêm abruptamente, durante o dia ou à noite, muitas vezes sem pistas ou gatilhos contextuais claros", Thurston explica.

Antes, a sabedoria convencional ditava que ondas de calor duravam no máximo alguns anos. "Agora, sabemos que os casos médios a severos se estendem em média de sete a dez anos", Thurston diz. Um estudo de 2018 da Mayo Clinic descobriu que, para algumas mulheres, as ondas de calor persistem até os sessenta, setenta e oitenta anos.[8]

Já faz três anos que estou nessa turma; talvez minhas ondas de calor durem até meus oitenta também. Na noite anterior ao momento em que escrevo isto, tive quatro acessos particularmente fortes, que me fizeram acordar e tirar as cobertas. Ando tendo dificuldade de encontrar um lado positivo para a sensação de que vou entrar em combustão espontânea. A única coisa em que consigo pensar é que, no inverno passado, conseguimos manter o aquecimento desligado à noite — meu marido dormiria em um iglu se pudesse — e com isso economizamos uma grana.

Como mencionei no capítulo 3, quando se trata de ondas de calor, as disparidades entre grupos étnicos é notável. Um estudo da SWAN de 2015 descobriu que as ondas de calor das mulheres de ascendência chinesa ou japonesa[9] eram as mais curtas (elas conviviam com isso por 5,4 e 4,8 anos em média, respectivamente), enquanto as mulheres latinas relatavam em média uma duração de 8,9 anos. Mulheres negras eram as que conviviam com ondas de calor por mais tempo: 10,1 anos em média.

Ondas de calor não são o único sintoma com maior impacto sobre as mulheres negras durante a transição para a menopausa: uma revisão da SWAN de um quarto de século de pesquisas[10] descobriu que mulheres negras chegam à menopausa em média 8,5 anos antes que as brancas e apresentam mais sintomas relacionados a dificuldade de dormir e depressão, ao mesmo tempo que têm menos chances de receber terapia hormonal. Tais disparidades, os autores sugerem, podem ter suas raízes no racismo sistêmico. As participantes negras dos estudos, segundo a SWAN, nasceram entre 1944 e 1954, "e portanto cresceram em uma sociedade americana moldada pelo racismo estrutural, ou institucional, personificado nas leis Jim Crow". Eles concluíram que "o racismo estrutural, ou 'as diferenças no acesso aos bens, serviços e oportunidades por conta da raça' foi o que mais contribuiu para as disparidades de saúde no grupo".

* * *

Ondas de calor não devem ser ignoradas.

Para muitas mulheres, são mais que um simples incômodo. A interferência no sono causada, só para começar, exerce impacto no humor e no metabolismo. A pesquisa conduzida por Rebecca Thurston descobriu que mulheres que sentem ondas de calor frequentes ou persistentes[11] parecem ter mais propensão a sofrer um ataque cardíaco, um derrame e outras doenças cardiovasculares severas anos depois.

Esses resultados, Thurston explica, se mantiveram mesmo quando fatores de risco cardiovasculares tradicionais, como cigarro, obesidade, diabetes e pressão alta, foram descartados. Aparentemente, ondas de calor frequentes estão associadas a pressão e níveis de LDL, ou colesterol "ruim", mais altos, o que com o tempo acarreta danos ao coração e aos vasos sanguíneos.

Ataques cardíacos são a principal causa de morte entre as mulheres (não, não é o câncer de mama,[12] como muitas pessoas supõem erroneamente), de modo que isso é digno de nota. "Olhe, a última coisa que queremos é assustar as pessoas", explica Thurston. "O que digo às mulheres que sentem ondas de calor é para ficarem atentas acima de tudo aos riscos de doenças cardiovasculares."

Toda vez que você sente uma onda de calor, diz Lauren Streicher, professora clínica de ginecologia e obstetrícia na Escola de Medicina da Universidade Northwestern e diretora médica do Centro de Medicina para a Medicina Sexual e a Menopausa da Northwestern, seu nível de cortisol, o "hormônio do estresse", aumenta.

"E sabemos que o impacto da onda de calor, o aumento do nível de cortisol e a resposta inflamatória que se segue é o que está causando a aceleração nas doenças cardíacas e na osteoporose, todas essas outras condições que sabemos que aparecem em níveis maiores em mulheres que têm essa resposta inflamatória", diz Streicher. "Para mim, a mensagem é: ondas de calor não são algo que a gente simplesmente suporta. Em vez de pensar em métodos de resfriamento, como se vestir em camadas, para que não seja algo tão incômodo, na minha opinião é preciso acabar com elas."

O tratamento mais efetivo para reprimir as ondas de calor é a terapia hormonal, segundo a dra. Wen Shen, ecoando a opinião de muitos. "É de fato a melhor opção", ela afirma.

A terapia hormonal na menopausa (THM) envolve um suplemento de estrogênio diário, via comprimido, adesivo, creme, anel, gel ou implante. Se você tem útero, provavelmente também vai precisar de um suplemento de progesterona, para diminuir o risco de câncer uterino.[13]

Por quê? Lembra da analogia que fizemos no capítulo 3, em que a progesterona era o cortador que mantinha a "grama" do endométrio sob controle? Na menopausa, você não elimina mais o endométrio, o revestimento do útero, pela menstruação. Quando o endométrio não é mais eliminado, o estrogênio pode provocar um aumento no número de células no útero, uma condição que pode levar ao câncer. A progesterona reduz o risco de câncer uterino porque mantém o endométrio fino.

No capítulo 9, vou entrar na controvérsia relacionada à terapia hormonal na menopausa, assim como os possíveis riscos, que podem variar de acordo com idade, histórico médico e tipo de tratamento. No entanto, uma pesquisa recente descobriu que, quando prescrita antes dos sessenta anos,[14] a terapia hormonal apresenta mais benefícios que riscos. Organizações como a NAMS, a Sociedade Endócrina e a

Sociedade Americana para a Medicina Reprodutiva são da opinião de que a THM é apropriada para abrandar as ondas de calor na maioria das mulheres saudáveis que entraram recentemente na menopausa. (O aplicativo Balance é grátis e pode ajudar a descobrir qual é o risco para você.)

"Compreendo totalmente as contraindicações e que haja uma pequena porcentagem de mulheres que não podem fazer a terapia hormonal, mas para as outras sugiro: vai nessa", diz Dianne, uma entusiasta da THM. Ela lista seus sintomas de antes da terapia: "Vivia com raiva, superagressiva, triste, e andava completamente irracional. Sentia ondas de calor tão fortes que poderia matar alguém, e tinha palpitações". Dianne prossegue: "O pior de tudo era que minhas pernas estavam sempre cansadas e doloridas. Eu dava 10 mil passos por dia e não ajudava em nada". Depois que lhe prescreveram terapia hormonal, ela começou a se sentir melhor em questão de semanas. "Com alguns ajustes, em seis meses eu era outra mulher", Dianne diz. "Os sintomas desapareceram. Sinto que minha energia foi renovada. Toda mulher precisa ter acesso à THM. Fico muito frustrada com a maneira como jogam o bebê fora junto com a água do banho, com base em pesquisas antigas e mal interpretadas."

Se você não confia em hormônios ou apresenta fatores de risco que desaconselham a terapia hormonal, ainda existem muitas opções. É importante saber que todas têm efeitos colaterais, de constipação a queda na libido, por isso sempre converse com sua médica antes.

Como mencionei, a única medicação não hormonal aprovada pela FDA para tratar ondas de calor é a **paroxetina**, um antidepressivo do tipo inibidor seletivo de recaptação de serotonina, que aumenta o nível de serotonina no cérebro. De acordo com um estudo de 2014 publicado no periódico

Menopause, a dosagem normal para tratar ondas de calor, 7,5 mg, é muito menor que a usada para tratar depressão, por exemplo (de 20 mg a 40 mg), o que significa que são menores as chances de efeitos colaterais como ganho de peso.[15]

Outro antidepressivo que os médicos usam, sem ter sido aprovado para tal fim, é a **venlafaxina**, um inibidor de recaptação de serotonina e noradrenalina que comprovadamente alivia as ondas de calor. "A venlafaxina talvez seja o medicamento mais prescrito, e funciona", diz Minkin.

Falar "sem ter sido aprovado"[16] pode dar a impressão de que é algo ilícito, mas na verdade o que ocorre é só que os médicos receitam medicamentos para propósitos ou condições diferentes daqueles para os quais já foram aprovados pelas autoridades. Ou seja, a maneira como a medicação será usada não está descrita na bula. Trata-se de uma prática bastante comum e legal.

Também há dois novos tratamentos para as ondas de calor no horizonte. O MLE4910 é um composto conhecido como antagonista do receptor da neurocinina-3, originalmente desenvolvido como um medicamento para tratar a esquizofrenia. Ele estava parado na prateleira até que Waljit Dhillo, professor de endocrinologia e metabolismo no Imperial College London, e sua equipe encontraram um novo uso para o ele. No estudo liderado por Dhillo,[17] as participantes sentiram efeitos positivos muito rápido — até em impressionantes três dias[18] —, e em quatro semanas se livraram de quase três quartos das ondas de calor. O MLE4910, com esse nome futurístico, "mudou o jogo porque não é apenas altamente eficaz mas também pode ser usado em mulheres impedidas de fazer terapia hormonal", explica Dhillo. A Bayer, empresa farmacêutica, já comprou o composto, ele diz, e está trabalhando no seu desenvolvimento. Vamos logo, Bayer!

Outro medicamento não hormonal em desenvolvimento, chamado **fezolinetante**, promete ser, como Minkin explica, "um arrasa-quarteirões para as ondas de calor". Trata-se de uma medicação oral diária conhecida como um antagonista de receptor, que neutraliza os efeitos da falta de estrogênio no hipotálamo (de novo: a região do cérebro que regula a temperatura corporal). A FDA já o aprovou para o tratamento das ondas de calor, e se tudo correr bem ele deve estar no mercado em poucos anos. Um estudo de 2020 liderado pela dra. Santoro[19] e publicado no periódico *Menopause* provocou reação positiva com a descoberta de que mais de metade das mulheres que tomaram fezolinetante no estudo relataram uma redução de 90% ou mais nos sintomas. E o medicamento não demorou a funcionar: algumas sentiram melhora já na primeira semana.

O fezolinetante "está no mesmo nível do estrogênio em termos de eficácia, o que não se pode dizer de nenhuma outra alternativa ao estrogênio", explica Santoro. Alguns estudos, ela acrescenta, "também apontaram melhora no sono, o que teria um impacto ainda maior". Para aquelas que não podem ou não querem fazer terapia hormonal, "uma alternativa eficaz seria uma maravilha", completa. "Cerca de 5% das mulheres têm ondas de calor que nunca vão embora, e conforme se aproximam dos setenta anos os hormônios deixam de ser uma boa escolha, porque apresentam mais riscos."

Maki, entre outros, fica ao mesmo tempo entusiasmada com o potencial do fezolinetante e apreensiva que ele possa levar as mulheres a desistir da terapia hormonal por completo. "Me preocupa que as mulheres para quem o estrogênio é o tratamento certo, e essas mulheres são muitas, se afastem dele", ela conta. "Sempre digo: elas não vão ter a proteção vaginal ou óssea que teriam com o hormônio. Mas, assim que houver um tratamento não hormonal eficaz para as ondas de calor, as mulheres só vão querer saber dele." Maki dá risada. "E os médicos vão ter que aprender um pouco mais sobre o assunto."

Isso não significa que não há espaço para o fezolinetante, ela acrescenta. "Com certeza há, sobretudo para mulheres que não querem ou não podem fazer terapia hormonal e talvez também para mulheres mais velhas, porém precisaremos avaliar caso a caso a fim de garantir que as mulheres tenham as melhores opções de tratamento para suas necessidades."

Outro medicamento não hormonal promissor em andamento, diz Minkin, é uma droga também em desenvolvimento pela Bayer chamada **elinzanetante**, descrita como "prima" do fezolinetante. "O mecanismo é muito parecido, e ela age no hipotálamo", Minkin explica. Ambos os medicamentos, na sua opinião, serão a nova fronteira do tratamento não hormonal e eficaz prescrito para ondas de calor.

Quanto mais opções tivermos para impedir as erupções vulcânicas, melhor.

Minha melhor amiga Julie e eu vamos passar um dia perfeito juntas em Nova York, começando pelo Metropolitan Museum, o Met. Nos encontramos às dez em ponto, para "chegar antes da multidão". Agora que nossos filhos estão mais velhos, assumimos o compromisso de passar mais tempo juntas, como acontecia quando tínhamos vinte e poucos anos.

"Adoro que a gente tenha voltado ao início e agora possa ficar passeando por aí, que nem antes", digo a ela.

"Lembra quando a gente batia perna pela cidade inteira, conversando sem parar?", Julie pergunta. "A gente finalmente pode voltar a fazer isso agora."

Julie e eu nos conhecemos aos 22 anos. Tínhamos sido convidadas para uma festa de fim de semana no interior do estado de Nova York e acabamos descobrindo que éramos as únicas que não desfrutavam loucamente de um passeio de carroça. Quando notei a cara de tédio de Julie, que era o reflexo nítido da minha, fui na mesma hora me sentar ao lado dela e me apresentar.

Agora, estamos passando juntas pela menopausa.

Temos nos encontrado no Met, nosso lugar preferido, há três décadas. Conto a ela sobre uma das coisas mais divertidas que já fiz ali, alguns anos atrás: o Museum Workout, uma aula de dança realizada pela manhã antes que o museu abrisse. Naquele horário mágico, nosso grupinho, acompanhado de dois instrutores, dançou pelos veneráveis e encantadoramente vazios corredores do Met, parando para fazer polichinelos diante de uma estátua de mármore de Perseu nu, ao som de Sly and the Family Stone.

Hoje, estamos vendo uma exposição suntuosa de retratos dos Médici. "Adoro essa ideia de que as bolinhas no brasão de armas dos Médici são moedas", comenta Julie. "É como se tudo o que a família quer que os outros saibam a seu respeito é 'somos ricos'."

Pergunto a Julie o que apareceria no brasão da família dela. "Uma coqueteleira", ela diz. "Não, uma tornozeleira. E no da sua?"

"Provavelmente o slogan da JCPenney, *It's all inside*, em latim", digo a ela. Meu pai e meu avô trabalharam a vida toda na JCPenney.

"Então... ontem procurei no Google se ondas de calor

queimam calorias", Julie muda de assunto. "Nem precisei terminar de digitar e ele já sugeriu isso, então acho que é uma dúvida comum. As minhas estão numa fase péssima. Não param."

"Fiz exatamente a mesma busca!", digo. "Pelo que vi, a resposta é não, infelizmente. Não é justo. As ondas de calor atacaram a minha rosácea. A sua não?" Além da aversão a passeios de carroça e nossa paixão por música pop ruim dos anos 1990, rosácea é outra coisa que temos em comum.

"Sim, fora as espinhas. Meu pai me perguntou o que eram esses negócios no meu rosto, igualzinho à época do ensino médio." Paramos diante de um nobre de aparência arrogante com uma das mãos na cintura. Comento com Julie que ele é a cara de David Schwimmer em *Friends*.

Ela aponta para o nome do artista: Rosso Fiorentino. "Olha só, e ele ainda se chama Ross-o."

Conto a Julie que marquei uma consulta para conversar sobre terapia hormonal, e ela assente. "Eu também. Depois que falei com você, fui a uma especialista em menopausa que me recomendaram na terapia. A próxima consulta é daqui a dois meses."

Comento que eu costumava ter um pé atrás em relação à terapia hormonal, mas quanto mais pesquiso e consulto especialistas, mais segura me sinto.

"Eu também", ela concorda. "Nem cogitava a possibilidade, só que aí li que antes dos sessenta não tem problema. Comentei com minha tia Mattie que estava pensando em fazer, por causa das ondas de calor, e a reação dela foi: 'Grande coisa! A gente também sentia ondas de calor'. Valeu, tia."

Passamos a um Giovanni de Médici sério, vestido de vermelho. Estamos tentando valorizar as artes como adultas, mas a liberdade recém-descoberta nos faz agir como se estivéssemos no sétimo ano.

"Jon Lovitz", dizemos ao mesmo tempo, e as outras pessoas se afastam, irritadas.

A NAMS lista uma série de outros medicamentos não hormonais[20] que são usados para tratar ondas de calor mesmo sem ter sido criados com esse objetivo porque acabaram se mostrando eficazes no alívio do sintoma. Além da gabapentina, já mencionada, são incluídos os antidepressivos citalopram, desvenlafaxina e escitalopram; clonidina, usada para tratar hipertensão; clonazepam, em geral receitado para epilepsia e enxaqueca; e oxibutinina, medicamento empregado no tratamento da bexiga hiperativa.

Se você não quer tomar remédios, vale a pena investigar um procedimento conhecido como bloqueio do gânglio estrelado.[21] Usado originalmente no tratamento de dores, consiste na injeção de anestesia local nos nervos simpáticos do gânglio estrelado, que fica no pescoço. Um experimento pequeno demonstrou que o bloqueio do gânglio estrelado tem algum efeito na redução das ondas de calor (ou o que alguns estão chamando de "picos de energia" em uma tentativa de reposicionar tudo de maneira positiva).

"O bloqueio do gânglio estrelado não é uma opção terapêutica reconhecida, por isso ainda é considerado experimental", diz Shen. "Parece durar alguns meses, depois é preciso repetir o procedimento. No entanto, para quem já tentou de tudo e não pode se submeter à terapia hormonal, tem sido útil."

Muitas mulheres encontraram alívio em produtos à base de plantas, como erva-de-são-cristóvão, angélica-chinesa, óleo de prímula, inhame-selvagem e trevo-vermelho.

Mas saiba que, de acordo com o site da Mayo Clinic, "as evidências científicas sobre sua eficácia são insuficientes, e alguns desses produtos podem ser prejudiciais". (Como suplementos não são classificados como drogas, não precisam de aprovação dos órgãos responsáveis, e as empresas que os produzem não são cobradas pela sua segurança e eficácia.)

> "Minha mãe tem 83 anos e ainda sente ondas de calor. Ela começa a suar a partir do topo da cabeça. Por isso, acho que há coisas que nunca vão passar. É uma nova forma de existir, e a gente aprende a conviver com isso."[22]
>
> Stevie Nicks

Anna Camille Moreno, do Centro Médico da Universidade Duke, diz que, embora muitos estudos tenham concluído que suplementos em geral não são melhores que placebos, ela entende por que são populares: "São de fácil acesso. Você pode ouvir um podcast falando sobre um suplemento e comprá-lo logo em seguida".

No entanto, não é porque não se exige receita que eles são inofensivos e 100% naturais, Moreno alerta. "Já vi as consequências do uso de alguns desses suplementos", ela diz. Como eles não são regulados, "podem vir de partes do mundo das quais não sabemos nada a respeito quando se trata de ingredientes."

Lauren Streicher, da Escola de Medicina Feinberg da Universidade Northwestern, acrescenta que já se comprovou que a maior parte desses produtos não funciona além do efeito placebo inicial. "Quando se trata de ondas de calor, sabemos que o efeito placebo é significativo e muito real", ela acrescenta. "Por isso, por cerca de doze semanas, praticamente qualquer produto em que a pessoa acreditar vai reduzir a gravidade e o número de ocorrências, além de melhorar o sono. Eles de fato fazem as ondas de calor desaparecem, mas isso não se sustenta."

A erva-de-são-cristóvão, por exemplo, Streicher prossegue, "de que as pessoas sempre falam. Quando consideramos os estudos que dizem que ela funciona, vemos que nenhum deles teve mais de doze semanas de duração". Para contornar o efeito placebo, ela explica, "seria necessário um estudo de 52 semanas dizendo que a erva-de-são-cristóvão funciona. E esses estudos indicam que ela não funciona".

Isso não impede o surgimento de uma indústria lucrativa, Streicher continua, impulsionada por depoimentos e "ingredientes secretos que muitas vezes não passam de orégano". Mesmo nos casos de suplementos com eficácia supostamente comprovada por estudos, ela aconselha as pacientes a dar uma olhada nesses estudos. "'Cinco em cada dez mulheres dizem que nosso extrato de lavanda azul fez as ondas de calor desaparecerem', um fabricante pode anunciar. E quando a gente vai conferir, não são estudos científicos válidos, e sim pesquisas de mercado. Enfiaram dez mulheres em uma sala, ofereceram extrato de lavanda a elas, perguntaram se as ondas de calor melhoraram e sete disseram 'Acho que sim'. Isso não é um estudo!", protesta Streicher.

Mas é claro que, se você usa um medicamento natural que controla as ondas de calor e foi liberado pelo seu médico, fico felicíssima por você!

Alguns médicos recomendam certos medicamentos à base de plantas. Se a erva-de-são-cristóvão funciona com você, a dra. Minkin sugere uma marca chamada Remifemin, da Alemanha — onde os remédios naturais são regulados —, que ela prescreve com frequência para pacientes com câncer de mama, que não podem ser tratadas com hormônios.

Muitos ginecologistas recomendam um suplemento derivado de plantas chamado Equelle, que consiste em S-equol, um derivado da soja que se vincula a alguns dos receptores de estrogênio do corpo e produz efeitos similares aos do estrogênio. Vários estudos pequenos comprovaram que ele reduziu a frequência e a intensidade das ondas de calor.[23] Se for tomá-lo, tenha paciência, porque é preciso esperar de dois a três meses[24] para um melhor resultado.

Quando as pacientes de Moreno querem experimentar suplementos à base de plantas, ela sugere que procurem por marcas certificadas pela U.S. Pharmacopeia (USP), uma organização sem fins lucrativos que define o que os especialistas da *Consumer Reports* dizem ser os padrões mais amplamente aceitos para suplementos.[25]

Já que estou falando de plantas, um estudo de 2020 com mulheres na meia-idade demonstrou que 27% delas usa cannabis[26] para controlar sintomas da menopausa, como ondas de calor e sono ruim. A cannabis ainda não foi cientificamente estudada em grande escala por uma série de motivos, entre eles o fato de que as leis sobre sua liberação variam entre os estados norte-americanos e o de que a FDA a considera uma droga "schedule 1",[27] ou seja, que "atualmente não tem nenhum uso medicinal reconhecido" e com "alto risco de dependência". Realizar estudos clínicos com cannabis, portanto, é algo desafiador.

No entanto, ouço histórias entusiasmadas de muitas, muitas, muitas mulheres na menopausa que indicam que ela funciona. "As balas de canabidiol foram a única coisa que me ajudou com as dores nos quadris e nas costas", diz uma ex-colega de trabalho. "São a melhor coisa para ansiedade, muito melhores que citalopram", declara uma amiga.

Considerando que muitas mulheres parecem estar se automedicando, as pesquisas são fundamentais. Em uma revisão de 2021[28] do *Journal of Obstetrics and Gynaecology Canada*, o dr. Javier Mejia-Gomez e colegas buscaram dados publicados sobre os efeitos da cannabis em mulheres na perimenopausa e na menopausa. Encontraram apenas um pequeno punhado de estudos, nenhum deles conduzido por um grupo de especialistas.

Na Mature Women's Health and Menopause Clinic, do Mount Sinai Hospital, em Toronto, onde Mejia-Gomez trabalha, ele e os colegas muitas vezes atendem pacientes que usam cannabis exclusivamente ou como complemento da terapia hormonal na menopausa, sobretudo para insônia, dor pélvica e ansiedade.

"Devido à falta de pesquisa e medicina baseada em evidências quando se trata do assunto, fica difícil aconselhar com precisão as pacientes", ele lamenta. "Se, como sociedade, queremos usar cannabis para tratar a menopausa de maneira eficaz e segura, precisamos de diretrizes claras e consistentes para médicos, tomadores de decisões e pacientes."

Lauren Streicher, que escreve sobre sua pesquisa em andamento acerca dos sintomas da menopausa e cannabis em seu livro *Hot Flash Hell* [Inferno de ondas de calor], declara que sua mensagem para os colegas ginecologistas é: "Não estou dizendo que vocês deveriam recomendar cannabis, pois não temos dados suficientes. Só reconheçam, por favor, que suas pacientes usam e aprendam alguma coisa a respeito para poderem conversar sobre opções tendo um mínimo de informações. Porque as mulheres estão usando cannabis a torto e a direito! A torto e a direito! Elas fumam, passam na torrada com abacate, aplicam na vulva."

Se você pretende usar cannabis para aliviar os sintomas da menopausa, Streicher adverte, "saiba que existem riscos.[29] Comece com pouca quantidade e vá devagar, e pense em usar uma tintura, que é mensurável". (Ela dedica um capítulo inteiro do seu livro ao assunto e compartilha diretrizes detalhadas de dosagem.)

Também há muitas mudanças no estilo de vida que demonstraram amenizar as ondas de calor.

Para começar, saiba quais são seus gatilhos. Os mais comuns, de acordo com a Cleveland Clinic,[30] são cafeína, álcool, comida apimentada, estresse e calor. Não há necessidade de abrir mão de tudo isso, mas é bom saber para dar uma segurada quando preciso (por exemplo, antes de um encontro). A cafeína é um gatilho no meu caso, mas de jeito nenhum vou deixar de tomar café, por isso só evito quando não quero que meu rosto e meu peito vermelhos e brilhantes assustem as pessoas. Também não tenho intenção de modificar minha dieta por causa de outro gatilho: comida apimentada. Só evito comer pimenta-jalapenho antes de reuniões.

Atividade física regular, um dos três pilares da saúde, além de sono e boa alimentação, também ajuda. Uma pesquisa apresentada na conferência anual da NAMS de 2021[31] sugere que passar horas demais no sofá aumenta as ondas de calor noturnas. Isso não significa que você precisa se levantar agora mesmo e sair para correr, diz a dra. Sarah Witkowski, fisiologista do Smith College e coautora do estudo.

"Interromper o comportamento sedentário é fácil: basta se levantar e se movimentar um pouco."

Se você fuma, agora é o momento de tentar parar. Entendo que pode parecer arrogância, e sei muito bem como é difícil — minha mãe disse que largar o cigarro depois de décadas foi pior que dar à luz. No entanto, os estudos demonstram[32] que, quando as mulheres conseguem parar, as ondas de calor se tornam menos intensas e menos frequentes.

Também foi demonstrado que a respiração ritmada[33] — respiração profunda, lenta e controlada — quando sustentada por um período específico ajuda a amenizar a gravidade e a frequência das ondas de calor, de acordo com a NAMS. Esse é o remédio natural original, e ainda é gratuito, fácil e pode ser usado a qualquer momento.

A respiração profunda oferece uma série de benefícios para as mulheres na menopausa. Muitos estudos demonstram que baixa o nível de cortisol, o hormônio do estresse, e rápido. Um estudo de 2017 publicado no periódico *Frontiers in Psychology* descobriu que a respiração diafragmática[34] levou a melhora cognitiva e "aumentou a atenção de maneira significativa e sustentada". Também se comprovou que reduz a dor crônica em mulheres na meia-idade, de modo que pode ajudar com recém-adquiridas dores nas articulações.

Quando entrou na perimenopausa, Gabriella Espinosa, renomada instrutora de ioga, respiração consciente e bem-estar na menopausa de Londres, descobriu que a prática respiratória regular "me dava uma sensação de controle e a certeza de que o alívio logo viria". Ela conta: "Quando sentia uma onda de calor vindo, sabia que tinha os recursos necessários para me aterrar em vez de piorar tudo reagindo ao estresse".

A prática de exercícios respiratórios, diz Espinosa, reduz o nível das substâncias neuroquímicas produzidas em reação ao estresse quando uma onda de calor vem, ajudando a baixar a pressão sanguínea, controlar a ansiedade e promover o relaxamento. A menopausa também pode ser um momento, segundo Espinosa, em que as mulheres se sentem desconectadas do seu corpo e frustradas com a falta de controle sobre seus sintomas. "Alguns poucos minutos de exercícios respiratórios têm o poder de mudar a maneira como você responde ao desconforto momentâneo e ajudam a se reconectar com seu eu e estar mais presente."

Na respiração ritmada, ela explica, "usamos o estômago, os músculos abdominais e o diafragma. O ventre deve se expandir a cada inspiração. Na respiração normal, você inspira de doze a catorze vezes por minuto. Na respiração ritmada, isso acontece apenas de seis a sete vezes por minuto".

Para começar, sente-se com as costas eretas. Posicione uma mão no abdome e faça algumas respirações diafragmáticas, permitindo que a barriga se encha ao inspirar e esvazie ao expirar. Perceba as sensações físicas que percorrem seu corpo, note seus pensamentos sem julgar e repita para si mesma: "Isso também vai passar", um mantra sempre reconfortante.

Inspire profunda e suavemente pelo nariz, contando até quatro. Solte o ar devagar e aos poucos, pelo nariz, contando até oito ("ou menos, se parecer demais", Espinosa diz). Faça de seis a sete respirações em um minuto e prolongue a prática por cinco a dez minutos, ou o quanto a onda de calor durar.

Esse método foi muitíssimo útil no meu caso. Eu costumava ficar completamente rígida e surtar em silêncio quando sentia uma onda de calor chegando. Agora, eu me entrego a ela, deixo que me envolva e me concentro na respiração, o que percebi que de fato faz com que passe mais rápido. Enquanto respiro, também tento manter um monólogo interno positivo,[35] repetindo frases como "Você vai sobreviver". Uma maneira fácil de treinar é tratando a si mesma como você trataria uma boa amiga ou um ente querido. Seja gentil e encorajadora, em vez de catastrófica (*Ai, meu Deus, aonde é que isso vai parar?*) ou dura (*Nossa, você parece o Vesúvio antes de entrar em erupção*).

Falar consigo mesma em termos positivos também é uma maneira rápida de diminuir a ansiedade; um estudo iraniano de 2020 descobriu que um monólogo interno positivo era uma estratégia de enfrentamento útil em situações de estresse. Quando estou falando comigo mesma, me chamo de "você" (tipo, *você consegue*). Aprendi essa técnica em um estudo de 2017 publicado no *Journal of Personality and Social Psychology* que constatou que, quando os participantes usavam "você" ou se chamavam pelo nome[36] no monólogo interno positivo, em vez de "eu", ficavam menos ansiosos e estressados.

Finalmente, se estiver sofrendo com suor noturno, deixe um spray refrescante ao lado da cama. Eu mesma sempre tenho na mesinha de cabeceira. (Hoje existem várias opções no mercado. Por que não pensaram nisso antes?)

Algumas mulheres também começam a usar pijamas mais leves, mas eu logo me cansei de ter que tirar a roupa no meio da noite. Agora, para facilitar as coisas e sentir alívio imediato, durmo pelada. E dane-se.

5. Não dormi nada, mas tive bastante tempo para pensar na vida
Por que é importante garantir que você descanse

Algumas semanas depois daquele dia no Met, Julie e eu nos encontramos na Bloomingdale's, em Midtown, por conta de outra tradição de trinta anos: almoçarmos juntas em lojas de departamentos, o que consideramos aconchegante não só porque lembra as festas de fim de ano mas também porque é meio retrô.

Enquanto damos uma olhada na seção de perfumes antes de subir para o restaurante Forty Carrots, percebo que uma das poucas coisas que não sei a respeito da minha amiga é qual perfume ela usava quando adolescente, nos anos 1980.

"Usei dois Ralph Laurens", ela falou, pegando um frasco para cheirar com toda a delicadeza. "Um chamava Tuxedo e o outro..." Ela pensou por um momento. "Não lembro. Saddle?"

Faço que sim com a cabeça. "É a cara do Ralph. Mas espera aí. Tinha mesmo um perfume chamado Saddle?"

Ela pensa por um minuto. "Não. Era Lauren mesmo. Eu também só usava maquiagem Ralph Lauren. O mesmo batom que Molly Ringwald passa em *Clube dos cinco* e Judd Nelson bate palmas em câmera lenta." Julie dá uma olhada no celular. "'Ralph Lauren Tuxedo foi lançado em 1979 como a fragrância noturna da verdadeira femme fatale'", ela lê em voz alta, depois balança a cabeça. "Quando a gente tem dezesseis anos precisa mesmo de uma 'fragrância noturna', né?"

Conto a ela que eu usava Love's Baby Soft no começo da adolescência, depois também passei para uma "fragrância noturna", um perfume chamado Scoundrel, porque havia ficado intrigada com um comercial na TV estrelado por Joan Collins. "E eu tinha um Charlie, que me parecia mais sofisticado."

Começamos a cantar a música da propaganda. "*Kinda young, kinda now... Charlie! Kinda free, kinda wow!*" Tanto eu quanto Julie vimos muita televisão na juventude. No restaurante, recebemos um cardápio que diz: *Depois de fazer compras na Bloomingdale's da rua 59, há maneira mais perfeita de descansar que comendo alguma coisa no Forty Carrots?*

Não, não há, ela e eu concordamos. "Gosto que ainda existam restaurantes em lojas de departamentos", Julie comenta. "Faz com que eu sinta que está tudo bem com o mundo. Agora vamos ver..." Ela avalia o cardápio. "Que tal uma entrada? Não tem couve em lugar nenhum nesse cardápio, graças a Deus. Ah, olha só esse Flagship Trio. Vem salada de atum, salada de frango e salada de ovo. E frozen yogurt. Então está mais para uma quadra."

Acabo pedindo um sanduíche de atum e Julie escolhe uma salada.

"Acho que a gente devia tomar frozen de sobremesa", ela comenta. Então aponta para o cardápio, que diz: *Descubra do que tanto falam!* "Quero descobrir do que tanto falam."

Na Bloomingdale's, nos sentimos seguras. Lá, nada de ruim pode acontecer.

Julie ainda se lembra de quando ia ao Forty Carrots com a mãe em White Plains, no interior de Nova York. Já eu tenho um fraco por lojas de departamentos. Meu pai foi gerente de várias JCPenney, e quando pequena eu passava bastante tempo o seguindo enquanto ele falava com clientes e funcionários, sempre alerta para interferir quando houvesse um problema a ser resolvido. Para nós duas, a sensação de segurança tem raízes nas lembranças de infância, quando um adulto era responsável por nós e permanecíamos inocentes quanto aos perigos que qualquer lugar podia apresentar.

Enquanto comemos, conto a Julie que, quando meu pai se aposentou, eu morava na Koreatown de Nova York e trabalhava como editora da *Rolling Stone*. Às vezes, se me cansava de tentar parecer descolada, eu pegava um trem até o Short Hills Mall, em Nova Jersey, de onde eu era, e ia direto para a seção de cama, mesa e banho da Bloomingdale's, que ficava no subsolo.

Eu passava um bom tempo ali, tocando as toalhas e desejando poder me deitar nas camas de mostruário, repletas de travesseiros, para tirar uma boa soneca. Os lençóis coloridos perfeitamente dobrados me tranquilizavam, assim como o ambiente tranquilo. Os vendedores da seção de cama, mesa e banho eram sempre um pouco mais velhos. Eu tinha a impressão de que a gerência pensava: *Eles já cumpriram a pena deles. Vamos dar uma folga e mandá-los para cama, mesa e banho, onde não tem muita coisa rolando e não toca dance music alta, como no departamento de roupas femininas.*

"Não dormi bem ontem", Julie diz. "De novo. Tenho uma onda de calor por hora, e aí acordo. E às vezes tenho ondas de frio. Isso existe?"

Digo a ela que sim.

"Tomo um monte de coisas para dormir, tipo balas com canabidiol e clonazepam", Julie continua. "Mas essas coisas só ajudam a pegar no sono. Você tem que *continuar* dormindo, o que parece impossível na menopausa." Ela solta um suspiro. "Eu estava no elevador de casa hoje de manhã e pingava suor da minha testa. Preciso dormir. Me sinto mal quando não durmo. Estou louca para saber se posso fazer terapia hormonal."

> "Se eu tive suor noturno? Eu dormia com um saco de ervilhas congeladas entre os seios e outro atrás do pescoço."[1]
>
> Rosie O'Donnell

"Minha mãe me contou recentemente que tomou Premarin por dez anos", falei. "Eu não fazia ideia."

"Sua mãe encolheu, aliás?", Julie perguntou. "Minha mãe tinha, tipo, 1,78 e agora é mais baixa que eu." Chamamos o garçom para pedir o sorvete.

A insônia, os estudos comprovam, é consideravelmente mais comum entre as mulheres.[2] Ao longo de todos os estágios da vida, relatamos não estar dormindo o suficiente com mais frequência que os homens, segundo um estudo de 2018[3] da *Clinical Pulmonary Medicine*. Essa distorção demográfica se deve às mudanças fisiológicas e hormonais durante a adolescência, o ciclo menstrual, a gravidez, a perimenopausa e a menopausa — sem mencionar questões como "cuidado dos filhos, relação trabalho/vida pessoal, cuidado dos mais velhos e estresse". Parece familiar?

Os autores também relatam que alguns problemas de sono, como insônia, hipersonia (insônia é a dificuldade de pegar no sono, enquanto hipersonia é a dificuldade de se manter acordado) e síndrome das pernas inquietas, também são mais comuns em mulheres.

Tenho um diário do sono, e digo à dra. Wen Shen, do Johns Hopkins, que acordo em média cinco vezes por noite. "Isso deixa muitas das minhas pacientes esgotadas e irritadas, a um passo da fúria", responde Shen. "Algumas chegam dizendo que não dormem há anos. Anos! Falam que nem se reconhecem mais."

Matthew Walker, pesquisador da UC Berkeley especializado em sono e autor de *Por que nós dormimos*,[4] sempre diz que nenhum aspecto da nossa biologia passa ileso à privação de sono. A essa altura, todos sabemos que a privação de sono crônica acaba com a saúde — não só deixando a pessoa confusa e irritada mas aumentando os riscos de doenças cardíacas, derrame, pressão alta e diabetes tipo 2,[5] de acordo com o Centro de Controle e Prevenção de Doenças. Isso mexe com a memória, o humor e o metabolismo.

Pesquisas em desenvolvimento sugerem ainda que os despertares durante a menopausa — o que a autora Samantha Irby chama de "hora da menopausa"[6] — são os culpados pelo ganho de peso, que em geral se concentra na região abdominal.

Graças às ondas de calor e ao suor noturno, entre outros fatores, muitas mulheres na menopausa tendem a acordar várias vezes durante a noite, diz a dra. Hadine Joffe, de Harvard. Ela e sua equipe chamaram esses períodos de "vigília após início do sono" (WASO, na sigla em inglês). Quando seu ciclo de sono é constantemente interrompido, você não alcança o sono profundo sem movimento rápido dos olhos (não REM), que é restaurador (o sono não REM se alterna entre leve e profundo). Em uma noite típica, o cérebro se alterna entre sono REM e não REM. No sono REM, a atividade cerebral é mais intensa, com o processamento de informações, experiências e emoções reunidas ao longo do dia, algumas das quais são incorporadas à memória, enquanto outras são descartadas. Músculos importantes que você costuma controlar durante o sono, como os dos braços e das pernas, não se movem no sono REM, porque a exaustão os deixa temporariamente paralisados.

Perder o sono profundo e restaurador não REM pode deixar uma pessoa tão cansada durante o dia quanto se ela tivesse dormido poucas horas. Surpreendentemente, pode ser tão ou mais importante para a sua saúde dormir cinco horas ininterruptas do que oito ou nove picotadas.

"Não se trata apenas do total de horas", Joffe diz. "Ou seja, você não pode simplesmente dizer: 'Bom, acordei várias vezes durante a noite, então vou ficar na cama até as dez'. É uma questão de conseguir aquele padrão de sono profundo e sólido, e se ele é interrompido constantemente você nunca chega ao sono profundo *de verdade*, e ao descanso que é consequência dele." Considerando que o sono é citado como um dos três pilares da saúde, Joffe afirma que é vital garantir um sono consistente.

A essa altura, a maioria de nós já conhece as leis da boa higiene do sono: manter as telas fora do quarto, por mais difícil que seja; levantar-se depois de vinte minutos se revirando, para não associar a cama à inquietação; exercitar-se durante o dia; deixar o quarto escuro e fresco (de acordo com a Sleep Foundation, a temperatura ideal é de 15°C a 18°C).

As mulheres na transição para a menopausa, diz Joffe, devem repassar sistematicamente seus hábitos de sono e consertar tudo aquilo que interrompa o descanso que estiver ao seu alcance. Dormir na menopausa já é duro o bastante sem todos esses outros fatores atrapalhando. Você fica mexendo no celular imediatamente antes de apagar a luz? Seu gato dorme em cima do seu peito?

E não é apenas a solidez do sono que importa, acrescenta Yu Fang, pesquisadora do laboratório Sen do Instituto de Neurociência da Universidade do Michigan. Dormir e acordar no mesmo horário é um fator que deveria ser mais valorizado, por ser tão importante para a saúde mental quanto dormir horas o suficiente. Em um estudo de 2021 cujos participantes estavam no primeiro ano na residência em medicina[7] — e portanto conheciam muito bem a privação de sono —, Fang e colegas descobriram que dormir e acordar cada dia em um horário pode aumentar o risco de depressão tanto quanto dormir menos horas no total.

Os especialistas dizem que acordar sempre no mesmo horário, mesmo nos fins de semana, é uma das melhores maneiras de regular nosso ritmo circadiano, o relógio interno de 24 horas regido pela presença de luz ou escuridão. "Isso significa acordar no mesmo horário todo dia, não importa a hora em que pegou no sono e quão mal dormiu", diz a dra. Thurston.

Segui o conselho da dra. Thurston e isso mudou a minha vida. Decidi começar a ir para a cama às 22h40 — um horário quebrado, eu sei, mas percebi que era exatamente quando eu começava a "pescar". Acordo sempre às 6h40, quando minha filha precisa levantar para ir à escola — e agora faço isso nos fins de semana também. É vida louca? Não. Mas esse novo hábito fez mais para regular meu sono que qualquer outra coisa.

Outro problema persistente são companheiros que roncam. Quando meu marido, Tom, pegou uma gripe especialmente chata, eu, que sou uma germofóbica fervorosa, pedi que ele fosse dormir no quarto de hóspedes. Foi maravilhoso. Embora eu continuasse acordando várias vezes por conta das ondas de calor, logo me dei conta de que os roncos de Tom, que começavam com uma série de resfolegadas em staccato, depois passavam a um conjunto de chiados sincopados de médio alcance e culminavam em um guincho agudo e prolongado, me acordavam consistentemente.

Quão disruptivo pode ser o ronco? Quando, em um estudo de 2020 publicado no periódico *Sleep*, foi medido o nível de decibéis de pessoas que roncavam,[8] descobriu-se que 14% passavam da faixa dos 53 decibéis, entrando no que é classificado como poluição sonora.

Mesmo quando as pessoas acreditam que dormem melhor com o companheiro ao lado,[9] pesquisadores da Universidade Ryerson, em Toronto, comprovaram o contrário. Como Colleen Carney, diretora do Laboratório Ryerson de Sono e Depressão, contou à CBC: "As pessoas dizem que dormem melhor [juntas], mas quando monitoramos seu cérebro vemos que ele não atinge estágios mais profundos do sono porque elas são constantemente despertadas por movimentos e sons". (Movimentos e sons *dos outros*.)

Uma solução cada vez mais popular é o chamado "divórcio do sono", em que o casal mantém o relacionamento mas dorme separado, às vezes ou sempre. Não é tão incomum quanto se possa pensar: uma pesquisa de 2017 da National Sleep Foundation descobriu que quase um em quatro[10] casais dorme em quartos separados. A Toll Brothers, empresa que constrói casas, cita uma demanda crescente[11] no que chamam de "dois quartos principais".

Algumas mulheres na menopausa me contaram que dormem com o companheiro em noites alternadas; outras, só no fim de semana. Algumas têm rituais para a hora de dormir, em que o casal fica junto em uma cama depois um deles sai discretamente. Sim, talvez elas sintam falta de ficar aconchegadas, mas, nas palavras de Esther Perel,[12] famosa terapeuta sexual: "Qual é a última coisa que você procura antes de pegar no sono? Qual é a primeira coisa que você procura quando acorda? De verdade. É o celular?".

Ainda não estou pronta para um divórcio do sono completo, mas, quando há alguma chance de que Tom interrompa meu sono, peço que ele vá para o outro quarto. Isso inclui as noites de "torneio" com seu grupo de Fortnite para pessoas com mais de quarenta anos — sim, isso existe, porque alguns gamers de meia-idade se cansaram de ser objeto de zombaria e humilhação para jogadores mais jovens e melhores — ou o futebol semanal (depois do qual ele costuma tomar uma cervejinha). Quando entra no quarto depois de jogar ou beber, Tom sempre acaba me acordando.

Digo à dra. Hurston que sinto uma pontada de culpa se peço para ele dormir no outro quarto. "Peça", ela insiste. "Peça. O sono é importante para a saúde mental, a cognição, o cérebro. Há um estudo que demonstra que mulheres que acordam durante a noite apresentam mais danos vasculares no cérebro. Isso é muito, muito importante."

Sei que, para quem enfrenta uma menopausa difícil, uma bebida pode ser o elixir da vida, mas o álcool pode acabar furtivamente com a qualidade do sono. Inúmeros estudos confirmam que a bebida interfere no sono profundo — no entanto, permanece sendo uma das muletas para pegar no sono mais populares nos Estados Unidos, e se estima que seja usada por um quinto da população com insônia crônica.[13]

O álcool deprime o sistema nervoso central e tem qualidades sedativas que podem fazer dormir mais rápido. No entanto, pessoas que bebem antes de ir para a cama com frequência têm mais despertares[14] e entram menos no delicioso sono restaurador não REM, porque o fígado começa a metabolizar o álcool na segunda metade da noite. Se seu descanso já é interrompido por ondas de calor e suor noturno, o álcool pode fragmentá-lo ainda mais.

Entrevistei muitos especialistas em sono ao longo dos anos. (Para jornalistas da área da saúde, o sono ruim sempre dá matéria, porque é popular não importa qual seja a novidade.) Vários mencionaram pacientes que acreditam que têm insônia e na verdade só bebem perto demais da hora de ir para a cama.

Para saber se o álcool é mesmo o culpado, eles sugerem que os pacientes vejam se conseguem se segurar por duas semanas e fazer um diário do sono. Os resultados podem ser reveladores.

Se você não suporta a ideia de abrir mão do álcool e acredita que a vida tem que ser vivida, os especialistas sugerem tentar beber até quatro horas antes de se deitar.[15] "Eu mesma gosto de um vinhozinho", revela a dra. Thurston, "mas sabemos que ficamos mais sensíveis ao álcool com a idade, e ele começa a atrapalhar demais o sono."

Prefiro usar suplemento de melatonina e não estou sozinha, uma vez que o número de americanos que a usam quadruplicou[16] nas últimas duas décadas. Em alguns países, como a Inglaterra, é um medicamento controlado,[17] mas nos Estados Unidos está amplamente disponível, e até crianças podem tomar: existem balinhas com 1,5 mg de melatonina (e um sabor de pêssego "deliciooooso!").

A melatonina, às vezes chamada de "hormônio Drácula", porque aparece à noite, é produzida naturalmente pelo cérebro para preparar o corpo para dormir, aos poucos baixando a energia. Durante a transição para a menopausa, a produção de melatonina, assim como a de estrogênio, cai. Em algumas mulheres, a melatonina não funciona, ou faz com que se sintam sonolentas pela manhã; para outras, é um presente enviado pelos deuses em uma nuvem cor-de--rosa. Muitas tomam 5 mg ou até mesmo 10 mg, mas especialistas recomendam começar com 0,5 mg. Você pode ficar tentada a aumentar a dosagem, porém mais não é necessariamente melhor: pesquisadores do MIT descobriram que 0,3 mg[18] de melatonina toda noite antes de ir para a cama ajuda pessoas com mais de cinquenta anos que sofrem de insônia a dormir a noite toda.

Uma solução ainda melhor é aliar a melatonina com o hábito de se deitar sempre no mesmo horário, de acordo com um estudo australiano de 2018.[19] Quando os participantes da pesquisa tomavam 0,5 mg de melatonina uma hora antes do horário estabelecido para ir para a cama e de fato iam dormir nesse horário, pegavam no sono 34 minutos antes, dormiam por mais tempo e tinham o sono menos interrompido.

Outras mulheres preferem usar balas de canabidiol. Cerca de um terço das 1500 entrevistadas por um estudo canadense de 2021[20] relataram usar cannabis, com mais frequência na forma de comestíveis, para sintomas da menopausa como falta de sono. Ainda não há muita pesquisa sobre insônia na menopausa e canabidiol — mas, de novo, deveria haver, considerando quantas mulheres estão se autodiagnosticando e o utilizando.

Minha amiga Nia toma 50 mg de canabidiol toda noite. "Duas balinhas para dormir e relaxar", ela diz. "É tipo tudo o que a gente gosta na maconha sem a parte de ficar chapada. Sei que com vape seria mais rápido, mas por mim tudo bem esperar um pouco, pois tenho a impressão de que as balas são mais seguras." (De acordo com o *Consumer Reports*, ela está certa:[21] quando alguns solventes em óleos de vape atingem altas temperaturas, podem se converter em substâncias cancerígenas, como formaldeído.)

> "Eu acordo ensopada, com os lençóis ensopados, a fronha ensopada. E fico com preguiça de fazer algo a respeito. Tenho amigas que se levantam e se trocam, mas eu volto a dormir. Depois acordo congelando. É uma beleza."[22]
>
> Glennon Doyle, escritora

Muitas pessoas juram que o magnésio tem efeitos soporíficos,[23] embora uma meta-análise recente tenha descoberto que não há pesquisas sólidas que comprovem isso. A comunidade científica não sabe bem por que isso aconteceria; segundo uma teoria, a deficiência de magnésio mexe com os níveis de hormônios que induzem ao sono. Existem muitas formas de magnésio; se você pretende experimentar, a Cleveland Clinic recomenda 200 mg de glicinato de magnésio[24] ou 200 mg de citrato de magnésio. O site da clínica instrui a evitar o óxido de magnésio, "que é um laxante e provavelmente não vai ajudar tanto quanto os outros quando se trata de insônia", o que interpretei como uma piadinha.

Se as ondas de calor e o suor noturno são a principal causa do seu sono ruim, pense em fazer terapia hormonal. Uma revisão de 2017 publicada no periódico *Sleep Science*[25] considerou este "o tratamento mais recomendável e bem estabelecido" para ondas de calor e distúrbios de sono relacionados a elas. "O sono melhora em mulheres com ondas de calor que tomam estrogênio", confirma Joffe, "embora não se saiba se é porque as ondas de calor são tratadas que o sono melhora ou se o efeito é mais direto." Uma pesquisa demonstra que a progesterona, como parte da THM, reduz o tempo para adormecer, diminui os despertares durante a noite e aumenta a duração total do sono.

Tomar remédio nem sempre é necessário. Trabalhe com seu ritmo circadiano lembrando-se de uma regra simples: mais luz durante o dia, menos durante a noite. Saia e aproveite a luz natural, mesmo que apenas por dois minutos, menos de uma hora depois de acordar, e faça isso de novo no fim da tarde, antes do pôr do sol, para que seu cérebro entenda que é hora de começar a desacelerar — de novo, mesmo que apenas por dois minutos, mas de preferência por dez.

A partir das dez da noite, deixe a iluminação mais fraca e evite luz direta, o que o dr. Andrew Huberman,[26] neurocientista da Universidade Stanford, diz que ativa a melanopsina nos olhos, que é o que avisa seu cérebro e seu corpo da presença de luz ("o sol nasceu, vamos lá!"). Quanto mais fracas as luzes, segundo o dr. Huberman, melhor.

Uma das melhores maneiras de chamar o sono,[27] de acordo com muitos especialistas, é a terapia cognitivo-comportamental para insônia, ou TCC-I. Trata-se de um programa estruturado que ajuda com a ruminação noturna e permite identificar e substituir comportamentos que sabotam o sono e cultivar hábitos que o promovem. O melhor da TCC-I é que, diferente da solução temporária de um comprimido, ela auxilia a resolver as causas subjacentes de problemas de sono "e realmente ajuda a encontrar maneiras de lidar com a ruminação", diz a dra. Rebecca Thurston. "Não temos como eliminá-la, então é mais uma questão de se soltar, reassegurando a si mesma coisas como 'Vai ficar tudo bem', 'Já passei por isso', 'Posso pensar nisso amanhã', e respirar fundo. Trabalhamos para desenvolver essas estratégias cognitivas que ajudam a superar a ruminação."

A Academia Americana de Medicina do Sono permite pesquisas no seu banco de dados de centros e profissionais do sono credenciados que oferecem TCC-I (sleepeducation.org). Como acontece com especialistas em menopausa, você não vai precisar frequentá-los para sempre. "É mais seguro que medicação, menos viciante e tem efeitos duradouros", diz Thurston. "É visível como a TCC-I melhora o sono no longo prazo."

As pesquisas relacionadas são sólidas, acrescenta a dra. Joffe. "Fizemos um estudo clínico com mulheres que têm ondas de calor e distúrbios do sono e a TCC-I foi enormemente eficaz nos sintomas de insônia", ela diz. Além disso, "quando fizemos a meta-análise e consideramos todos os nossos experimentos, percebemos que é o melhor tratamento para insônia crônica."

Joffe diz que aplicativos de sono com base científica também podem ser eficazes. Muitos médicos recomendam ShutEye, Sleepio e meu preferido, o CBT-i Coach, um app grátis desenvolvido pela Escola de Medicina de Stanford em colaboração com o governo federal dos Estados Unidos. O aplicativo conta com exercícios de respiração e um diário do sono e oferece pensamentos alternativos para quando o ensimesmamento se insinua, como: *Mesmo que eu perca algum tempo de sono, vou ser capaz de funcionar perfeitamente bem. Posso arcar com o custo disso. Vou sobreviver mesmo que não durma nada esta noite. Não preciso me sentir confortável o tempo todo. É só outro desafio que vou ter que encarar.*

Esse tipo de pensamento pode substituir a ruminação. No meu caso: *Sarah está me perseguindo? E se a vertigem da mi-*

nha mãe piorar? Será que eu devia ter incluído um emoji sorrindo na mensagem para a chefia? E se eu não fechei a porta lá embaixo e o gato fugir? E se o gato fugir e se atirar na frente de um carro? E se eu for sair com o carro e o gato perdido se atirar na frente bem na hora?

Em vez de mergulhar nisso, aprendi a repetir mantras úteis como: *Fiz o meu melhor hoje. Estou segura e tranquila aqui na minha cama. Estou em paz. Agora vou dormir, para poder curar minha mente e meu corpo.*

Como no caso das ondas de calor, foi comprovado que a respiração profunda com atenção plena desencadeia uma cascata de respostas fisiológicas que aceleram o sono. Uma fórmula popular entre os especialistas do sono é: Deite-se e leve uma mão ao peito e outra à barriga. Inspire pelo nariz em quatro segundos. Segure o ar por sete segundos. Solte pela boca por oito.

Pensamentos estressantes fazem o coração e o nível de cortisol dispararem, no comportamento de luta ou fuga profundamente enraizado na reação primordial humana ao perigo (pela presença de um predador, por exemplo). "No mundo de hoje", um artigo sobre o tema expressou de maneira um tanto deprimente, "o urso está sempre ali."[28]

Rafael Pelayo, professor clínico da divisão da Universidade Stanford de medicina do sono, diz que, para muitos de nós, o único momento em que ficamos a sós com nossos pensamentos é na cama. Se você perceber que sua mente acelerada te mantém acordada, ele recomenda programar um momento na noite, quando ainda não estiver deitada, para ficar a sós com seus pensamentos.[29] Comecei a fazer uma caminhada depois do jantar para ao menos tentar processar alguns dos problemas que surgem durante o dia.

Embora a maior parte da pesquisa relacionada ao sono se concentre na ruminação sobre eventos passados, a preocupação sobre eventos futuros — o bom e velho "O que esqueci de fazer hoje e vai me atrapalhar amanhã?" — também é importante. Tarefas incompletas causam "um nível elevado de ativação cognitiva", de acordo com um artigo sobre o tema.[30]

Joffe sugere que suas pacientes arranjem um caderninho, de preferência com capa, de maneira que não dê para ver o que está escrito, e o deixem ao lado da cama. "Eu o chamo de caderno das preocupações, ou caderno das listas de pendências", ela diz. "Faça sua lista durante o dia ou antes de se deitar. Se acordar no meio da noite, pode se tranquilizar pensando: *Não preciso ensaiar isso, recitar isso ou pensar a respeito. Está ali e vou fazer amanhã*. Um estudo de 2018 descobriu que pessoas que passam cinco minutos[31] criando uma lista de pendências antes de se deitar pegavam no sono mais rápido que o grupo de controle.

Finalmente, depois que você tiver anotado todas as pendências, o aplicativo CBT-i aconselha a manter os pensamentos durante a noite o mais mundanos e tranquilos possível.

Conto isso a Julie, na Bloomingdale's, e ela ri. "Nem preciso tentar", ela diz. "Sou a rainha dos pensamentos mundanos."

"Garanto que os meus são ainda mais chatos", digo, tomando meu frozen yogurt, que no fim das contas vale toda a falação. "Quer saber? Vamos ver quem ganha." Julie e eu adoramos competir, o que em geral consiste em tentar superar a outra com letras aleatórias de músicas pop dos anos 1980. (Uma vez ganhei com esta: "*I've been funny, I've been cool with the lines*". Dica: cantada por um ex-ator de *General Hospital*.)

Julie é a primeira no concurso Quem Teve os Pensamentos Mais Tediosos Ontem à Noite.

"Então, como você sabe, levei uma eternidade para comprar um jogo americano novo", ela começa.

Faço que sim com a cabeça. Tivemos várias discussões acaloradas sobre o assunto.

"Acabei comprando de uma lituana do Etsy, e são bem bonitos, mas quando chegaram vieram com uma carta escrita à mão dizendo que não pode botar na máquina."

"Uma carta escrita à mão", repito, assentindo com seriedade. "Sinal de perigo."

"Né? E sugeria um longo processo, tipo 'Encha uma bacia com água fria, mergulhe o jogo americano com delicadeza' e por aí vai", conta Julie, terminando seu sorvete. "Ontem de madrugada, lá pelas três, eu pensei: *Desencano e compro outro jogo americano?* Fiquei um tempão pensando nisso. Não quero gastar mais, só que quero poder simplesmente enfiar o jogo americano na máquina."

Ela ergue a mão em seguida. "Não, tenho uma pior. Eu disse que tem um zelador novo no prédio, né? Chamado Elvis." Ela faz sinal para pedir a conta. "Bom, tem uma luzinha na cozinha, em cima da bancada, que vive dando problema. O zelador antigo, o Ivan, sempre dava um jeito para mim, mas sinto que ainda não posso pedir para o Elvis, porque ele é novo, sabe? Tipo, enquanto ele está se adaptando, é melhor chamar só em caso de emergência."

Decido apresentar dois concorrentes. "Fiquei acordada ontem à noite pensando na vertigem da minha mãe e em como uma vizinha falou que um otorrinolaringologista pode pegar uma ferramenta vibratória especial e colocar do lado da sua cabeça. Segundo ela, as vibrações desprendem uns cristais dentro do ouvido que supostamente causam vertigem. Fiquei pensando se eu não podia pegar um massageador superpotente que eu tenho, encostar na cabeça da minha mãe e ligar."

Julie pensa a respeito. "Talvez. Talvez funcione."

Passo ao segundo concorrente. "Sabe aquelas cebolas fritas que vão por cima das vagens no Ação de Graças? Sobrou, e fiquei pensando onde mais posso usar. Na sopa, talvez?"

Julie dá de ombros. "Você pode comer puras."

"Verdade."

Depois de um longo debate, decidimos que o concurso de Pensamento Mais Mundano terminou em empate.

6. Cinquenta, tons de cinza
Por que estou perdendo cabelo e ganhando pelos no queixo?

No fim de 2021, foi publicado um artigo no *The New York Times*[1] com a manchete "Por que surgem pelos no queixo das mulheres quando elas envelhecem?". Em pouquíssimo tempo já tinha quase mil comentários, e eu me identifiquei com muitos deles.

Um comentário, no entanto, ressoou em mim mais que os outros: *Encontrei a minha tribo.*

Durante a transição para a menopausa, de acordo com Thaïs Aliabadi, ginecologista e obstetra de Beverly Hills, o estrogênio para de circular pelo corpo da mulher, enquanto a quantidade de androgênios, como testosterona, não se altera. "O desequilíbrio hormonal faz com que algumas características secundárias masculinas apareçam, como pelos faciais mais grossos no rosto", ela explica.

Conforme o equilíbrio hormonal no corpo se altera, o cabelo fica mais ralo, enquanto os pelos no rosto podem se tornar mais aparentes. Essa migração repentina pode assumir a forma de uma penugem que lembra um pêssego ou pelos grossos e escuros, que aparecem em áreas onde os folículos faciais são especialmente sensíveis a androgênios, como em cima dos lábios e no queixo.

Embora, Aliabadi aponta, "não haja nada de errado ou nocivo em ter mais pelos no queixo", isso pode ser incômodo, ainda mais quando eles parecem crescer mais de um centímetro por dia. Inevitavelmente, você toma consciência dessa presença quando está na rua, talvez ao roçar distraída o rosto enquanto almoça alegremente com as amigas. Você percebe que tem novidade ali e de repente queria que seus dedos fossem uma pinça. Os lábios da sua amiga continuam se movendo, mas você só consegue pensar em: *pelo no queixo pelo no queixo pelo comprido e grosso no queixo.*

Sou da opinião de que um fabricante de joias visionário deveria fazer um pingente com uma pinça escondida dentro para arrancar um pelo discretamente. (E agora guardo uma pinça no porta-luvas, porque, como alguém comentou no artigo do *The New York Times*, o retrovisor do carro é implacável.)

Não faltam opções para remover os pelinhos eriçados. Além da pinça, o uso de cera e linha reduz o crescimento dos pelos porque enfraquece o folículo. Já gilete e cremes depilatórios podem remover todos os fios, mas não agem na raiz do problema.

Um creme chamado Vaniqa,[2] um medicamento controlado, faz os pelos crescerem mais devagar. (O Vaniqa não é barato e não há um genérico disponível, por isso é melhor aplicá-lo em áreas pequenas, como nos pelinhos abaixo do lábio inferior). Para a remoção permanente, lasers e eletrólise danificam o folículo de modo que eles não voltam a crescer.

Minhas amigas e eu agora temos um mantra que chamamos de Deixa Seu Queixo Comigo: se vir algo, avise.

Durante a transição para a menopausa, sua aparência, de uma forma ou de outra, vai mudar — sua pele, seu cabelo, seu corpo. Vou lhe dizer por que isso acontece e o que você pode fazer a respeito — caso queira. O objetivo aqui é que você se sinta razoavelmente você mesma durante esse processo natural da vida. Se trançar seus pelos do queixo e pôr uma miçanga na ponta ou declarar que "o que veio fica" permite que você se encontre, então faça isso.

Às vezes pode não parecer, mas nossa percepção cultural da aparência de uma mulher de cinquenta anos mudou radicalmente nas últimas décadas. Depois do Super Bowl 2020, um meme da apresentação eletrizante de Jennifer Lopez no intervalo se espalhou depressa: um quadrado dividido mostrava Blanche Devereaux, das *Supergatas*, com um penteado e uma blusa antiquados e a frase "50 em 1985"; ao lado, uma flexível Lopez girando em um poste com um macacão de paetê e a frase "50 em 2020".

Entendo o que quem criou o meme quis dizer, mas não tem nada de errado em se parecer com Blanche, e não deveria haver nenhuma pressão para que as mulheres na meia-idade se pareçam com Lopez. (Eu a entrevistei uma vez e posso confirmar que, pessoalmente, sua beleza de outro mundo é uma distração tamanha que em determinado momento a chamei sem querer de "Jeffer".)

Já tive cabelo grosso e brilhante como o de Jeffer. Não tenho mais. Um dia, quando estou saindo do banheiro, olho para baixo e noto um bola de fios que mais parece um hamster no ralo. Enquanto penteio o cabelo, me concentro na risca, que cresceu repentinamente, e ligo para minha irmã Dinah, preocupada. Nem digo oi, o que acho que tudo bem quando se está falando com alguém da família. Dinah é mais meiga e gosta de começar com perguntas normais e educadas, tipo "Como foi o fim de semana?", mas se adaptou ao meu jeito. "Você está quase na menopausa, né?", pergunto.

"Seu cabelo por acaso está caindo? Minha risca está cada vez mais larga, a sua também?"

"Sim para tudo", ela responde. "Faz uns seis meses que notei. Meu cabelo ficou mais fino, principalmente no alto da testa."

"O meu está mais fino em cima", digo a ela. "Acabei de notar que tem umas falhas. Ninguém quer ter falhas no cabelo."

"Não mesmo", Dinah concorda.

Incluo minha irmã Heather na ligação e faço a mesma pergunta. "Nossa, é péssimo", ela diz. "Meu cabelo está afinando principalmente no alto da testa, é assustador."

"Acabei de falar a mesma coisa para a Jancee", Dinah diz.

"E ficou mais seco e quebradiço", Heather prossegue. "Em geral, acabo fazendo um tchum na frente."

"Com 'tchum' você quer dizer penteando para a frente?"

"Isso", Heather diz. "Para cobrir as falhas."

Minhas irmãs e eu não estamos sozinhas nessa luta. Em um estudo publicado no periódico *Menopause* em 2022, pesquisadores tailandeses[3] examinaram o couro cabeludo de mais de duzentas mulheres na menopausa e descobriram que mais da metade apresentava afinamento do cabelo, uma condição comum chamada alopecia androgenética de padrão feminino.

Embora não esteja claro exatamente por que o cabelo das mulheres começa a afinar, a pesquisa sugere que a queda do nível do estrogênio pode afetar os folículos capilares, onde há receptores de estrogênio. Efeitos biológicos, genéticos e hormonais complexos fazem os folículos encolherem e o cabelo afinar. A fase de crescimento do cabelo também se torna mais curta, de acordo com Alison Bruce, dermatologista da Mayo Clinic em Jacksonville, Flórida. Um componente genético também opera, ela esclarece.

Se a perda de cabelo é normalizada nos homens, pode ser um choque para a mulher notar o rabo de cavalo mais fino ou mais cabelo ficando na escova. Conto a Bruce sobre minha risca cada vez mais larga. Em geral, ela explica, na alopecia de padrão feminino, "a linha frontal do cabelo permanece igual, mas a risca se alarga, e há afinamento no meio, bem no topo da cabeça, tipo uma árvore de Natal", ela explica. Talvez eu devesse começar a usar uma estrela.

Pacientes também dizem a Bruce que notam que "seu couro cabeludo está queimando, o que não acontecia antes. Isso é muito perturbador para as mulheres".

Por sorte, a queda de cabelo pode ser tratada. Primeiro, de acordo com Macrene Alexiades, dermatologista de Nova York, marque uma consulta para garantir que não há outro motivo envolvido. Embora perda de cabelo seja algo comum durante a transição para a menopausa, também pode ser causada por condições como doenças autoimunes, problemas de tiroide e anemia. "Faço um exame de sangue completo nas pacientes", diz Alexiades. "Sempre vá ao médico em vez de se automedicar."

Se estiver tudo certo com sua saúde, a solução mais simples para dar uma força ao crescimento é minoxidil 5%, também conhecido pelo nome registrado Rogaine, que Bruce diz ser eficaz em duas de cada três pessoas que o utilizam. (Insista, ela acrescenta, porque os resultados levam pelo menos três meses para aparecer.)

Espironolactona, uma medicação diária para pressão que costuma ser usada para a perda de cabelo hormonal, pode restaurar o crescimento[4] e impedir que a perda se agrave, de acordo com a Academia Americana de Dermatologia, porque bloqueia os efeitos da testosterona no corpo. Um estudo de 2020 do *Journal of the American Academy of Dermatology* descobriu que mulheres que usaram espironolactona por seis meses viram uma melhora significativa. Mas como todas as drogas, essa tem efeitos colaterais: a espironolactona é diurética, de modo que pode causar tontura induzida por desidratação, só para começar.

> "Quer saber? A menopausa é um inferno, Jimmy. É um buraco escuro. Tá bom? A menopausa é isso. E é onde estou agora."[5]
>
> Viola Davis, respondendo a Jimmy Kimmel quando ele lhe perguntou o que era a menopausa no *Jimmy Kimmel Live*

Uma opção promissora para quem não quer recorrer aos remédios são injeções de plasma rico em plaquetas (PRP). O sangue da paciente é colhido, passa por uma centrífuga e depois é injetado no couro cabeludo para estimular o crescimento capilar. "Conforme envelhecemos, o sangue deixa de circular como deveria pelo couro cabeludo, e o PRP funciona bem", assegura Alexiades. Na clínica de medicina regenerativa de Bruce, pacientes recebem de quarenta a cinquenta injeções, e ela diz que pode haver até 15% de melhora; como a pesquisa de Bruce demonstrou, aliando PRP e minoxidil[6] os resultados são ainda melhores.

Dados sugerem que massagear o couro cabeludo pode ajudar. Um estudo de 2019[7] publicado no periódico *Dermatology and Therapy* demonstrou que uma massagem de vinte minutos duas vezes ao dia contribuiu para o crescimento do cabelo. Depois de seis meses, 69% das pessoas relataram menor perda dos fios, documentada por fotos. Massagear o couro cabeludo é gratuito, eficiente e gostoso — uma combinação mágica. (Se você não quer usar os dedos, há massageadores manuais, com frequência de silicone, disponíveis na internet com preços em conta.)

Bruce e outros dermatologistas declaram que ainda não há dados suficientes sobre o efeito da ingestão de colágeno no cabelo e nas unhas, embora os relatos sejam encorajadores. Quanto a outros suplementos, o ferro é importante para o crescimento do cabelo e, de acordo com a Cleveland Clinic, a suplementação desse mineral ajuda a impedir a queda. Uma das primeiras coisas que as clínicas especializadas fazem é procurar por deficiências, uma vez que muitas mulheres têm níveis de ferro baixos, principalmente as vegetarianas. Uma revisão de 2018 de treze estudos publicada no *Journal of Lifestyle Medicine*[8] descobriu que as vegetarianas em especial tinham uma "alta prevalência de falta de ferro".

Trate seu cabelo com cuidado e experimente condicionadores intensivos se ele ficou mais seco e com frizz, tendo em mente que a queda de estrogênio e progesterona diminui a produção de sebo, o óleo natural que o couro cabeludo produz e que reveste o cabelo e dá brilho a ele. Pós modeladores dão vida ao cabelo ralo, aumentando seu volume. Consistem em uma fórmula seca com ingredientes como pó de arroz ou aerosil, e podem ser aplicados com spray ou borrifador nas raízes para dar textura e volume instantâneos. O cabelereiro pode fazer um corte que aumente o volume ou usar uma técnica chamada contouring, que consiste em fazer luzes em pontos estratégicos para dar a impressão de profundidade às mechas, jogando com o claro e o escuro.

* * *

Agora vamos falar de peso.

A dra. Mary Jane Minkin diz que, embora alguns especialistas contestem a ideia de que a menopausa está associada ao ganho de peso, a maior parte das pessoas realmente ganha peso nesse período da vida. De acordo com ela, o ganho médio durante a transição para a menopausa é de dois a 3,5 quilos.

Durante essa fase, acrescenta a dra. Makeba Williams, também pode ser mais difícil perder peso. Ela tem quarenta e poucos anos e se considera uma entusiasta da bicicleta ergométrica, tendo começado a pedalar aos 38. "Vi meu corpo mudar ao longo dos últimos anos", Williams diz. "Ultimamente, tenho me perguntado se estou pegando leve ou se minha bicicleta ergométrica está velha demais." Ela dá risada. "Mas não, sou eu que não sou mais tão eficiente. Agora entendo melhor minhas pacientes e sou mais empática quando dizem: 'Estou me exercitando tanto quanto possível, mas não vejo diferença na balança'."

Um fator que contribui significativamente para o ganho de peso na menopausa e que muitas pessoas não levam em conta, diz a dra. Lauren Streicher, são as ondas de calor. "O pico de cortisol que ocorre durante as ondas de calor desacelera o metabolismo e torna a perda de peso mais difícil", ela diz. "Um aumento passageiro do cortisol não causa problemas, mas se ele se eleva de maneira crônica e consistente há aumento no nível de açúcar no sangue e no apetite."

"Quando uma mulher vem ao nosso centro e anuncia que ganhou nove quilos desde a menopausa e não consegue perder", continua Streicher, "nossa primeira pergunta é: 'Você tem ondas de calor?'. A segunda é: 'Você está dormindo?'. Porque a falta de sono está associada ao ganho de peso."

Streicher insiste que não é a falta de estrogênio que leva ao ganho de peso na menopausa. "São as ondas de calor, o aumento do cortisol e o sono conturbado que te levam a fazer escolhas alimentares diferentes e te deixam cansada demais para se exercitar. Sou da opinião de que é preciso acabar com as ondas de calor para que haja perda de peso."

Mesmo que você não ganhe peso com a menopausa, provavelmente vai ver uma mudança quanto ao local em que sua gordura corporal se concentra — o que é normal. Como diz o site da NAMS: "Embora a menopausa talvez não esteja diretamente associada ao ganho de peso, ela pode estar relacionada a mudanças na composição do corpo e na distribuição de gordura. Vários estudos demonstraram que a perimenopausa, independente da idade, está associada a maior acúmulo de gordura no abdome e diminuição da massa magra. Isso sugere que a menopausa desempenha um papel na transição de muitas mulheres na meia-idade de um corpo em formato de pera (com quadris e coxas largos) para um corpo em formato de maçã (cintura e barriga largas)".

Enquanto leio isto — imaginando minha bunda se deslocando devagar pelo meu corpo, como um iceberg, para se alojar na minha barriga —, sinto que é uma informação absolutamente libertadora. Os quilos a mais acumulados na região abdominal não são porque você "largou mão" ou porque é "preguiçosa". São pura biologia. São fruto de uma mudança fisiológica. Você pode fazer mil abdominais por dia e a barriguinha talvez teime em continuar ali. (Há pouquíssimos indícios, de qualquer maneira, de que o exercício localizado funcione para queimar gordura localizada.) Isso acontece com a maioria de nós e talvez nunca passe. *E tudo bem.*

Ganhei cerca de cinco quilos na menopausa, que foram direto para a minha barriga — a ponto de nenhuma calça me servir mais, a não ser algumas mais largas, do tipo que deveriam ser usadas para atividade física mas nunca foram. Um ano depois desse ganho de peso, eu ainda não conseguia me enfiar em nenhuma das outras calças. Dizer que elas não me traziam mais alegria é pouco — eu podia senti-las me julgando de dentro do armário. Ligo para Janie Medley — uma influenciadora de moda muito chique e exuberante de Richmond, na Virgínia, que é amada no Instagram por mulheres na menopausa — e pergunto o que fazer.

"Doe tudo", ela diz na mesma hora. "Já faz um ano. Comece do zero! Acrescente cor! Aceite o que você tem e trabalhe com isso." Medley, que está na faixa dos sessenta, me conta que também ganhou peso na região abdominal durante a menopausa — e que ele nunca foi embora. "Antes eu usava 38 ou 40, hoje uso 44 ou 46", ela diz. "Não presto atenção no número. Quem sabe qual é, além de você? Quem repara nele, além de você?"

A dica número 1 de Medley para suas seguidoras é comprar roupas de tamanho maior e ajustá-las. "Conforme a gente envelhece, precisa mais e mais de uma boa costureira", ela diz. "Assim suas roupas parecem mais caras, como se tivessem sido feitas sob medida."

Seu peso pode não voltar a baixar, mas há inúmeros benefícios na atividade física regular. A massa magra diminui com a idade e com a perda de estrogênio, de acordo com a dra. Makeba Williams, "mas as células musculares são muito mais eficientes na queima de calorias que as células de gordura, por isso é importante aumentar a massa magra". Mulheres com mais de cinquenta também precisam de massa magra para estabilizar as articulações e manter a força óssea. Atividade física regular ajuda nesse sentido.

Se você não anda se movimentando — o que acontece com muita frequência na meia-idade, quando estamos sempre trabalhando ou cuidando dos outros —, faça o seu máximo para mudar isso. "Parei de me exercitar quando tive filhos", diz minha amiga Kathy. "Agora que a mais nova já está na faculdade, venho tentando ser mais ativa. Faço jardinagem, porque tenho um impulso insano de me manter sempre produtiva, e ouço um podcast para não ficar pensando a respeito enquanto recolho gravetos ou sei lá o quê. Parece que, quanto mais me exercito, mais energia tenho. Acho que agora, aos cinquenta, tenho mais energia que aos vinte, provavelmente porque naquela época eu estava sempre de ressaca. Ainda assim, é uma boa surpresa."

Faça atividades de fortalecimento muscular para aumentar a massa magra, como musculação ou flexão de braço, pelo menos duas vezes na semana, sugere Camille Moreno, do Centro Médico da Universidade Duke.

A atividade física regular é como uma pílula mágica. Ajuda a combater osteoporose, diabetes e doenças cardíacas.[9] Melhora o humor, aumentando os chamados hormônios da felicidade, como a serotonina, e ajuda a dormir. O Departamento de Saúde dos Estados Unidos recomenda de 2,5 a cinco horas[10] por semana de atividade aeróbica de moderada a intensa. E você não precisa treinar para um triatlo: basta fazer uma caminhada acelerada. Leve uma amiga com você! Leve o cachorro!

Aliás, foi demonstrado que quem tem cachorro tem maior probabilidade de atender à recomendação-padrão para atividade física do que quem não tem — o que ficou conhecido no âmbito da pesquisa como o "efeito Lassie", pelos benefícios de se levar o cachorro para passear regularmente.[11] "Eu mesma não tenho motivação", diz minha vizinha Tracey, "mas saio na hora se meu cachorro deitar no chão e olhar para mim como quem me acusa."

Quanto à alimentação, a nutricionista Christy Brissette, de Chicago, oferece o tipo de conselho sensato que esperaríamos de alguém na sua posição: coma com atenção, em vez de distraída, e capriche nos vegetais. Prefira carboidratos complexos, de digestão lenta, que não causam picos de insulina (o que leva ao acúmulo de gordura extra, sobretudo na região da barriga), e inclua proteína em todas as refeições, o que ajuda a manter os músculos que você já tem. Evite fazer dieta a todo custo, Brissette recomenda. "Pesquisas mostram que dietas restritivas não apenas levam a aumento de peso depois como principalmente em forma de gordura abdominal."

Um relatório de 2021 publicado no periódico *Critical Reviews in Food Science and Nutrition*[12] recomenda que os médicos prescrevam a dieta mediterrânea para mulheres na menopausa que ganharam peso. Não faço dieta e não escrevo sobre elas, e fico feliz que nossa cultura esteja finalmente reconhecendo que, para a maioria das pessoas, elas não funcionam. A dieta mediterrânea, no entanto, não é tanto uma "dieta" no sentido restritivo; funciona mais como um plano alimentar saudável baseado em vegetais. Ela foi introduzida nos anos 1950, quando se percebeu que nos países mediterrâneos, como a Grécia, a expectativa de vida era maior e a incidência de doenças cardíacas menor. Amada por nutricionistas, se caracteriza por alimentos com propriedades antioxidantes e anti-inflamatórias, incluindo vegetais, frutas, gorduras boas, como azeite extravirgem, oleaginosas, vinho tinto e cereais integrais. "Há muitos indícios de que a dieta mediterrânea age tanto no controle do peso quanto na menopausa em si", os pesquisadores escrevem.

E não apenas isso, diz a dra. Pauline Maki, da Universidade de Illinois em Chicago, "mas há dados confiáveis demonstrando que a dieta mediterrânea diminui o risco de Alzheimer. Imagine só: uma dieta que um estudo amplo e randomizado demonstrou que diminui o risco de um tipo de demência de que todos temos medo".

Isso não significa que você precisa se ater cem por cento à dieta mediterrânea, Maki acrescenta. É possível fazer substituições, como trocar manteiga por azeite e os lanchinhos de sempre por homus e cenoura.

E não, comidas específicas não "equilibram" os hormônios, não importa o que as pessoas digam nas redes sociais ou em vários livros de receitas. Como a ginecologista e obstetra Jen Gunter, autora de *The Menopause Manifesto*,[13] escreveu no *The New York Times*, a ideia de que hormônios reprodutivos precisam estar "em equilíbrio" é "um mito moderno comum em consultórios ginecológicos de toda a América do Norte". Os níveis hormonais de uma mulher, ela relembra, "mudam não apenas dia a dia, mas muitas vezes hora a hora". Portanto, não há como "equilibrá-los".

Vale a pena reduzir o sal também. Como mencionei antes, o declínio no estrogênio depois da menopausa aumenta o desenvolvimento de pressão alta;[14] diminuir o sal pode atenuar esse risco. Sal tampouco é bom para os ossos: um estudo coreano de 2018[15] descobriu uma associação entre alta ingestão de sódio e massa óssea baixa em mulheres na menopausa. A Associação Americana do Coração recomenda[16] 1500 mg ou menos ao dia (embora esse número não se aplique a pessoas que suam muito; portanto, se por acaso você é atleta profissional, trabalha em uma fundição ou é bombeiro, pode precisar de mais).

Alguns dias depois de ter falado com minhas irmãs sobre cabelo, Heather me liga. "Tá, é meio esquisito", ela diz. "Eu estava olhando a pele das costas da minha mão direita e tem um padrão estranho nela."

Deixo a chaleira de lado. É melhor me concentrar. "Que tipo de padrão?"

"Parece que tem uma estampa hexagonal na minha mão. Como se eu tivesse apoiado em uma almofada ou coisa do tipo e ficado a marca. Mas não tenho nenhuma almofada ou o que quer que seja com esse padrão hexagonal. Nem a colcha nem nada. É como se eu tivesse, sei lá, me apoiado em um favo de mel. O que pode ser?"

Fico intrigada. Peço que ela espere quinze minutos e ligue de volta para dizer se o padrão desapareceu. Enquanto isso, procuro "mão favo de mel" no Google e me arrependo na hora. Sou levada a um problema de pele obscuro com fotos um tanto perturbadoras.

Heather me liga de volta assim que termino de tomar o chá. "Continua igual", ela diz. "Nas costas da minha mão."

"Qual mão?", pergunto, muito embora não saiba por que isso seria relevante. Ela diz que na esquerda.

"E a direita?"

"Acabei de decidir não olhar mais para as minhas mãos", Heather diz, e fica em silêncio por um minuto. "Agora que você me fez olhar, a direita também tem. Merda."

"Vou investigar", digo, e peço que me mande uma foto.

"Sinceramente, agora que estou prestando atenção, nem

me incomoda mais", Heather fala. "Já estou meio que aceitando. É como é."

"Talvez não seja como é", digo, voltando a encher a xícara de chá.

"Quer ouvir algo bizarro?", Heather pergunta.

Quem diria não?

"Quando o papai fez a cirurgia no joelho no mês passado, ele me mostrou a perna, e estava tão inchada que não tinha nenhuma ruguinha. E eu fiquei com inveja! Falei: 'Pai, você não está amando essa perna? Parece de bebê'."

"Estou olhando a foto agora. Não é nada de mais. Sua pele só está seca."

Embora eu não tivesse notado aqueles padrões hexagonais no meu corpo, a mudança mais dramática na minha aparência durante a menopausa sem dúvida fora na pele. Ao longo de poucos anos, ela passou de razoavelmente elástica a ressecada, sensível, coberta de espinhas e flácida.

O estrogênio influencia a produção de colágeno,[17] uma proteína estrutural importante da pele que ajuda a manter sua firmeza, elasticidade e hidratação e a curar feridas. Estima-se que 30% do colágeno dérmico[18] seja perdido nos primeiros cinco anos da menopausa; depois disso, ele continua a cair cerca de 2% ao ano, enquanto a espessura da pele cai cerca de 1% ao ano. "Se isso fizer você se sentir melhor", diz Corey L. Hartman, professor clínico assistente de dermatologia da Escola de Medicina da Universidade do Alabama, "saiba que todo mundo perde colágeno o tempo todo."

A queda de estrogênio, e a queda subsequente de colágeno, deixam a pele sujeita a afinamento, secura, sensibilidade e perda de vigor. "Nossa pele perde a firmeza e começa a cair", segundo o site da Academia Americana de Dermatologia (AAD). "Uma papada aparece.[19] Rugas permanentes se estendem da ponta do nariz aos cantos da boca. Rugas que costumavam aparecer apenas ao sorrir ou fazer cara feia se tornam permanentes." E por fim: "A *ponta do nariz cai* [itálico meu]".

Durante a perimenopausa e a menopausa, você pode ser abençoada com acne e rugas ao mesmo tempo, como eu fui, quando as espinhas começaram a se acumular nas marcas cada vez mais profundas dos lados da minha boca (que cirurgiões plásticos assombrosamente chamam de "parênteses" ou "linhas de marionete").

Por volta dos cinquenta anos, o pH da pele muda, de acordo com a AAD. Conforme ele cai, a capacidade das células de defender a pele diminui. Assim, ela se torna mais fraca e sensível. Se você já tem alguma condição dermatológica, como rosácea ou eczema, ela pode piorar.

O nível de colágeno não é o único que cai com a idade: isso também acontece com a elastina, outra proteína que, como entrega o nome, dá à pele sua resiliência e elasticidade. A pele fica caída. Criei uma papada e uma espécie de barbela — uma aba longitudinal de pele que pende sob a mandíbula de muitos vertebrados. Fiquei muito chateada, porque de repente eu parecia completamente rígida, a despeito de toda a minha energia interna e do meu otimismo.

Puxei essa joie de vivre interna da minha mãe. Ela venceu um concurso de beleza no Alabama e aos oitenta... eu estava prestes a escrever "ainda é linda", mas me lembrei da modelo Paulina Porizkova denunciando o uso de "ainda".

Porizkova nasceu em 1965 e não tem papas na língua quando se trata de falar de como a sociedade joga as mulheres para escanteio à medida que envelhecem. Ela incentiva as mulheres a levantarem a voz e não se permitirem ser invisibilizadas. No seu perfil no Instagram, Porizkova chamou a atenção dos homens que lhe escrevem regularmente dizendo que ela "ainda" é linda, "ainda" é atraente, que eles "ainda" a chamariam para sair. "Podemos, por favor, parar com essa história de 'ainda'?",[20] ela escreveu, em referência aos comentários notavelmente etaristas. "Esse 'ainda' é como um 'mas'. O primeiro estraga um elogio, o outro estraga um pedido de desculpas. A palavra 'ainda' nesse sentido conota surpresa por alguém não ser o que você supôs. E o que seria isso, neste caso? Não ser mais bonita? Quantas vezes a gente ouve alguém dizer: 'Você ainda é inteligente. Ainda é talentosa'. Não com muita frequência. Da próxima vez que estiver tentado a escrever 'ainda'", conclui Porizkova, "espere um momento e não faça isso."

Ela tem razão. O etàrismo, sobretudo quando aliado ao machismo, é insidioso e implacável. Mesmo enfrentando o etarismo pessoalmente, às vezes não percebo o quanto o internalizei — o quanto ele está embrenhado na minha percepção e linguagem, e estou trabalhando para mudar isso.

Embora Porizkova esteja querendo dizer que as mulheres não devem ser desprezadas por ousar envelhecer, como ela costuma dizer, ainda não cheguei a esse ponto (o que ela já disse que entende também). Quero que meu rosto reflita a vibração que sinto por dentro. Como Kathy, tenho mais energia agora do que tinha aos vinte, quando estava sempre de ressaca.

Por muitos anos, escrevi sobre pele para a *Vogue* e entrevistei inúmeros dermatologistas. Peço a ajuda deles para elaborar um plano de ação.

Em primeiro lugar, prepare-se para alterar sua rotina de cuidados com a pele, diz o dr. Corey L. Hartman. Conto a ele que, quando entrei na perimenopausa, os produtos com que eu estava acostumada, incluindo o hidratante, pareciam não ser absorvidos. Durante a perimenopausa, a renovação celular diminui — e minha pele formou uma camada seca e endurecida que nada era capaz de penetrar. "Um dos maiores equívocos que as pessoas cometem é usar a mesma coisa a vida toda", Hartman explica. Quando a menopausa chega, "as pacientes me dizem: 'Não entendo, não fiz nada de diferente'. Bom, isso é parte do problema".

....

"Depois da menopausa, seus hormônios mudam, sua silhueta muda. Sua barriga fica maior. Faço um trabalho constante para amar essa parte do meu corpo. É muito difícil. Quando digo algo negativo sobre mim mesma, como ensinei minhas filhas a não fazer isso, elas perguntam: 'Por que está fazendo o que falou pra gente não fazer?'. Envelhecer nos ensina de maneira muito, muito íntima a se amar, porque não há como impedir o envelhecimento. Ele vai acontecer."[21]

Andie MacDowell

....

Em seguida, fui visitar Shereene Idriss, instrutora clínica de dermatologia na Escola de Medicina Icahn, no Mount Sinai. Sua clínica, a Idriss Dermatology, tem vista para o Bryant Park e reflete a personalidade exuberante que fez dela uma estrela das redes sociais. Tem chicletes coloridos e bombons em potes de vidro na sala de espera, além de obras de arte da própria dra. Idriss e uma placa de neon dizendo PASSE A PORCARIA DO PROTETOR DO SOLAR adornando as paredes. Uma oliveira faz menção à sua ascendência libanesa.

Ela entra na sala com o cabelo preso em um rabo de cavalo brilhante e usando uma calça simples, tênis dourados e avental branco e inicia seu tutorial sobre a pele na menopausa. Além da produção de colágeno, a dra. Idriss me diz enquanto caminha pela sala, a queda no nível de estrogênio também tem um impacto no estoque de ceramidas, ácidos graxos essenciais para manter as células da pele intactas e ajudar a manter a barreira que retém a hidratação. O nível de ácido hialurônico — uma molécula que dá estrutura e elasticidade à pele — também cai.

Então como restaurar a umidade e elasticidade?

Dê adeus aos sabonetes de limpeza profunda. "Eles podem deixar a pele ainda mais seca e acabar com a barreira cutânea", diz Idriss. "Opte por sabonetes mais cremosos e densos." Evite produtos com fragrância e tome banho morno em vez de quente, porque a temperatura alta elimina os óleos naturais da pele. Para uma limpeza suave do corpo, Idriss e muitos outros dermatologistas adoram as loções de limpeza da Cetaphil; ela também recomenda a loção de limpeza nutritiva com aveia da Aveeno, que não tem cheiro. O sabonete em barra para pele sensível da Dove também tem boa aceitação entre os médicos, como Joshua Zeichner, dermatologista de Nova York.

Acrescente retinol à sua rotina de cuidado com a pele. Esse é o momento de procurar ingredientes biologicamente ativos para sua pele, em vez daqueles que simplesmente hidratam. Ponha seus produtos para trabalhar! Se você ainda não usa retinol, saiba que nunca é tarde. Derivado da vitamina A,[22] o retinol acelera a renovação celular (que dá brilho e reduz as manchas de sol) e ajuda sua pele a aumentar a produção de colágeno. "O retinol é importantíssimo, claro, mas o problema é que, em mulheres na menopausa, o estoque de colágeno já está meio que no fim, por isso o retinol às vezes provoca irritação", diz Idriss. Se você nunca usou retinol, comece devagar. Aplique duas vezes por semana, à noite, e um hidratante em seguida. E procure por produtos com ingredientes calmantes, como glicerina. "Se mesmo assim provocar irritação", diz Idriss, "opte por cremes com abundância de peptídeos."

Se sua pele der conta, a dra. Alexiades recomenda tretinoína, um medicamento controlado que é uma versão mais forte de retinol. "Quando você para de ovular, a pele não recebe mais o reforço mensal de uma bela camada vascular, rica em nutrientes. Com menos nutrientes, a epiderme começa a afinar", diz a eminente dermatologista, que tem três diplomas de Harvard, quando a visito no seu consultório elegante no Upper East Side. "Recomendo ingredientes que compensam a falta dos efeitos do estrogênio. Para quem não tem pele sensível, os retinoides estimulam a produção de vasos sanguíneos na pele."

Fortaleça sua barreira cutânea. A parte mais externa da epiderme, a barreira cutânea, mantém a umidade dentro e as ameaças ambientais fora. Fortaleça-a com um hidratante com ingredientes como a ceramida mencionada pela dra. Idriss. Uma pesquisa demonstrou que a pele rica em melanina tem nível mais baixo de ceramidas,[23] por isso durante a menopausa a pele escura apresenta mais tendência a ressecamento e formação de manchas cinza.

Para as ceramidas, dois produtos foram mencionados de maneira recorrente pelos dermatologistas que consultei ao longo dos anos: o creme reparador de hidratação intensa e alívio para a pele da Aveeno e o creme hidratante da CeraVe.

A bruma facial é sua amiga. Segundo Idriss, borrifar a pele é bom tanto para a hidratação quanto para as ondas de calor. "Mas usar apenas água pode desidratar, o que é até contraintuitivo, se a água simplesmente ficar lá no seu rosto",

Idriss explica, fazendo um intervalo no seu tutorial particular para abrir um armariozinho cheio de biscoitos e me oferecer um pacote. "É melhor misturar água com um pouco de glicerina e até água de rosas para ajudar com a inflamação, e colocar em um desses vaporizadores faciais que são fáceis de encontrar em lojas on-line. Esses vaporizadores são ótimos para deixar na bolsa ou na gaveta do trabalho, assim você pode usar algumas vezes ao longo do dia." A bruma hidratante facial com glicerina e água de rosas da Heritage Store tem um bom preço, um cheiro delicioso, hidrata e controla minhas ondas de calor durante a noite. Tenho sempre uma na mesa de cabeceira.

Trate a pele do corpo com um cuidado especial. A pele do corpo todo fica mais fina, mais frágil e mais carente de nutrientes, por isso "trate a pele do seu corpo com cautela, quase como se você tivesse eczema", diz Idriss. "E certifique-se de se hidratar com um produto grosso e rico em nutrientes."

Muitos dermatologistas também recomendam óleo de coco virgem ou extravirgem para o corpo (em que a polpa do coco é prensada a frio, enquanto no óleo de coco convencional, mais processado, usa-se a polpa seca). Ele é rico em ácidos graxos benéficos,[24] como o ácido láurico, que é antibacteriano e protege a pele frágil, e o ácido linoleico, que possibilita uma hidratação intensa. Eu experimentei e agora sempre tenho um pote no banheiro — é nutritivo, penetra a pele, tem um aroma delicado e dá brilho, porque reflete a luz sutilmente.

Compense a perda de colágeno com peptídeos. Peptídeos são cadeias curtas de aminoácidos[25] que podem ser absorvidos pela pele, melhorando seu tom, sua textura e sua firmeza. "Eles impulsionam o colágeno e a elastina e em geral não provocam irritação", diz Alexiades. Ela recomenda o hidratante regenerador com peptídeos e colágeno da Olay; eu me junto ao coro de dermatologistas que ama o creme noturno renovador rico em peptídeos da CeraVe. É o que penetra minha pele de lagarto e a restaura com mais eficiência, e dá para comprar em qualquer farmácia.

Intensifique a hidratação com ácido hialurônico. Produzido naturalmente pelo corpo, o ácido hialurônico tem a capacidade de reter até mil vezes seu peso em água. É a maneira ideal, segundo Alexiades, de repor a umidade e reduzir as linhas de expressão. Não se assuste com a palavra "ácido" — este é um ingrediente curativo[26] que já se provou que em doses maiores acelera a cicatrização de feridas.

A acne pode durar um bom tempo na menopausa, por isso é melhor tratá-la. Muitas mulheres relatam um surto de espinhas na pele agora seca, principalmente na região do queixo (como eu) e do maxilar. Embora a oleosidade diminua na transição para a menopausa, o dr. Hartman explica, "a instabilidade hormonal pode piorar a acne, o que parece uma terrível ironia, considerando que é a oleosidade que faz a acne aparecer".

Trate a acne com cuidado, Hartman recomenda. Para começar, deixe de lado os cremes da adolescência. "Nem toda acne é tratada da mesma maneira", ele diz. "A pele adolescente tem muita oleosidade e tolera facilmente produtos mais fortes, que provocarão efeitos colaterais em mulheres na menopausa."

Procure por produtos que tratem a acne em peles sensíveis, como o creme de tratamento Effaclar Duo Dual Action, da La Roche-Posay, que usa lipo-hidroxiácido (LHA) para desentupir os poros, não tem cheiro e ainda conta com glicerina, que acalma a pele. **E, sim, passe a porcaria do protetor solar.** Ao longo dos anos, falei com mais de uma centena de dermatologistas e todos concordam que, se uma fonte da juventude existisse, ela jorraria protetor solar.

Sem dúvida é o melhor método de manter a pele macia e fresca. A radiação uv do sol quebra diretamente o colágeno,[27] por isso Idriss recomenda usar fator de proteção de 30 a 50 diariamente — sim, no inverno, sim, quando está nublado, e sim, na pele escura. "Todo ser humano precisa passar protetor solar, não importa o tom da pele."

"Nunca é tarde demais para começar", ela insiste, me entregando outro pacote de biscoitos, que eu abro e como na hora. "Proteja a pele que você tem e comece a se preparar para o futuro."

E, se você quiser fazer o dia de uma mulher na menopausa, dê a ela um pote enorme de óleo de coco virgem. Depois da minha conversa com Heather, marcamos de tomar uma sopa em um restaurante que amamos e que fica no meio do caminho entre minha casa e a dela. "Tenho uma surpresa pra você", anuncio cantarolando quando nos encontramos no estacionamento, e aponto para o banco de trás do carro.

Ela me liga no dia seguinte. "Os favos de mel sumiram", diz, radiante.

7. Por que vim aqui mesmo?
A confusão mental é real.
As oscilações de humor também.

Estou fazendo compras no supermercado, onde pareço gastar metade das minhas horas desperta, quando uma mulher de cabelo castanho vem até mim, na seção de produtos de limpeza.

"Jancee!", ela grita. "Como você está?"

Não faço ideia de quem seja. Estampo um sorriso no rosto.

"Ei!", digo, animada. Esse "ei!" não enganaria ninguém no mundo, mas não consigo pensar em mais nada no momento.

"Meu Deus do céu, Jancee, faz um século! Como está o Tom?", ela pergunta. *Merda, ela sabe o nome do meu marido.*

"Ótimo", digo, assentindo depressa demais. *Quem é você? Uma mãe da escola? A mulher que cuida dos meus gatos? Espera, minha dentista? Ela está sempre de máscara.*

A mulher me olha em expectativa. "E a família?", pergunto afinal. *Todo mundo tem algum tipo de família, né?*

Enquanto a mulher misteriosa me conta sobre um dos seus filhos, que está indo para a faculdade, recorro a um truque mental do qual me torno cada vez mais dependente: vou passando letra a letra do alfabeto, na esperança de que desperte a lembrança do nome. A... *Alia? Amanda?*

O lado ruim de ter um nome incomum como o meu é que as pessoas não costumam esquecê-lo. Nasci em uma época em que não havia ultrassom, e meus pais tinham certeza de que eu era menino — sabe-se lá por quê. Tanto que não se deram ao trabalho de escolher um nome de menina. Eu seria o terceiro J. C. da família, James Curtis, como meu pai e meu avô. Quando descobriram que eu era menina, inventaram Jancee na hora.

Como já mencionei, meu pai e meu avô trabalharam a vida toda na JCPenney, por isso J. C. tem poderes místicos entre os Dunn. Meu avô chegou inclusive a receber James Cash Penney (sim, esse era o nome dele) para almoçar em casa. Uma foto desse evento importante — o equivalente a um padre de uma paróquia obscura recebendo a visita do papa — ficou anos pendurada na nossa sala de estar, perto de um busto de bronze do próprio. Tenho uma prima chamada Penny, e adivinha onde ela trabalhou?

A mulher no mercado continua falando. Quando chego ao M, finalmente me dou conta: Mara. Minha vizinha.

"Foi ótimo te ver, Mara!", digo animada, me dirigindo ao caixa.

De acordo com as pesquisas, minha confusão mental não é incomum. Quase um quarto das mulheres[1] na menopausa passa por mudanças nas funções cerebrais, segundo uma revisão de 2022 da *Best Practice & Research Clinical Obstetrics & Gynaecology*. Outros estudos em larga escala[2] com minhas companheiras de menopausa encontraram mudanças consistentes na memória, no aprendizado verbal e na velocidade de processamento.

Embora seja comum, ainda é, para dizer o mínimo,

preocupante. "Com muita frequência", diz Wen Shen, do Johns Hopkins, "uma paciente aparece dizendo que acha que está ficando maluca."

> "Eu ficava muito, muito pra baixo, abatida como nunca. Vinha do nada. E o que eu penso é: 'Bom, você está chegando aos cinquenta, garota. Em algum momento, as coisas vão mudar'. Ainda tenho que ficar de olho. Isso significa falar com a terapeuta quando me sinto assim, fazer coisas para dar uma animada."[3]
>
> Tariji P. Henson

O estrogênio estimula a atividade neural[4] no cérebro — ou seja, quando ele cai, o cérebro é afetado. "Sintomas da menopausa como depressão e ondas de calor são resultado das mudanças biológicas que ocorrem no cérebro, o que as pessoas não entendem", diz Hadine Joffe, de Harvard. "Elas pensam que têm a ver com os ovários. Sempre digo que é o cérebro que está no comando, e que todos esses hormônios têm efeitos em coisas como cognição, humor e enxaqueca."

Até os anos 1990, os pesquisadores não sabiam que hormônios femininos, como estrogênio e progesterona, e hormônios masculinos, como testosterona, "agem no cérebro, fora dos centros reprodutivos". Tanto homens quanto mulheres têm receptores de estrogênio; no caso dos homens, no pênis[5] e no cérebro — quem poderia imaginar?

Quando falo com Pauline Maki, sinto um alívio enorme. Ela confirma que não estou imaginando minha confusão mental — e que provavelmente não será duradoura. "A confusão mental e os problemas de memória são uma experiência normal na menopausa", diz Maki, cujo trabalho se concentra nos efeitos dos hormônios sexuais na cognição, no funcionamento do cérebro e no bem-estar fisiológico da mulher. "É normal, é mensurável e vemos isso com frequência nos nossos estudos."

Maki acompanhou grupos grandes de mulheres na transição para a menopausa e observou uma mudança clara no desempenho cognitivo em determinados testes. Embora nem todo mundo apresente confusão mental, ela se apressa a acrescentar. "Algumas pessoas entram na menopausa sem problemas. Há níveis diferentes de sensibilidade aos hormônios, e acho que isso também se aplica à cognição." Naquelas que têm dificuldade de se lembrar e se concentrar, Maki explica, isso parece começar quando o ciclo menstrual se torna irregular, na perimenopausa.

Conto a ela que, quando não consigo recordar nomes, como aconteceu com Mara, ou quando entro em um cômodo e já não lembro o que fui fazer ali, tenho medo de que seja Alzheimer; por motivos que ainda não estão claros, quase dois terços dos americanos com a doença, de acordo com a Alzheimer's Association, são mulheres. "Sim", Maki diz, "é um medo muito comum. É uma grande preocupação minha também, porque minha avó morreu com Alzheimer."

A boa notícia, ela diz, é que, para "a maioria esmagadora das mulheres, isso não tem nada a ver com Alzheimer". Segundo Maki, o Alzheimer é muito raro na meia-idade. Atenção: de acordo com os médicos, esquecer onde deixou as chaves é normal; mas, se esquecer para que *serve* uma chave, a coisa pode ser mais grave.

Maki apresenta um motivo convincente para não se desesperar com os esquecimentos: "Estudos longitudinais demonstraram que a memória volta na pós-menopausa, que no geral é uma condição temporária". Ela prossegue: "Temos muitos dados confiáveis que sugerem isso. Se fosse mesmo Alzheimer, por que a memória voltaria?".

A neurocientista Lisa Mosconi, diretora da Weill Cornell Women's Brain Initiative, também estuda como a menopausa altera o cérebro feminino. Ela defende que deveríamos olhar para o cérebro como algo ao menos tão impactado pela menopausa quanto os ovários.

Em um estudo de 2021 publicado no periódico *Scientific Reports*,[6] Mosconi e colegas examinaram o cérebro de mulheres em diferentes estágios da menopausa (pré, peri e pós) para investigar os efeitos na massa cinzenta (as células que processam as informações) e na massa branca (as fibras que conectam essas células). Descobriu-se que as mulheres passavam por uma queda no volume de massa cinzenta na região chamada pré-cúneo, que se acredita estar envolvida na memória e na cognição social. A massa branca também diminuiu, assim como o consumo de glucose pelo cérebro, a principal fonte de combustível celular.

No entanto, o cérebro cheio de recursos das mulheres compensou ao menos em parte esses declínios impulsionando o fluxo sanguíneo e produzindo uma molécula chamada ATP, outra fonte de energia celular. Na prática, o cérebro se remodelava por conta da falta de estrogênio. Exames de acompanhamento sugeriram que as mudanças cognitivas não apenas eram temporárias como em geral se revertiam alguns anos depois da entrada na menopausa.

Em outras palavras, você não vai passar o resto da vida se referindo a manteiga como "aquele negócio amarelo que se passa no pão. Espera só um minuto. Está na ponta da minha língua. A gente passa com aquele negócio prateado". Como a dra. Mosconi aponta, o estudo sugeriu "que o cérebro tem a habilidade de encontrar um 'novo normal' depois da menopausa, pelo menos na maioria das mulheres".

Embora a confusão mental enfim passe para a maioria de nós, naquelas que sofrem com ondas de calor, suor noturno e sono ruim, de acordo com Maki, pode não ser o caso. Sua pesquisa apontou uma relação entre quantas ondas de calor uma mulher sente e o desempenho da memória. "Privação crônica de sono, noite após noite, contribui direta ou indiretamente para problemas de memória", diz Maki. "Em algumas mulheres, as ondas de calor duram uma década ou mais, especialmente nas racializadas." Por isso é tão importante, como reforçamos ao longo destas páginas, tratar as ondas de calor se elas chegam ao ponto de interferir no seu sono. O descanso ajuda a memória, de acordo com Maki.

Fico mais tranquila em saber que, com sorte, minha confusão mental vai passar e minha memória vai voltar. Quantas funções fisiológicas são recuperadas depois que as perdemos? É um pequeno milagre.

Às vezes, meu cérebro apaga por mais de um minuto. Uma vez fui ao shopping e esqueci onde havia estacionado. Passei uma hora andando a esmo, com vergonha de pedir ajuda ao segurança — ou talvez só não quisesse ser vista como alguém que não consegue se virar sozinha. Quando finalmente encontrei o carro, estava à beira das lágrimas. (Dica de profissional: tire uma foto do número da vaga com o celular.)

Depressão e oscilações de humor durante a menopausa são relatadas desde o século XIX. Em *The Change of Life in Health and Disease* [Mudanças na vida na saúde e na doença], livro de 1857 sobre a menopausa,[7] o dr. Edward Tilt escreveu sobre "a rabugice e o mau temperamento incomuns, às vezes atingindo a importância de uma insanidade moral. Algumas tornam seus lares antes pacíficos intoleráveis com seu comportamento descontrolado; outras por algum tempo nutrem ódio por antigos objetos de afeição".

O médico acertou em cheio na parte do ódio "por antigos objetos de afeição"; porém foi menos prudente na sua lista de 120 sintomas, que faz nossos 34 parecerem triviais. Entre eles, incluíam-se "furúnculos", "constipação obstinada", "paralisia histérica dos braços", "desmaios repetidos", "hemorroidas sangrando", "queda de todas as unhas" e uma condição misteriosa e que parece terrível a que o dr. Tilt se refere como "pus na evacuação intestinal".

Por sorte, o dr. Tilt tinha uma profusão de remédios no seu arsenal, incluindo ópio, morfina, beladona e acetato de chumbo, um composto tóxico agora usado em inseticidas, no revestimento de metais e como agente secante em vernizes. Ele injetava acetato de chumbo diretamente na vagina das mulheres — que talvez não fosse o melhor lugar para um agente secante industrial —, uma "cura" que devia fazer as mulheres apresentarem "desmaios repetidos" se não fosse o caso até então.

Uma enorme quantidade de pesquisas demonstrou ligação entre as oscilações hormonais nas mulheres e seu humor. Como mencionamos, as mulheres já têm quase o dobro de chances[8] de sofrer de depressão grave, e os hormônios ainda podem piorar isso.

Há três condições de humor principais ligadas aos hormônios, de acordo com Hadine Joffe. A depressão pós-parto, a tensão pré-menstrual (TPM) e a depressão na perimenopausa. Por sorte, não é possível passar pelas três ao mesmo tempo. (Ou será que é? Entro em contato com a dra. Minkin, da

Escola de Medicina de Yale, para confirmar. "É improvável que uma mulher no pós-parto entre na perimenopausa", ela diz, "mas é claro que pode acontecer se ela recebeu óvulos doados.")

Os mesmos hormônios que controlam o ciclo menstrual também agem sobre a serotonina, que é um neurotransmissor, ou um mensageiro químico, que promove as deliciosas sensações de satisfação e felicidade no cérebro. Quando o nível hormonal cai, o nível de serotonina cai também.[9] A irritabilidade e disposição à raiva resultantes evocam a descrição da menopausa de Sandra Tsing Loh[10] que apareceu na *Atlantic*: "Uma mulher pode sentir que a única maneira de continuar existindo por mais dez segundos na sua pele queimando e coçando é entrar gritando no mar — de maneira grandiosa, épica e assustadora".

Para algumas pessoas na transição para a menopausa, o nível de depressão e ansiedade pode subir rapidamente — ainda mais, como demonstram vários estudos importantes, se elas já tiveram um diagnóstico[11] de depressão ou transtorno de ansiedade. "A maioria das mulheres que tem um histórico de depressão vai viver uma recorrência dela durante a transição para a menopausa", diz Maki. "Estamos começando a compreender por que isso acontece e a perceber que a resposta biológica de algumas mulheres ao estresse está fortemente ligada às oscilações hormonais." Se você tem algo do tipo no seu histórico médico, Maki acrescenta, é melhor comunicar em consulta.

A perimenopausa parece ser um momento especialmente suscetível à depressão. Um estudo do SWAN de 2011 descobriu que as mulheres têm de duas a quatro vezes[12] mais chances de passar por um episódio depressivo grave na perimenopausa.

Como os sintomas físicos da menopausa podem ser intensos e avassaladores, muitas vezes os sintomas mentais são ignorados. No entanto, o risco de depressão na perimenopausa é mais elevado mesmo entre mulheres sem histórico da doença. Se os altos e baixos emocionais durante a perimenopausa ou a menopausa estão atrapalhando seu funcionamento diário, marque uma consulta. Na verdade, os especialistas dizem que as mulheres deveriam fazer exames de rotina em busca de sintomas de depressão na perimenopausa, que agora é vista como uma "janela de vulnerabilidade", não muito diferente do pós-parto, para sintomas depressivos.

A dra. Minkin afirma que percebeu que uma dose baixa de drospirenona pode ser útil para tratar a depressão na perimenopausa. É um anticoncepcional hormonal que trata o transtorno disfórico pré-menstrual (TDPM), uma forma de TPM mais severa e que inclui sintomas de depressão e ansiedade.

Como é comum que na meia-idade as mulheres estejam mergulhadas em questões importantes — pais envelhecendo, adolescentes que precisam de atenção, preocupações no trabalho e com dinheiro, problemas de saúde e divórcio —, pode ser difícil separar um episódio depressivo ou um transtorno de ansiedade do estresse da vida normal.

Sinais clássicos do transtorno de ansiedade[13] incluem não conseguir tirar as preocupações da cabeça, sentimentos catastróficos persistentes, ataques de pânico e coração acelerado.

Já a depressão pode se assemelhar a uma tristeza[14] que não passa, ou sentimentos profundos e incessantes de desesperança e vazio. Ela pode se manifestar como uma perda de interesse em atividades que antes te deixavam feliz, mudança nos padrões de sono e alimentação (comer ou dormir mais ou menos que antes) ou em uma falta de energia tão grande que mesmo tarefas mínimas exigem esforço. Se identificar esses sintomas quase todos os dias ao longo de duas ou mais semanas, marque uma consulta.

E seja direta no consultório quanto aos sintomas relacionados à saúde mental, reforça Joffe. "Se tivesse uma urticária, você trataria, certo?", ela diz. "É a mesma coisa aqui."

Não tive depressão grave, mas oscilação de humor é outra história. Em uma loja de brinquedos aonde minha filha adorava ir, comecei a evitar uma prateleira cheia de bichos de pelúcia porque eles me pareciam tão esperançosos que chegava a ser triste — como Corduroy, o ursinho do livro para crianças, que aguardava pacientemente, dia após dia, com os outros animais e bonecos, que alguém o levasse para casa. Eu não conseguia mais olhar para aqueles objetos inanimados sem sentir um nó na garganta. Seu sorriso doce era insuportável. Eu queria levar todos comigo.

E a raiva surgia do nada, como quando gritei "Vai se foder!" para *uma calça* que eu não conseguia abotoar. Minha amiga Shira tem uma história parecida. Ela estava no caixa de uma mercearia lotada, com os braços carregados de compras, quando um homem de repente entrou na sua frente e tentou convencer o funcionário a passar uma banana dele antes. "É rapidinho", insistia.

"Normalmente, eu teria dado de ombros e deixado que ele passasse na minha frente", Shira diz. "Mas alguma coisa na folga dele, na falta de educação, no fato de que simplesmente ignorava as regras do lugar despertou minha fúria. Aquele homem era cada homem que havia tentado entrar na minha frente nos últimos quarenta anos. Fiquei ultrajada e me senti completamente justificada na minha raiva incandescente naquele momento."

Uma discussão acalorada e aos gritos se seguiu. "Quando fui embora com as compras, estava tremendo de raiva e tinha dado um escândalo", ela diz. "Isso não é nem um pouco minha cara. Uns dois quarteirões adiante, quando a adrenalina deixou meu corpo e os batimentos cardíacos desaceleraram, comecei a refletir sobre essa fúria que me acometeu. A loucura da menopausa me assustou um pouco, mas parte de mim também ficou fascinada com ela."

Outra amiga normalmente tranquila deu a maior bronca no marido, o que não era coisa dela, porque ele deixou a louça acumular na pia. Ela gritou com o sujeito e depois atirou a caneca preferida dele no chão, deixando-a em estilhaços. Quando viu a expressão abatida do marido, irrompeu em lágrimas.

Para ser justa com ela, a batalha da louça pode ser especialmente desgastante nos relacionamentos — ao ponto de uma marca ter anunciado planos de fazer produtos "à prova de discussões". Uma pesquisa publicada em 2018 no *Socius*,[15] um periódico da Asociação Sociológica Americana, descobriu que a maneira como os casais dividem a tarefa de lavar a louça pode ser um teste decisivo para seu relacionamento e até prejudicar a vida sexual. Dan Carlson, professor associado de estudos de família e consumo da Universidade de Utah, investigou os hábitos domésticos de pais de renda baixa a média que dividiam as tarefas da casa, como fazer compras, lavar roupa, cozinhar e limpar. Ele e colegas descobriram que as mulheres do estudo que lavavam a maior parte da louça "relataram significativamente mais discordâncias e satisfação mais baixa com o relacionamento e na vida sexual que as mulheres que dividiam a tarefa com o companheiro". A não divisão da louça para lavar, em particular, era a "maior fonte de descontentamento".

> "Tive confusão mental e ansiedade ao ponto de achar que estava ficando maluca. Eu pensava: 'Não estou bem, acho que tenho um tumor no cérebro, ou Alzheimer, ou alguma outra coisa'."[16]
> Davina McCall, apresentadora de TV inglesa

Decidi comparar histórias de oscilação de humor na menopausa em um dos muitos eventos com minha família. Estamos sempre prontos para nos reunir e comer sob o mais ínfimo pretexto. Nesse dia em particular, comemorávamos o fato de a perna esquerda do meu pai estar se recuperando bem da cirurgia para pôr uma prótese no joelho (aquela que despertara inveja em Heather). Se eu tivesse mais tempo para me preparar, teria levado um bolo em formato de joelho.

Em um domingo chuvoso de inverno, minha família inteira — meus pais, minhas duas irmãs mais novas, Dinah e Heather, vários sobrinhos e minha filha — está amontoada na cozinha de Heather, mesmo tendo outros cômodos perfeitamente razoáveis pelos quais poderia se espalhar. Sempre fazemos isso, provavelmente porque é na cozinha que fica a comida.

Estamos em volta de uma tigela enorme de *pico de gallo* e com tortilhas de milho na mão quando pergunto à minha mãe e às minhas irmãs sobre as oscilações de humor na menopausa. Conto sobre a gritaria recente com a calça que se recusou a fechar por cima do meu pneuzinho.

Meu marido parece desconfortável ao pôr uma tigela imensa de guacamole na mesa. Olho nos seus olhos, desafiando-o a sair. *Nem pense nisso*, informo telepaticamente. *Vamos todos falar aberta e casualmente, aqui e agora, sobre esse estágio normal da vida!* Ele molha uma tortilha no guacamole e se senta em um banquinho, relutante.

Dinah pega uma tortilha. "Não sei se tive oscilações de humor, porque perdi o emprego e me divorciei no início da perimenopausa", ela comenta. "É difícil separar as coisas, porque é um período na vida em que tem muita coisa acontecendo."

"Eu me sentia sobrecarregada", Heather fala. "Mas é isso, tinha muita coisa acontecendo comigo também." Quando seus primeiros sintomas apareceram, ela havia acabado de começar a trabalhar como professora de educação especial.

Dinah concorda com a cabeça. "Fiquei triste porque não ia mais poder ter filhos. Não que estivesse nos meus planos, mas ter essa escolha tirada de mim foi meio deprimente. Era o fim, sabe? Se minha vida fosse diferente, provavelmente teria mais filhos."

É a primeira vez que ouço Dinah dizer que queria mais filhos. Eu me aproximo e a abraço.

"Quer saber?", Dinah prossegue. "Nem tudo é ruim. A transição para a menopausa foi um ponto de virada para mim. Pareceu um reinício, de certa maneira. Em relação ao casamento, pensei: 'Pronto, nossas filhas estão mais velhas e não tenho muito mais tempo. Não preciso mais lidar com você'. E me divorciei. Abri minha própria empresa. Voltei a sair com os amigos e a experimentar coisas novas. E percebi que sou mais autossuficiente do que imaginava."

Minha mãe estreita os olhos. "Lembro que meu humor tinha altos e baixos, na maioria baixos. Eu podia ser muito má." Ela se levanta e enche a taça de vinho. "Quando acontecia, seu pai simplesmente ia para outro lugar, porque não dava para me aguentar."

Olho para meu pai, que está claramente considerando se deve confirmar ou negar, e acaba decidindo, diplomaticamente, que talvez seja melhor ficar quieto.

"Tudo que ele fazia me deixava louca", minha mãe prossegue. "Nossa, como eu odiava seu pai!" Ela olha feio para ele diante da recordação. "Odiava, odiava, odiava", insiste, com uma voz cantarolada meio assustadora.

Meu pai finge estar muito interessado nas tortilhas de milho.

A queda dos níveis de estrogênio e progesterona pode mesmo desencadear uma vasta gama de humores.

Esses sentimentos delicados e reativos — que lembram uma TPM contínua — não são coisa da sua cabeça, explica Maki. "As pesquisas demonstram que, no acompanhamento de grupos grandes de mulheres durante a transição para a menopausa, há relatos de sintomas depressivos", ela explica. "Eles não atendem os critérios clínicos para depressão, mas afetam nosso bem-estar. Não nos sentimos tão envolvidas, ficamos um pouco mais para baixo, não demonstramos tanto interesse por atividades que em geral nos atraem. A coisa mais útil que nós, médicos, podemos fazer é normalizar essas experiências e assegurar às mulheres que seu cérebro está mesmo sensível a flutuações no nível de estrogênio, tanto em termos de habilidade cognitiva quanto de humor."

Como no caso dos problemas de memória, Maki deixa claro que muitas mulheres entram na menopausa sem enfrentar questões de saúde mental. "De novo, muitas mulheres ingressam tranquilamente nessa fase e ficam bem", ela afirma. "No entanto, a experiência pode ser muito diferente para mulheres com um histórico de dificuldades." Psicoterapia e terapia cognitivo-comportamental se provaram úteis para as alterações de humor, segundo Joffe.

Sei que fazer terapia não é barato, mas existem opções. Alguns profissionais aceitam cobrar de acordo com o que o paciente pode pagar. Muitas faculdades e universidades com cursos na área da saúde mental oferecem ao público geral sessões com terapeutas em treinamento, com frequência a preços variáveis e acessíveis. Fiz sessões excelentes com estudantes de pós-graduação tão cuidadosos quanto terapeutas de longa data. Clínicas que praticam atendimento social são outra opção.

Grupos de apoio são grátis e podem ser muito úteis. Grupos de Facebook como o Perimenopause WTF?!,[17] que tem mais de 11 mil membros ("sua irmandade na perimenopausa"), são ótimos para conselhos do tipo "já passei por isso" e para um pouco de empatia. Não importa quão singular parece sua experiência, sempre haverá alguém que já passou pela mesma coisa e vai comentar com um "eu também!!". ("Passei o dia inteiro chorando, sem nada em particular que me incomodasse." "Não consigo lembrar o nome dos meus cachorros." "Às vezes parece que tem um monte de pedras na minha cabeça e só umas frestinhas onde posso enfiar outras coisas.")

Finalmente, lembre-se de que, como mencionamos repetidamente ao longo deste livro, o sono ruim exerce impacto direto na depressão e nas oscilações de humor. A NAMS *não* recomenda a terapia hormonal na menopausa[18] em nenhuma idade para prevenir ou tratar um declínio na função cognitiva, embora a libere para tratar ondas de calor e distúrbios no sono, o que pode ter um efeito positivo sobre a memória e a concentração.

"Quando alguém tem ondas de calor que interrompem o sono, isso fica visível no humor", diz Joffe, que insiste que é "muitíssimo importante" cuidar do sono como parte de cuidar do humor. "Não priorizamos o sono", ela diz. "É algo que entendemos como flexível quando deveria ser: 'Não, preciso priorizar isso, é a minha saúde'." (Alguns antidepressivos que demonstraram aliviar sintomas físicos da menopausa também podem ajudar nesse ponto.)

Todos os especialistas que consultei afirmaram que é possível obter melhora na saúde mental com os velhos conhecidos: alimentar-se bem, controlar o estresse e se exercitar regularmente.

....

"Além de todas mudanças hormonais, você não tem mais certeza de quem é e do que deveria se tornar, então fiquei à beira de um colapso nervoso. Não conseguia falar mais alto que um sussurro. Não conseguia comer. Precisava andar muito devagar. Só conseguia ouvir músicas muito tranquilas. Fiquei muito, muito, muito vulnerável."[19]

Jane Fonda

....

A esta altura, todos sabemos que atividade física faz bem para a saúde mental. Uma meta-análise de 25 estudos clínicos randomizados[20] concluiu que a atividade física tem um efeito antidepressivo amplo e significativo em pessoas diagnosticadas com transtorno depressivo grave.

A verdade é que pode ser difícil encaixar o exercício na rotina. Eu me sinto um pouco melhor desde que o redefini mentalmente como "movimento" depois de ler *A alegria do movimento*, da dra. Kelly McGonigal. A mensagem da professora da Universidade Stanford é que a atividade física contribui para a felicidade humana. Ela sugere considerar uma vitória sempre que você se levanta e move o corpo com propósito e alegria. "Toda a nossa fisiologia foi projetada para nos recompensar pelo movimento",[21] McGonigal escreve. "Se estivermos dispostos a nos mover, nosso cérebro orquestrará prazer."

Ela aconselha a não pensar no exercício como uma coisa chata para queimar calorias e não se concentrar em atingir metas na academia. Em vez disso, é melhor começar respondendo a algumas perguntas simples: O que te dá alegria? Como você gostava de se movimentar quando criança? Que movimento você faria só porque é divertido, mesmo que não trouxesse resultados? E depois: É possível aliar movimento a coisas que já te trazem alegria? Esse é um dos truques motivacionais mais antigos, mas funciona: crie entusiasmo por algo que você *não* quer fazer aliando-o a algo que você está animado para fazer.

Esse método, conhecido como "empacotamento de tentação",[22] foi descrito em um estudo de 2014 publicado no periódico *Management Science*. O empacotamento de tentação emparelha vontades com gratificação instantânea, como verificar as redes sociais ou assistir a reality shows com obrigações, como declarar o imposto de renda, que "representam benefícios no longo prazo, mas exigem força de vontade". Os sujeitos do estudo que receberam iPods com audiobooks que podiam ouvir apenas na academia treinavam 51% mais que aqueles sem o aparelho. Eles ficavam tão animados que, mesmo após o término do estudo, três quintos deles afirmaram que pagariam do próprio bolso por audiobooks que só pudessem ouvir na academia.

Você pode telefonar para alguém que adora e com quem não fala há um tempo para conversar enquanto dá uma volta? Se gosta de música, talvez possa caminhar enquanto ouve o New Music Friday, no Spotify. (Um estudo de 2022 publicado no periódico *Menopause* descobriu que mulheres na menopausa que ouvem música[23] como forma de terapia tiveram uma "redução significativa" nos sintomas depressivos.)

Eu mesma recorro aos estudos para me subornar, me permitindo ouvir meus amados podcasts de crime só quando caminho rápido por uma hora. Cada episódio termina com um gancho, por isso mal posso esperar para sair e caminhar de novo, nem que seja apenas para descobrir se o assassino era o vizinho esquisitão ou o diretor do coral cujos modos educados não convenciam ninguém.

Também me matriculei na ACM local para nadar, algo que gostava de fazer quando era criança. Por coincidência, na mesma unidade que eu frequentava na infância. Depois de passar vinte anos morando no Brooklyn, voltei recentemente a Nova Jersey para ficar perto da família — e encontrei uma casa a cinco minutos da cidade onde cresci, uma experiência que tem sido um tanto surreal. Uma tarde, a caminho da ACM, peguei uma jaqueta jeans da época em que Reagan era presidente que meus pais haviam encontrado no sótão em uma das suas arrumações periódicas. (Como minha mãe explica: "Não queremos deixar vocês com um monte de tralha quando não estivermos mais aqui".)

No carro, liguei o rádio e estava tocando Wham! — agora em uma estação de músicas antigas, percebi com um calafrio. Enquanto dirigia, com minha jaqueta antiga, cantando junto com George Michael, passei pelo Burger King onde trabalhei na adolescência (o piso era tão engordurado e polvilhado de gergelim que éramos instruídos pelo gerente também adolescente a deslizar em vez de andar). Mais adiante, passei pelo Hair We Are, o cabeleireiro em que eu retocava a permanente quando começava a abaixar no meio.

Se, além de natação, eu fizesse a aula de jazz que a ACM ainda oferecia, depois de muitas, muitas décadas, minha viagem de volta aos anos 1980 estaria completa.

Outras maneiras cientificamente comprovadas de melhorar o humor com o movimento, McGonigal escreve, é se exercitar ao ar livre, ao som de música, brincando ou competindo, por exemplo através de um esporte ou jogo, ou ainda junto com outras pessoas. Minha família inteira ama um instrutor do YouTube chamado Keoni Tamayo, que mora em Manila. Ele conduz exercícios divertidos e de baixo impacto com a mãe sorridente enquanto seus gatos entram e saem da tela.

Se você estiver apresentando confusão mental depois da leitura deste capítulo, repito, mais uma vez, que isso provavelmente é temporário. "Os dados mostram que as oscilações de humor melhoram com o tempo", assegura Joffe. E se você tratar sua condição com antidepressivos ou outros métodos, ela acrescenta, são grandes as chances de que não precise fazer isso a vida toda.

Enquanto isso, vá em busca de ajuda se precisar. Se estiver com dificuldades, permita-se procurar apoio. Vou continuar insistindo: os dias de sofrer em silêncio chegaram ao fim.

8. Os monólogos da vagina seca

Fazer sexo não deveria doer.
Nem sentar. Nem andar.

"É por isso eu que fico puta", a dra. Maria Uloko desabafa. Ela é professora assistente de urologia da Escola de Medicina da UC San Diego, além de urologista especializada em disfunção sexual feminina e menopausa. Uloko está me contando de uma paciente com sintomas do que antes era conhecido como atrofia vulvovaginal. Em 2014, a condição foi renomeada como SGM,[1] um nome menos deprimente que lembra um pouco um carro esportivo, mas é abreviação de síndrome geniturinária da menopausa.

A SGM atinge um grande número de mulheres na pós-menopausa[2] — estima-se que de 50% a 70%. Trata-se de uma condição crônica que afeta a vulva, a vagina e o trato urinário e tem um impacto enorme na qualidade de vida. A paciente de Uloko, uma pianista e compositora de sessenta anos, "não conseguia se sentar sem dor e irritação até que veio a nós em busca de tratamento", ela conta. "Este era o seu único objetivo: conseguir se sentar confortavelmente. Acredita? A mulher conviveu com essa condição por vinte anos."

Conforme a "puberdade reversa" faz o nível de estrogênio cair, a pele que se torna notavelmente menos flexível, mais seca e mais sensível[3] inclui os tecidos da vagina, da vulva e do trato urinário. O estrogênio ajuda a manter a saúde desses tecidos com fluxo sanguíneo, umidade, função muscular e elasticidade. Assim, não apenas o sexo se torna dolorido conforme essa área fica mais frágil como também, com frequência, coisas como... usar calça jeans. Ou andar. Ou se limpar com papel higiênico. Ou se sentar.

"Entro no consultório e tem uma paciente de pé, porque seu desconforto é tão grande que ela não consegue nem se sentar", diz a dra. Makeba Williams, da Universidade de Washington em St. Louis. "Tenho pacientes que nunca vi de calça."

A lista de sintomas da SGM é longa: secura vaginal, coceira ou queimação, secreção aumentada e dor pélvica. Sem estrogênio, as paredes da uretra também ficam mais fracas e finas, o que reduz suas defesas contra bactérias e aumenta o risco de infecções do trato urinário. Quando a vagina e a bexiga estão secas, diz Mary Jane Minkin, da Escola de Medicina de Yale, "bactérias piores se acumulam na vagina e, com as paredes da bexiga mais penetráveis, algumas mulheres têm sua primeira infecção urinária ao entrar na menopausa".

Esses sintomas, de acordo com um resumo da SGM publicado no periódico médico *Cureus*,[4] "raramente se resolvem de forma espontânea, e na maioria dos casos se agravam se não forem tratados". No entanto, muitas mulheres não têm ideia de que a SGM pode ser tratada. Em um estudo internacional de 2010 intitulado "Vozes das mulheres na menopausa", mais de metade das participantes norte-americanas não sabia que havia tratamento disponível para desconforto vaginal relacionado à menopausa. "Até hoje, a SGM permanece extremamente subdiagnosticada, apesar da alta prevalência", afirma a revisão do *Cureus*, "em grande parte pela relutância entre as mulheres a procurar ajuda, em virtude de constrangimento ou como resultado de uma tendência entre muitas a considerar isso algo natural do envelhecimento."

O efeito da SGM no trato urinário muitas vezes inclui incontinência ou necessidade de urinar mais frequente. No geral, as mulheres têm uma tendência muito maior a episódios de escape de urina[5] que os homens, segundo o *Menopause Guidebook*, da NAMS, possivelmente porque a uretra é muito mais curta nelas — e a menopausa as encurta ainda mais.

Quando entrei na menopausa, minha uretra, que admito que nunca medi, pareceu encolher até chegar a um milímetro.

Uma garota nunca esquece a primeira vez que faz xixi na calça.

Cerca de dois anos atrás, eu precisava estar sempre perto de um banheiro. Sempre que saía de casa, procurava as opções, preocupada, como fazia quando minha filha era pequena. No minuto em que sentia vontade, precisava sair correndo ou acabaria fazendo xixi na calça. Eu me familiarizei com cada banheiro nojento de posto de gasolina, farmácia e mercado num raio de trinta quilômetros da minha cidade. Mais de uma vez, tive que parar na estrada para mijar no mato.

Num dia quente de primavera, eu tinha acabado de voltar do supermercado — de onde mais? Quando não estava lá, era porque tinha acabado de voltar ou estava me preparando para ir. Bom, eu saracoteava nos degraus da frente de casa, com um sacola de compras na mão, enquanto com a outra revirava a bolsa, porque estava morrendo de vontade de fazer xixi. Cadê a chave?

Verifiquei receosa se não tinha nenhum vizinho de olho.

Onde a porcaria da chave estava? De repente — sush! — um rio de urina escorreu pela minha perna. Consegui abrir a porta afinal, tomei um banho, lavei os degraus da frente com a mangueira e não comentei nada com ninguém.

Se você, como eu, está sempre correndo para ir ao banheiro, talvez seja reconfortante saber que, embora não falemos muito a respeito, somos uma legião: as pesquisas demonstram que a incontinência urinária afeta mais de metade das mulheres na menopausa.

A sgm também tem impacto direto na sua vida sexual. O tecido vaginal mais fino pode rasgar e sangrar durante o sexo, fazendo as mulheres evitá-lo, o que é compreensível. Durante a penetração, você pode sentir como se cacos de vidro arranhassem sua vagina, o que não dá exatamente tesão. A secreção vaginal também tende a diminuir, e em consequência a lubrificação.

Uloko é especializada no tratamento do que é conhecido como transtorno da dor gênito-pélvica/penetração (dgpp). Como ela e a dra. Rachel Rubin escrevem em um estudo de 2021 no periódico *Urologic Clinics of North America*, o dgpp é definido como pelo menos seis meses de dor pélvica ou vulvovaginal durante o sexo com penetração, medo ou ansiedade em relação a essa dor antes da penetração e tensão ou contração exacerbados dos músculos do assoalho pélvico durante a penetração. Esse ciclo de dor, elas escrevem, pega as mulheres de surpresa, reduzindo a qualidade de vida e acabando com a autoestima. Também leva a "medo e hipervigilância em situações sexuais ou evitação completa delas".[6]

A parte da hipervigilância eu conheço bem. Na época do escape desenfreado que mencionei, comecei a sentir dor durante o sexo — muita dor. Parecia que eu estava sendo esfoliada por dentro. Naquele tempo, eu não fazia ideia que o

DGPP existia. Simplesmente acreditei que devia ser alguma infecção — até porque a área estava irritada e coçando — e fui à farmácia comprar uma pomada.

> "As pessoas se equivocam ao pensar que [a menopausa] é quando a mulher deixa de ser sexy. A ideia de conferir um prazo de validade a tudo com base na nossa capacidade de gerar bebês ou não é muito injusta. Não deveria nos definir como mulheres. Por muito tempo, o conceito de beleza em uma mulher esteve totalmente baseado na juventude. E o que eu penso: 'Foda-se isso'."[7]
>
> Salma Hayek

Uma semana depois, tentamos de novo. Ai: foi ainda mais dolorido. O fato de que eu me retraía e fazia careta não era exatamente afrodisíaco para Tom.

Enquanto nossa vida sexual definhava, eu queria acreditar que, com o passar dos meses, a dor de alguma maneira se resolveria sozinha. Comecei a evitar Tom. Ia para a cama mais cedo e quando o ouvia subindo as escadas — droga, ele está vindo — apagava a luz depressa, enfiava meu livro debaixo da cama e fingia estar dormindo. Até respirava mais pesado, embora não pesado demais, de um jeito que eu achava bem realista.

Os orgasmos se tornaram uma lembrança distante. Isso também é perturbadoramente comum. "Uma paciente chegou dizendo que havia perdido o orgasmo", diz Rachel Rubin, do hospital da Universidade Georgetown. "Ela falou: 'Eu via cores quando tinha um orgasmo, e agora não sinto mais isso'. E eu falei: 'Bom, se eu visse cores quando tivesse um orgasmo e perdesse essa habilidade, também marcaria uma consulta na mesma hora'."

O DGPP não era reconhecido como um distúrbio até 2013,[8] quando apareceu na quinta edição do *Manual diagnóstico e estatístico de transtornos mentais*, o DSM-5, usado pelos médicos. No entanto, a maioria das pessoas ainda não sabe exatamente o que é, e muito menos que tem tratamento. Como Uloko e Rubin escrevem, entre muitas pessoas esse assunto é um tabu cultural que provoca culpa e vergonha.

"O DGPP é algo excruciante, que realmente limita a qualidade de vida", explica Uloko. "Porque toda vez que você faz sexo associa com dor, o que perturba toda a narrativa de ser uma pessoa sexualmente saudável. O parceiro fica frustrado e você também."

A Sociedade Norte-Americana de Menopausa relata que até 45% das mulheres consideram o sexo pós-menopausa dolorido.[9] É um número bem grande. No entanto, se uma mulher menciona a questão da dor durante o sexo em uma consulta de rotina, Uloko diz que "ela não é levada a sério. Embora seja uma condição tão comum, apenas dizem: 'Não, sexo pode ser dolorido mesmo! Tome uma tacinha de vinho antes!'. Tem alguma coisa errada, mas ninguém reconhece e ainda põem a culpa em você".

Isso deixa Uloko passada. "Essa história precisa mudar", ela diz. "É algo horroroso que as mulheres vivem, com falta de informação do lado do médico e falta de acesso a cuidado e conhecimento por parte da paciente. Ainda tem muita gente no escuro em relação ao que pode acontecer com o próprio corpo. Quero que todas as minhas pacientes se tornem ativistas. Digo a elas: 'O sistema falhou com você. Você devia sentir raiva. Todas devíamos'."

* * *

Aqui vai um bom motivo para superar qualquer constrangimento em relação à sgm e marcar uma consulta: sem tratamento, os problemas vulvovaginais às vezes não passam, diz Mary Jane Mirkin, de Yale. "E o que é mais surpreendente, e acontece com muitas mulheres: a secura vaginal pode piorar com o tempo." Em determinado momento, elas nem fazem mais a ponte com a sgm, Mirkin prossegue. "Dois ou mais anos depois da menopausa, a situação está ainda pior e elas pensam: *Droga, já passei pela menopausa, agora deve ser outra coisa*. E então imaginam todo tipo de horror."

Enquanto conversava com essas médicas, me dei conta de que eu mesma tinha todos os sintomas. Felizmente, uma pesquisa demonstrou que a sgm pode ser clinicamente detectada[10] por um médico em 90% das mulheres pós-menopausa.

O principal tratamento[11] — e aquele pelo qual acabei optando — é o estrogênio vaginal. A ideia de usar hormônios assusta muitas mulheres — entrarei nesse assunto no próximo capítulo —, mas o estrogênio vaginal difere da terapia oral de duas maneiras muito importantes.

A primeira diferença é que ele é aplicado via tópica, e está disponível em anéis, cremes e aplicadores internos. No caso dos cremes, você aplica uma dose do tamanho de uma ervilha diariamente na vagina por duas semanas, depois mais algumas vezes na semana seguinte.

A outra diferença é que são usadas doses muito baixas de hormônio. Na verdade, uma pesquisa demonstrou que a quantidade de estrogênio absorvida[12] pela corrente sanguínea dessa forma é tão pequena que o nível no sangue continua na mesma faixa daquela de mulheres pós-menopausa que não usam estrogênio vaginal.

Uma análise de 2018 de dados do Women's Health Initiative,[13] que acompanhou cerca de 100 mil mulheres usando cremes ou aplicadores de estrogênio vaginal, descobriu que aquelas que o usaram tinham incidência de câncer endometrial, câncer de mama invasivo e trombose venosa profunda similar à de mulheres que não fizeram o tratamento (e o risco de doença arterial coronariana era menor entre as que usaram o hormônio). Um estudo de 2020 concluiu que o estrogênio vaginal[14] "pode ser considerado seguro em sobreviventes de câncer ginecológico". Em uma revisão de 2014 de 44 estudos,[15] o estrogênio vaginal foi considerado capaz de remediar todos os principais sintomas da SGM, incluindo secura vaginal, incontinência urinária e dor na penetração.

Foi demonstrado que o estrogênio vaginal em dose baixa também diminui o risco de infecções urinárias recorrentes, porque o estrogênio restaura o ambiente bacteriano normal e o pH ácido da vagina, o que limita o crescimento de bactérias ruins. Uma pesquisa publicada em 2021 no periódico *Female Pelvic Medicine & Reconstructive Surgery*[16] descobriu que o estrogênio vaginal funcionava tão bem na prevenção de infecções urinárias entre mulheres pós-menopausa que 68% delas não precisava de nenhum outro tratamento.

No entanto, muitas mulheres não querem nem ouvir falar em estrogênio. Eu mesma era um pouco reticente até ler que muitas organizações e associações médicas importantes, incluindo a NAMS e o Colégio Americano de Obstetras e Ginecologistas (ACOG, na sigla em inglês), que aprovam o uso de estrogênio vaginal em sobreviventes de câncer de mama, declararam oficialmente que o hormônio é seguro.

"De acordo com as pesquisas atuais", anuncia a National Women's Health Network[17] no seu site, "o estrogênio vaginal parece ser seguro e um tratamento efetivo para o desconforto vaginal durante a menopausa, apresentando um risco muito menor de cânceres e eventos cardiovasculares tipicamente associados à terapia hormonal".

"Não há nenhum dado que aponte para desenvolvimento de câncer por uso de estrogênio vaginal", ecoa Rubin. "Nenhunzinho." Conto a ela sobre quando fiz xixi na calça enquanto tentava encontrar a chave de casa. "Ah, nossa, você vai melhorar muito com o estrogênio vaginal", a dra. Rubin diz. "É inacreditável." Digo que eu não fazia ideia de que aquilo podia ajudar com incontinência. "Ah, sim. Você vai ver. Só tenha em mente que hormônios locais levam de dois a três meses para fazer efeito. Ninguém rega uma planta morta e espera que ela cresça, né?"

Estou convencida.

Fiz um exame minucioso com minha ginecologista e ela prescreveu estradiol vaginal, que está no mercado há décadas. (Como minha filha adolescente, minha ginecologista prefere não ser mencionada, e respeitarei isso.) Quando cheguei da farmácia com o remédio, fiquei assustada com o aviso em letras maiúsculas que vinha na caixa, alertando para risco de CÂNCER ENDOMETRIAL, DOENÇAS CARDIOVASCULARES, CÂNCER DE MAMA E PROVÁVEL DEMÊNCIA. *Provável demência?*

Essa tarja preta é aplicada pela FDA a qualquer produto farmacêutico que contenha estrogênio "e assusta as pacientes, o que é compreensível", diz Nanette Santoro, da Escola de Medicina da Universidade do Colorado. Ela é uma das muitas especialistas proeminentes em saúde da mulher a assegurar que esses riscos não foram comprovados. A dra. Santoro e uma longa lista de colegas médicos, além de várias organizações, como a NAMS, têm feito lobby com a FDA para tirar o que Santoro considera[18] "um rótulo horrível e assustador" nas fórmulas tópicas com estrogênio, até agora sem sucesso.

Depois de três meses aplicando assiduamente o estrogênio vaginal, eu tinha o equivalente a uma vagina nova em folha. A dor no sexo passou quase por completo (eu também usava uma quantidade prodigiosa de lubrificante). Ir ao banheiro não envolvia mais uma corrida desesperada. Passei a acordar uma única vez por noite para fazer xixi, em vez de três ou quatro. E papel higiênico não parecia mais lixa. O único efeito colateral foi sensibilidade nos seios, um sintoma que tive na perimenopausa e que se foi quando entrei na menopausa. Ele voltou, mas minha ginecologista disse que ia passar. E passou, depois de três meses.

A parte ruim é que preciso continuar aplicando indefinidamente. Se parar, os sintomas voltam. Outra coisa a se ter em mente, diz Lauren Streicher, da Universidade Northwestern, é que, embora o estrogênio ajude o tecido vaginal, os músculos por baixo às vezes continuam se rebelando. "Algumas mulheres relatam ainda sentir dor no sexo depois de aplicar o hormônio e acabam desistindo", diz Streicher. "Elas acham que não está funcionando então deixam para lá, mas está funcionando no tecido. Com frequência, no entanto, o que acontece durante o sexo é que os músculos pélvicos, incluindo os que cercam a abertura da vagina, se contraem involuntariamente. A palavra médica para isso é 'vaginismo'. Sua vagina não é burra. Se o sexo dói muito, ela vai dizer ao seu cérebro: 'Não faça isso'."

Se é o seu caso, Streicher diz que, além de tratar o tecido com estrogênio vaginal tópico, é preciso tratar os músculos com dilatadores vaginais (mais abaixo) ou fisioterapia pélvica. (Streicher aproveita que entrou no assunto para contar que, se você precisa de ajuda para ter um orgasmo, pode tentar aplicar estrogênio vaginal diretamente no clitóris, o que ela diz que facilita o orgasmo ao direcionar o fluxo sanguíneo para a área.)

A SGM também pode ser tratada com hormônios sistêmicos, como adesivos ou comprimidos, de acordo com Minkin, mas cerca de 20% das mulheres que fazem isso ainda precisam do reforço do estrogênio vaginal.

Para aquelas que não podem usar estrogênio vaginal, ou que não querem, há opções.

A única medicação oral aprovada pela FDA é o **ospemifeno**. Trata-se de um modelador seletivo do receptor de estrogênio, um tipo de medicamento que se liga aos receptores de estrogênio do seu corpo e pode emular os efeitos do hormônio. O ospemifeno foi criado como um comprimido para ser tomado via oral diariamente para impedir o afinamento dos ossos, mas foi comprovado[19] que ajuda a fortalecer o tecido vaginal em três meses.

A **desidroepiandrosterona**[20] é um hormônio que se transforma em estrogênio dentro das células da corrente sanguínea. Foi aprovado pela FDA para tratar a dor sexual e a secura vaginal em pessoas com SGM. Também conhecida como prasterona, consiste em uma inserção vaginal que precisa ser administrada diariamente.

A **terapia com laser**,[21] que usa laser e outros aparelhos com base energética para regenerar o tecido vaginal, é muito promissora, mas ainda não foi aprovada para tratar a SGM e precisa ser estudada mais a fundo. O *Menopause Guidebook*, da NAMS, afirma que, quando as medidas básicas fracassam,[22] o **botox** pode ser "injetado nas paredes da bexiga para reduzir a urgência urinária".

Quanto a opções baratas ou grátis, a boa e velha **mas-

turbação estimula o fluxo sanguíneo e a lubrificação natural, que deixa o tecido da vagina mais elástico. O ACOG recomenda a masturbação como um tratamento[23] para a dor no sexo. Masturbação é autocuidado!

Está sem prática? Existem aplicativos de masturbação guiada com áudios detalhados. Um deles é o Ferly, que foi criado por duas mulheres com base na ciência para ajudar pessoas com questões sexuais, com um sentimento de desconexão e dificuldade de entrar no clima, dor mental ou física no sexo ou dificuldade de atingir o orgasmo.

A dra. Barb DePree, ginecologista e renomada especialista em menopausa baseada em Holland, Michigan, com frequência recomenda vibradores a suas pacientes na menopausa. "Um dos melhores tratamentos para a prevenção da perda progressiva da integridade vulvovaginal é o sexo, seja com um parceiro ou sozinha", ela diz. Para maior benefício à saúde, o vibrador deve ser inserido na vagina, acrescenta DePree. "A ação do sexo com penetração leva sangue aos genitais, aumenta a lubrificação e mantém os músculos mais tonificados."

Orgasmos fazem bem para a saúde das mulheres na meia-idade, afirma DePree. "O orgasmo é uma contração dos músculos do assoalho pélvico, e essa ação é muito benéfica para a força e a saúde contínua da região", ela explica. "Foi demonstrado que também melhora a imunidade, reduz a dor crônica e melhora o sono e o humor."

Para lubrificação, experimente **hidratantes vaginais** e **lubrificantes vaginais**. Há diferenças importantes entre os dois, diz Kameelah Phillips, ginecologista de Nova York. Segundo ela, os hidratantes vaginais são desenvolvidos para substituir a secreção vaginal natural e devem ser usados diariamente "para ajudar a trazer e manter a umidade na área, e para tornar o tecido um pouco mais grosso e menos sensível à irritação".

Hidratantes vaginais em geral contêm moléculas capazes de reter grandes quantidades de água. Como mencionado no capítulo 6, cada molécula de ácido hialurônico tem a capacidade de atrair e reter mil vezes seu peso em água — daí sua capacidade de hidratar bem o frágil tecido vaginal.

(Um parênteses: Talvez você não veja propaganda desses lubrificantes no Facebook[24] porque ele considera que se trata de produtos "adultos" — embora, por algum motivo, anúncios para aumentar a libido masculina encontrem uma brecha.)

Uma opção de hidratação mais natural, de acordo com Phillips, são óleos como o de coco e o azeite. "Se você vir que eles não causam irritação, pode usar, porque funcionam", ela diz.

Lubrificantes vaginais, por outro lado, costumam ser à base de água e conter silicone, óleo ou glicerina. "Lubrificantes servem para diminuir o atrito", explica Phillips, "que acontece principalmente durante a relação sexual, mas também quando corremos, por exemplo, e devem ser usados quando você precisa da vagina escorregadia para que a atividade física intensa se torne mais confortável."

O tecido mais delicado do corpo é o vulvovaginal, diz a dra. Minkin, por isso dispense os produtos com fragrância, "e se for comprar um lubrificante pela primeira vez prefira uma embalagem menor, porque seu corpo pode ser sensível a ele e nesse caso você acaba desperdiçando dinheiro".

Phillips às vezes sugere a pacientes na menopausa que tomem **probiótico com lactobacilos**. Um estudo de 2016 do microbioma da vagina de mulheres na menopausa, publicado no periódico *Maturitas*,[25] indica que, embora ainda sejam necessárias mais pesquisas, os probióticos são "muito promissores" no alívio de sintomas da menopausa como secura vaginal. **Dilatadores vaginais, ou treinadores vaginais**, são dispositivos em forma de tubo em tamanhos variados (e às vezes em cores festivas). São feitos de plástico ou silicone e usados para expandir a vagina de maneira gradual e delicada. Streicher diz que essa ferramenta terapêutica tem dois propósitos: acostumar a vagina a ter algo dentro dela e apagar a memória muscular que mantém o assoalho pélvico no modo protetor durante o sexo dolorido. Começando pelo menor e aumentando o tamanho devagar, ela explica, o tecido vaginal e os músculos do assoalho pélvico "aprendem" a ter algo ali sem responder com dor.

> "Muita gente acha que, depois da menopausa, as mulheres desistem do sexo. Para mim, o sexo desde então tem sido melhor, porque não há necessidade de se preocupar com a possibilidade de engravidar. No momento, tenho um namorado 21 anos mais novo que eu. Vejo o sexo como um equilíbrio necessário, assim como boa comida, humor e alegria de viver."[26]
>
> Marina Abramovic

"Cada vez que você dilata a vagina com esses dispositivos, o fluxo sanguíneo aumenta, a elasticidade aumenta, a umidade aumenta", acrescenta a dra. Lubna Pal, da Escola de Medicina de Yale. "Damos muita atenção ao rosto e às mãos, mas e a vagina?"

Para incontinência, **exercícios de Kegel**, que envolvem contrair e relaxar os músculos do assoalho pélvico, ajudam. Você pode encontrar seus músculos do assoalho pélvico tensionando os músculos que normalmente impediriam o xixi de sair quando você está sentada no vaso. São eles que você vai fortalecer com os exercícios de Kegel. Você também pode inserir o dedo na vagina e apertar os músculos em volta — aqueles que sentir "subindo" lá dentro são os músculos do assoalho pélvico. ("Pense no assoalho pélvico como um elevador, e faça o elevador subir", instrui a dra. Minkin.)

Comece subindo e mantendo os músculos do assoalho pélvico no alto por três segundos, depois relaxe. Repita o ciclo de contração e relaxamento dez vezes. Procure fazer de trinta a quarenta exercícios por dia. É possível fazer em público — quando está na fila do banco, parada no semáforo —, ninguém vai saber.

Já que estamos falando sobre fluxo de urina, Minkin sugere outro exercício útil para as muitas mulheres que "dizem que fazem xixi, acham que acabou, se levantam e dois minutos depois sentem que precisam ir ao banheiro de novo, o que é muito comum". (É exatamente assim comigo.) Trata-se da **técnica do duplo vazio**, como os urologistas chamam. "Faça xixi e fique mais alguns minutos sentada, olhando no celular ou sei lá o quê, depois faça xixi de novo antes de se levantar". Minkin explica. "Transforme isso em rotina."

Para escapes, você pode ficar tentada a usar absorvente comum em vez de protetores para incontinência. "Descobrimos que muitas pessoas faziam isso quando começamos a investigar os dados", diz Beatrice Dixon, fundadora da Honey Pot Company. De acordo com a National Association for Continence,[27] organização sem fins lucrativos cujo slogan é "A vida é mais divertida sem escapes!", protetores para incontinência foram criados para absorver e conter muito mais volume que os absorventes menstruais, e oferecem maior proteção para a pele em relação à urina ácida.

"Olha, incontinência é algo que acontece com todo mundo", diz Dixon, de maneira franca. "E queremos apoiar as pessoas na sua jornada vaginal. Ou na sua jornada urinária."

Se você tem um parceiro de quem é íntima, tenha uma conversa clara e franca sobre o que está acontecendo com o seu corpo. Pode ser desconfortável, mas garanto que fingir que não parece que tem cacos de vidro arranhando meticulosamente as paredes da sua vagina durante o sexo é muito mais desconfortável.

"Você passou por uma mudança biológica, e seu corpo não é o mesmo de antes da menopausa", diz Rubin. "É uma questão de biologia. É uma questão de fisiologia."

Se você está evitando sexo ou se forçando a tolerá-lo, seu parceiro provavelmente sente sua reticência; sem uma explicação, pode ficar magoado, com raiva ou acreditar que o relacionamento está em risco. Conte o que está acontecendo com o seu corpo e como a outra pessoa pode ajudá-la a passar por isso. Indique um caminho e crie um plano — isso vai ajudar ambos. "Quando explico a parte biológica às pacientes, os companheiros dizem: 'Ah, graças a Deus, achei que estava ficando maluco, ou que ela não sentia mais atração por mim'", conta Rubin. "Comunicação é muito importante, porque a ideia de que você deveria vir pré-programado para saber o que se passa por dentro do seu parceiro é insana."

É igualmente importante — vital, na verdade — comunicar ao médico que você tem SGM. Embora irritação vaginal e escapes possam ser normais na menopausa, não são o melhor cenário. Por que você deveria se privar de usar calça — a menos que sejam como as do MC Hammer, com o tecido a pelo menos trinta centímetros da sua vulva inflamada? Por que você deveria ter que olhar em volta na academia para se certificar de que ninguém está olhando e então poder dar uma coçadinha ali, porque o tecido da roupa de ginástica causa uma irritação insuportável na sua vulva? Por que você deveria ficar com medo de abraçar seu marido pensando que isso pode dar em sexo, uma atividade que no passado te dava prazer? Por que você deveria se resignar a jogar outra calcinha ensopada de xixi no cesto de roupa suja?

"Se outra parte do seu corpo doesse, você trataria", diz Phillips. "Se você tivesse dor de dente, não deixaria assim. Trataria a dor de dente. Precisamos acabar com o tabu relacionado à dor vaginal. É uma parte do corpo! Tem uma função. A busca de tratamento quando começa a perder essa função e causa desconforto deveria ser normalizada."

Não se equivoque: são condições médicas que afetam profundamente sua qualidade de vida. A dra. Rubin diz que sempre se surpreende com a diferença com que abordamos a saúde sexual das mulheres em comparação à dos homens. "Como urologista, fui ensinada a não dar a mínima para qualidade de vida", ela diz. "Quando um homem vai ao médico por causa de uma mudança na função sexual, como está urinando ou qualquer coisa que afete sua qualidade de vida, ninguém nem pisca."

Mas não é assim com as mulheres, ela prossegue. "A qualidade de vida *nunca* é o principal. Sempre falamos em redução de riscos. Isso vai te matar, você vai ter câncer, isso vai prejudicar o bebê? Não falamos o bastante sobre a qualidade de vida das mulheres. Não temos nem vocabulário para isso. É inacreditável quanto trabalho ainda é preciso fazer."

Então permita a si mesma ir a um especialista, frisam Uloko e Rubin. "A ideia de que a ginecologista é a única responsável por isso não passa de misoginia sistêmica", diz Rubin. "Como sociedade, queremos reunir todos os cuidados relacionados à saúde das mulheres a esse único campo da medicina, mas a ideia de que ginecologistas deveriam ser especialistas em menopausa, além de especialistas em parto, câncer, papanicolau, mamografia e todo o resto é simplesmente absurda, além de inviável. Não se espera que nenhum médico faça tudo para os homens! Isso não existe."

Sim, um especialista cobra e você pode ou não ter o reembolso do plano, mas Rubin diz que, considerando todo o tempo e o dinheiro da coparticipação que as mulheres perdem em consultas infrutíferas, e "todos os conselhos péssimos que recebem", pode valer a pena investir.

"Não é como se eu fizesse mágica no sentido de prescrever um remédio ou uma terapia que as pacientes não conhecem ou não têm como encontrar", explica Rubin. "O que ofereço é tempo, estudo e um tratamento específico para ela, de acordo com a sua história. Tipo, a magia é essa. E é isso que é tão difícil encontrar."

As pacientes que Uloko recebe muitas vezes parecem cansadas e desesperadas. Ela anota todo o histórico médico e pede exames detalhados. "Tenho uma taxa de cura bastante alta", Uloko diz. "Isso envolve muita pesquisa, muito estudo e muito amparo, e envolve dizer às pacientes: 'O que aconteceu com você não é normal e vamos dar um jeito nisso. Não vai acontecer da noite para o dia e vamos precisar de toda uma equipe, mas vamos resolver isso'."

Segundo Rubin, quando as pacientes voltam, meses depois, contam: "Puta merda, agora posso usar calça". "Poder usar calça deveria ser o mínimo", ela me diz. "Estamos falando de coisas normais da vida cotidiana."

A libido baixa pode não ser um problema físico, e sim psicológico — ou uma combinação de ambos. Se o sexo, seja com um parceiro ou masturbação, antes te dava prazer mas piorou consideravelmente durante a menopausa, fique atenta, aconselha a dra. Hope Ashby, psicóloga, terapeuta sexual e coach de Los Angeles.

"Em muitos casos, as mulheres no fundo sabem que há

algo errado", diz Ashby. Ela lista vários sinais de alerta. "Talvez antes você se masturbasse e agora não se masturba mais. Talvez fizesse sexo com regularidade com seu companheiro e parou", Ashby diz. "Quando se trata da qualidade do orgasmo, talvez a imagem não seja mais de fogos de artifício, e sim de um simples 'puf', ou então você deixou de ter. Talvez, quando você via Idris Elba, Chris Hemsworth ou J. Lo na TV, sentisse o que costumo de chamar 'puxãozinho no clitóris' e agora não sinta mais."

Se você está de luto pela sua sexualidade e triste por Idris Elba não provocar mais nada em você, merece ter uma vida sexual saudável.

"Reconheça a mudança e a enfrente de cabeça erguida", instrui a dra. Ashby. Encontre alguém que não seja apenas ginecologista, ela sugere, mas especialista em saúde sexual da mulher. Essa pessoa vai poder te ajudar com as questões médicas, sociais, psicológicas e culturais que causam a queda na libido.

Um especialista, a dra. Ashby prossegue, pode fazer perguntas que um ginecologista talvez não faria, como: A qualidade dos seus orgasmos mudou? O sexo não é mais prazeroso? Você já fez exames para verificar seu nível de testosterona? Você tem um parceiro que te ajude a chegar ao orgasmo se está demorando mais do que antes?

"Esse é um momento na vida em que é possível ser uma criatura sexual livre", aponta Ashby. "Você não precisa se preocupar com a possibilidade de engravidar, ou com a menstruação, ou com o preço dos absorventes."

Quando comecei a usar estrogênio vaginal, segui o conselho de Rubin e conversei com Tom durante uma das nossas caminhadas vespertinas. Expliquei que meu nível de estrogênio estava caindo e minha fisiologia, mudando.

"Você deve ter notado que fico tensa quando me abraça", falei. "Não é porque não gosto mais de você. É que ando com medo de que um abraço possa levar a algo mais..."

"Carnal?", ele sugere.

"Isso. E meu tecido vaginal está frágil, por causa da falta de estrogênio. Até sangro um pouco depois do sexo."

Tom fez que sim com a cabeça. "Então é por isso que você finge que está dormindo quando entro no quarto?"

"Você percebeu?"

Ele riu. "Claro que sim! Você é uma péssima atriz. Imaginei que só não quisesse mais fazer sexo. Tipo, ao longo dos anos a vida sexual tem altos e baixos."

"Mas você achou que fosse ser para sempre?"

Tom balançou a cabeça. "Sei lá. Não é como se a gente passasse pelos estágios da vida mais de uma vez. Não dá para ter ideia do que é normal e do que não é sem perguntar aos outros. E essa é a última coisa sobre a qual eu conversaria com alguém."

Pensei no que a dra. Rubin disse sobre apontar um caminho adiante. Expliquei que estava usando estrogênio vaginal, lubrificantes e hidratantes, e que tentaria ser mais transparente com ele. "Seria ótimo se você pudesse ser paciente comigo, porque parece que leva de dois a três meses para o estrogênio funcionar. E me diga se ficar chateado ou se sentir rejeitado. Podemos fazer outras coisas além de sexo com penetração." Pego uma frase da dra. Rubin emprestada. "Não é você. É uma questão de biologia. É uma questão de fisiologia."

Continuamos andando e eu pergunto como Tom soube que eu estava fingindo.

"Porque quando dorme de verdade você ronca", ele disse.

9. Terapia hormonal: Vamos entrar nessa seara

Um milagre transformador?
Cheia de riscos? Ambas as coisas?
Nenhuma delas?

Estou no consultório da minha ginecologista, perto de casa, em Nova Jersey, aguardando um exame. Estou só de avental azul, sem nada por baixo.

Algumas pessoas têm o que é conhecido como "síndrome do jaleco branco", que é quando a pressão dispara diante de um médico. Sempre fiquei levemente nervosa em consultórios, ao mesmo tempo que os acho tranquilizadores: o silêncio interrompido apenas pelos murmúrios do outro lado da porta, os cartazes diretos (*Compreendendo o sistema reprodutivo feminino*), o odor vago de álcool.

Essa atmosfera não atrai todo mundo, para dizer o mínimo. Em 2021, um uroginecologista de Indiana[1] chamado Ryan Stewart anunciou no Twitter que ia redecorar por completo seu consultório no Midwest Center for Pelvic Health e perguntou o que as pessoas achavam que "otimizaria uma visita a um consultório ginecológico". Stewart encerrou a publicação com: "Se já tuitei alguma coisa que pudesse viralizar, é isto".

Ele estava certo. As sugestões começaram a chegar aos milhares. "*Por favor, por favor, sem TV na sala de espera, é estressante e barulhento.*" "*Por favor, inclua imagens de mulheres negras no consultório. Nunca fui a um consultório com representatividade.*"

"Aventais de tamanho e tecido apropriado, em vez daqueles pedacinhos de papel." "Por favor, considere não pedir às pacientes se um estagiário pode acompanhar a consulta na presença do tal estagiário. É difícil dizer não na cara de alguém." "Não discuta tratamento ou diagnóstico com a pessoa pelada." "Espéculos de tamanhos diferentes." "Não posicione a maca de modo que a pessoa fique com a virilha virada para a porta."

Uma pessoa apontou que não só era agradável quando os apoios para as pernas tinham protetores e não eram tão gelados como ainda era uma chance de fazer piada. (A ginecologista dela tinha um conjunto de protetores que diziam ODEIO em um e ESTA PARTE em outro, e um segundo conjunto com JÁ e ACABOU?)

Concordo com todos esses comentários. Também acho TV na sala de espera angustiante: ficar vendo sobre o último crime horrendo que ocorreu mexe com os nervos de qualquer pessoa aguardando o resultado de uma mamografia. E já estive em muitos consultórios onde minhas pernas ficam viradas para a porta aberta, de modo que qualquer pessoa que passa pode ver tudo. Também sugiro trocar as lâmpadas fluorescentes, que dão dor de cabeça.

Quando meus pés estão nos apoios, sempre preciso controlar a vontade de dizer: *Upa, cavalinho!* ou olhar em volta e anunciar, com seriedade: *Para a cama, senhores, pois amanhã partiremos ao amanhecer.* A gente nunca deixa de ser a palhaça da classe. (Segundo o anuário da Chatham Township, eu era a pessoa com o "humor mais maluco" da turma de 1984.)

Marquei uma consulta para discutir se a terapia hormonal na menopausa, ou THM, é a melhor opção para mim. (Não se fala mais em terapia de reposição hormonal,[2] como Stephanie Faubion, diretora médica da NAMS, relatou ao *Washington*

Post, porque o propósito não é substituir o que o ovário produzia antes ou usar hormônios por tempo indefinido, e sim controlar os sintomas da menopausa.)

A THM é usada para tratar sintomas comuns,[3] como ondas de calor e secura vaginal, com estrogênio — e, em mulheres com útero, a adição de progestina, um hormônio sintético que imita a progesterona. (O estrogênio sozinho pode estimular o crescimento do revestimento do útero, aumentando o risco de câncer endometrial, mas o estrogênio com progestina não.)

Os prós e contras da THM são uma questão complicada e capaz de polarizar — principalmente depois que uma bomba caiu no mundo da saúde da mulher em julho de 2002. Foi quando o Women's Health Initiative (WHI), um estudo nacional incomumente grande e de longo prazo,[4] centrado em estratégias para prevenir doenças cardíacas, câncer de mama e osteoporose nas mulheres pós-menopausa, divulgou uma notícia bastante perturbadora.

Dois ensaios clínicos randomizados, apoiado pelos Institutos Nacionais de Saúde, haviam envolvido mais de 27 mil mulheres saudáveis entre cinquenta e 79 anos. O objetivo era ver se a THM prevenia fratura óssea e doença cardíaca. Um grupo, de mulheres com útero, recebera aleatoriamente estrogênio com progestina ou placebo; o outro grupo, de mulheres sem útero, recebera aleatoriamente estrogênio sozinho ou placebo.

Os pesquisadores descobriram que as mulheres que haviam recebido hormônio tinham maior risco de câncer de mama (26%) e maior risco de doença cardíaca, derrame e trombose venosa profunda que as mulheres que haviam recebido placebo. Considerando os riscos, o WHI anunciou que o estudo devia ser interrompido.

O pânico se alastrou. A reação foi rápida. "Eu que não ia querer ser um peixe nos Estados Unidos no dia 10 de julho de 2002, o dia seguinte ao anúncio do WHI", diz Mary Jane Minkin, da Escola de Medicina de Yale. "Porque tenho certeza de que todas as mulheres foram ao banheiro, jogaram na privada tudo o que tinham com estrogênio em casa e deram a descarga."

Nem todas as notícias eram ruins. Descobriu-se que todas as mulheres do estudo original que haviam tomado hormônio apresentavam risco reduzido de diabetes, câncer colorretal, fratura e mortalidade geral, ou seja, morte por qualquer causa.

Mas não importava. Em poucos meses, o uso de terapia hormonal havia caído pela metade.[5]

Cinquenta anos atrás, o uso de terapia hormonal na menopausa estava amplamente disseminado. Um dos medicamentos pioneiros foi, como mencionei, o Premarin, introduzido em 1941 e feito a partir de uma mistura de compostos de estrogênio extraídos da urina de éguas grávidas, que as empresas de pesquisa descobriram serem similares ao estrogênio humano. Ele é ainda é feito dessa maneira, e grupos ativistas[6] como o People for the Ethical Treatment of Animals (PETA) alegam que as éguas grávidas são mantidas confinadas por longos períodos em baias estreitas para que sua urina seja coletada. Algumas pessoas não usam Premarin apenas por esse motivo.

A THM recebeu um impulso importante do médico Robert A. Wilson, que escreveu em 1966 o best-seller *Feminine Forever* [Feminina para sempre], no qual reduzia a menopausa a "uma doença". Wilson usava uma linguagem bastante assustadora. Um dos "espetáculos humanos mais tristes que há", ele escreveu, descrevendo a menopausa, e "o horror da decadência em vida". Sem a terapia hormonal, Wilson insinuava, as mulheres pareceriam a múmia de Tutancâmon quando o sarcófago foi aberto.[7] Mais tarde, revelou-se que Wilson aparentemente havia recebido financiamento[8] de uma farmacêutica que produzia os hormônios defendidos por ele.

> "Esse apoio hormonal me dá energia para fazer o que quer que seja. E eu quero escalar a montanha."[9]
> Trinny Woodall

Em 1975, o Premarin era o quinto medicamento mais prescrito[10] nos Estados Unidos. Logo depois, a reputação da THM sofreu um golpe[11] quando surgiram relatos de um risco de quatro a catorze vezes maior de câncer endometrial ligado à terapia com estrogênio, e a FDA pôs um alerta em todos os produtos que continham estrogênio indicando risco de câncer e trombose. Na década de 1980, os pesquisadores descobriram que baixar a dose de estrogênio e combiná-la com progesterona reduzia o risco de câncer endometrial, e a THM ganhou popularidade outra vez.

Então veio o anúncio do WHI em 2002.

Desde então, os resultados da WHI têm sido analisados incessantemente. Os detratores apontam suas muitas limitações. A média de idade das participantes do estudo[12] ao iniciar o tratamento era de 63 anos — doze a mais que a média de entrada na menopausa.

E as mulheres não estavam necessariamente no auge da saúde. "Um quinto tinha entre setenta e 79", diz Minkin. "E metade fumava ou já havia fumado." Uma reanálise dos ensaios da WHI[13] com mulheres entre cinquenta e 59, por exemplo, descobriu que as que faziam THM tinham menos risco de infarto do miocárdio e ataque do coração.

JoAnn Manson, chefe de medicina preventiva do Brigham & Women's Hospital e uma das principais pesquisadoras do WHI, apontou que o estudo investigava a terapia hormonal não como uma maneira de controlar sintomas da menopausa, como ondas de calor, mas de verificar se a THM podia ser usada no longo prazo para evitar certas doenças crônicas. Embora a pesquisa "não apoie o uso de terapia hormonal para o propósito de prevenir doenças crônicas", Manson escreveu no periódico *Women's Health*,[14] "acredito que uma mensagem é que o uso de terapia hormonal no curto prazo para controlar ondas de calor e outros sintomas de moderados a severos no início da menopausa permanece apropriado. O WHI forneceu indícios disso."

Em ambos os ensaios (apenas com estrogênio e com estrogênio e progesterona), Manson prossegue, "o resultado em termos de qualidade de vida com terapia hormonal foi variado, com redução de sintomas vasomotores (por exemplo, ondas de calor), melhora no sono e nas dores nas articulações, mas com aumento na sensibilidade dos seios. No entanto, os benefícios provavelmente superam os riscos para muitas mulheres que procuram tratamento para seus sintomas durante a transição para a menopausa". Mais que isso: "O WHI demonstra que o risco absoluto de eventos adversos é muito mais baixo em mulheres mais jovens que em mulheres mais velhas".

Estudos posteriores, que examinam diretamente a THM como maneira de controlar os sintomas da menopausa, vêm reforçando a visão de que ela é altamente benéfica para mulheres saudáveis que entraram na menopausa há menos de dez anos ou que têm menos de sessenta (o que ficou conhecido como a hipótese da janela de oportunidade).[15]

Como escrevem os autores de uma revisão de 2018 da pesquisa no *American Journal of Physiology: Heart and Circulatory Physiology*,[16] "fica cada vez mais aparente que a terapia hormonal pós-menopausa tem benefícios cardiovasculares e cognitivos, desde que seja inicial dentro da janela de oportunidade [por exemplo, em menos de dez anos da entrada na menopausa], e tem efeitos ainda melhores se: 1) for iniciada na perimenopausa; 2) for administrada através da pele". (Ou seja, não com um comprimido, mas com um adesivo, por exemplo.)

A posição da NAMS em relação à THM,[17] apoiada por organizações de saúde em todo o mundo, desde a Sociedade Americana pela Medicina Reprodutiva até a Sociedade de Menopausa Sul-Africana, é de que "ela continua sendo o tratamento mais efetivo para os sintomas vasomotores e geniturinários da menopausa, e foi demonstrado que previne a perda óssea e a fratura". (E quem poderia imaginar que a terapia hormonal pode até se estender ao tratamento da periodontite, a julgar por um estudo da Universidade de Buffalo?)

Restam algumas dúvidas, assim como riscos. Para mulheres com menos de sessenta, a declaração da NAMS prossegue, esses riscos incluem taxas maiores de câncer de mama (com terapia que utiliza combinação estrogênio/progesterona), de câncer endometrial (quando o estrogênio é usado sozinho) e de trombose venosa profunda, derrame, ataque cardíaco e demência. Soa mesmo assustador. No entanto, "o risco absoluto atribuível para mulheres no grupo entre cinquenta e 59 anos é baixo", reassegura a NAMS.

Os benefícios, a declaração da NAMS continua, incluem "alívio de sintomas vasomotores incômodos, prevenção da perda óssea em mulheres com alto risco de fratura, tratamento da síndrome geniturinária e melhora no sono, no bem-estar e na qualidade de vida". Além disso, o risco de câncer de mama, segundo a NAMS, em geral não sobe até depois de cerca de cinco anos de terapia com estrogênio e progesterona, ou sete anos de terapia apenas com estrogênio.

Sharon Malone, proeminente ginecologista e especialista em menopausa, pôs o risco em perspectiva em um artigo publicado no *The Washington Post* em 2022: "Pesquisas posteriores demonstraram que a ligação [da THM] com o câncer de mama é mínima — estatisticamente inferior ao risco de alguém que trabalha como comissária de bordo ou bebe duas taças de vinho toda noite".[18]

O pêndulo parece ter ido da ideia de que a terapia hormonal deve ser obrigatória para "a terapia hormonal é um veneno" e se estabilizado em algum ponto no meio. "Certamente há ricos reais na terapia hormonal", diz Camille Moreno, do Centro Médico da Universidade Duke. "Porém, temos uma maior compreensão de que, para a mulher certa, no momento certo, pelos motivos certos, ela é segura e eficaz."

Vale a pena apontar que, de acordo com Lauren Streicher, da Universidade Northwester, "praticamente toda acadêmica especialista em menopausa que conheço, incluindo eu, faz terapia hormonal".

Mary Jane Minkin vê "um ponto de virada" na abertura das suas pacientes mais jovens à terapia hormonal. "Temos todo um grupo de mulheres na faixa dos quarenta que começam a apresentar sintomas da perimenopausa e a se sentir péssimas", ela diz. "Elas não conhecem o Women's

Health Initiative. Não estão dormindo, têm calorões, sentem a pele mais seca e não gostam disso. E estão dizendo: 'Como assim você não pode fazer nada por mim?'. Essas mulheres querem algum tipo de alívio, e pra já."

É claro que a escolha pela THM é absolutamente pessoal. Entre os fatores que contribuem para a decisão,[19] de acordo com a Cleveland Clinic, estão idade, histórico familiar e a gravidade dos sintomas. Suas ondas de calor são incômodas ou tão ruins que você não dorme há meses e sente que está perdendo a razão?

Se você está cogitando a THM, marque um checkup completo com seu médico,[20] incluindo controle de pressão arterial, exames de diabetes e que indiquem alterações de colesterol e possibilidade de câncer de mama.

Você também deve apresentar seu histórico detalhado. Isso inclui histórico pessoal e dos seus familiares no que se refere a doenças cardíacas, derrame, câncer, câncer ginecológico, coágulos, doença hepática e osteoporose.

Antes de ir à consulta, pesquise quantas parentes, inclusive avós, primas e tias-avós, tiveram diagnóstico de câncer de mama. Se puder, descubra quantos anos elas tinham quando foram diagnosticadas e que tipo de tratamento fizeram. (Como mencionei antes, o aplicativo Balance pode ajudar você a descobrir seu perfil de risco.) Depois disso, e com o apoio do seu médico, você pode considerar os prós e contras do tratamento.

A THM é conhecida como uma terapia sistêmica, o que significa que envia hormônios para a corrente sanguínea de modo que possam operar em todo o corpo. A quantidade e a potência dos hormônios[21] na THM é dramaticamente mais baixa que nas pílulas anticoncepcionais. A THM pode ser feita por meio de comprimidos ou da pele. O site do ACOG sustenta que a terapia transdérmica,[22] via adesivo, gel, anel vaginal ou spray, está associada a menos riscos de complicações como derrame, trombose e doenças na vesícula que as formas orais de THM.

Um comentário rápido: se você for usar o spray, que costuma ser aplicado no antebraço, é melhor não fazer isso perto da lareira. Ou de uma criança. Alguns sprays são à base de álcool, e por isso inflamáveis. "Evite fogo, chamas e cigarro até secar",[23] diz o alerta. Crianças pequenas acidentalmente expostas ao spray, ele prossegue, "podem mostrar sinais inesperados de puberdade".

Se você não teve o útero removido, seu médico provavelmente vai prescrever estrogênio com progesterona ou progestina, uma medicação sintética que imita a progesterona. Se você teve o útero removido, talvez não precise tomar a progestina.[24]

A THM pode ser cara, caso seu plano de saúde seja como o meu e não cubra os medicamentos prescritos. Muitas vezes, é possível encontrar com o próprio plano de saúde opções cobertas por eles, de acordo com Rachel Rubin.

Se você está na perimenopausa, tomar — ou continuar tomando — anticoncepcional oral pode amenizar[25] sintomas como ondas de calor, suor noturno e menstruação desregulada. (Sempre achei que essa era a forma de controle de natalidade mais popular; no entanto, de acordo com dados do governo de 2020,[26] apenas 14% das mulheres sexualmente ativas entre quinze e 49 anos tomam pílula. A forma mais popular de controle de natalidade na verdade é a laqueadura.)

Se você chegar à menopausa e os sintomas continuarem, pode passar da pílula para a THM, que, repito, usa doses menores de hormônios. (Para impedir a ovulação, são necessárias doses maiores.) Informação importante: se você toma pílula, saiba que pode não ficar totalmente claro quando entrou oficialmente na menopausa.

Como o tratamento deve ser individualizado, o processo para encontrar a medicação e a dosagem certas para a THM envolve tentativa e erro — às vezes muitas tentativas e muitos erros. De acordo com o ACOG, é necessário agendar consultas para avaliar se o tratamento deve ser continuado.

"Se seu estado de saúde é bom e você sofre sintomas severos da menopausa, que afetam sua qualidade de vida, não precisa 'simplesmente aguentar'", diz Wen Shen, do Johns Hopkins. "Temos dados que mostram que mulheres com sintomas graves da menopausa podem apresentar anormalidades no sistema cardiovascular, e sua pressão sobe durante as ondas de calor. Assim, essas mulheres têm um risco aumentado de doenças cardiovasculares." Ela pensa por um momento. "Ou, vamos dizer, se sua mãe teve o primeiro ataque cardíaco aos sessenta ou quebrou a bacia aos sessenta, seria bom cogitar a THM para você."

Eis algo que Barb DePree, ginecologista e especialista em menopausa de Holland, Michigan, diz às pacientes e que costuma fazê-las pensar de maneira diferente em relação aos hormônios: "Por quarenta anos, todas temos uma abundância de estrogênio e progesterona circulando no corpo continuamente, e ninguém nunca sugere que isso é um perigo. Então por que quando você faz 52 anos, isso que até agora era ótimo de repente se torna um risco?", ela questiona. "Eu rejeito essa noção. Também sempre menciono que, até onde sei, essa é a única condição humana em que a falência do órgão, no caso a falência dos ovários, é esperada, e simplesmente decidimos ignorá-la. Só então discutimos o momento de iniciar um tratamento e os fatores de risco subjacentes."

Existem indícios de que há diferenças importantes no risco de câncer de mama dependendo da forma de progesterona usada. O WHI usou acetato de medroxiprogesterona, uma progesterona sintética, porém um estudo de 2022[27] no periódico *Obstetrics & Gynecology* descobriu que tomar progesterona bioidêntica, ou micronizada, com estrogênio era mais seguro.

A combinação ideal, de acordo com um editorial de 2019[28] do *British Journal of General Practice*, é progesterona bioidêntica e estrogênio transdérmico, que não é associado a risco de tromboembolismo venoso aumentado (risco de formação de trombos intravenosos). Como os autores escrevem, "não há risco aumentado de câncer de mama nos primeiros cinco anos de recebimento de estrogênio com progesterona micronizada". Enquanto está pesando prós e contras, considere isto: se você sofre com a falta persistente de sono causada por ondas de calor e suor noturno, isso por si só tem consequências sérias na sua saúde, tanto mental quanto física. Com o tempo, a privação de sono crônica[29] pode causar doença cardiovascular, diabetes tipo 2 e depressão. Para quem sente que sua saúde mental e física está em declínio por conta disso, a THM pode ser transformadora. Uma amiga me disse que, depois que a terapia hormonal fez efeito, ela acordou uma manhã e chorou de alívio ao se dar conta de que havia dormido a noite toda pela primeira vez em três anos.

Minha ginecologista foi bastante minuciosa durante a consulta para discutir THM: passei mais de uma hora na sala dela. Seguindo o conselho dos especialistas, marquei um horário só para isso, em vez de incluir o tema em uma consulta de rotina. Se você está considerando a possibilidade de fazer terapia hormonal, é importantíssimo tomar a iniciativa em vez de esperar que os médicos toquem no assunto.

Enquanto mergulhávamos no meu histórico médico e ela me perguntava se eu havia tido uma série de doenças, eu ficava grata sempre que respondia "não". Disse à minha ginecologista que meu principal motivo para tentar a THM era dormir melhor. Ficava pensando nas lágrimas da minha amiga ao acordar: dormir uma noite inteira parecia algo inimaginável.

No entanto, perto do fim da consulta, quando entramos no meu histórico familiar, contei que minha irmã havia sido hospitalizada duas vezes pelo que chamam de trombose "não provocada". (Ela é "provocada" quando há um gatilho identificável para a formação do trombo, como um machucado, enquanto a "não provocada" surge do nada.) Quando mencionei isso, a médica levantou a cabeça na mesma hora. Mostrei a ela os registros hospitalares da minha irmã. (Àquela altura, eu já havia aprendido com os especialistas a estar sempre preparada.)

Minha médica me disse que, embora a decisão fosse minha, considerando que eu tinha uma parente de primeiro grau com formação de trombos e um histórico familiar de derrames, ela me aconselhava a não fazer THM. Eu preferiria lidar com meus piores sintomas com um único tratamento, a THM, mas teria que continuar fazendo isso de maneira fragmentada.

Pelo menos já havia feito progresso. Como disse no capítulo anterior, os efeitos do estrogênio vaginal agora eram visíveis. Não costumo usar levianamente a expressão "mudou minha vida", porém, na minha opinião, é simplesmente milagroso que, com um creme aplicado na vagina, *você pare de fazer xixi na calça*. Quando saio, a primeira coisa em que penso não é mais "Bom, é melhor eu já fazer xixi". E a qualidade do meu sono, na verdade, já melhorou, porque não preciso ficar me levantando para ir ao banheiro o tempo todo. Por mim, posso continuar aplicando estrogênio vaginal o resto da vida, sem problemas.

Sexo, como mencionei, não é mais um pesadelo. Eu diria que 90% da dor que eu sentia passou com o estrogênio vaginal — e aprendi a lidar com o restante usando lubrificante. Tenho usado supositórios vaginais com canabidiol. Basta colocar quinze minutos antes do sexo e eles "diminuem o desconforto e aumentam o relaxamento". (Também é possível usá-los para aliviar o desconforto pós-sexo.)

Sei que o canabidiol ainda precisa ser mais estudado, mas esses supositórios funcionam para mim — e essa é a mensagem que busco passar ao longo deste livro. Se algo funciona para você, é o que importa. Como jornalista da área de ciências, preciso apresentar estudos clínicos e dados quantitativos, mas há alguns tratamentos para a menopausa que ainda não foram bem estudados, o que não significa que não sejam eficazes.

A melhora que vejo com meus supositórios e que outras mulheres veem com diferentes tratamentos pode ser consequência do efeito placebo — quando seu cérebro convence seu corpo de que um tratamento ineficaz tem resultados reais. Recentemente, descobriu-se que a ligação entre mente e corpo é tão forte que, nas circunstâncias certas, o placebo tem o mesmo efeito que o tratamento tradicional — sobretudo para controle da dor.

Em geral, em estudos clínicos randomizados controlados, os pacientes não sabem se estão recebendo placebo ou medicação. Um estudo publicado em 2014 no *Science Translational Medicine*[30] verificou como as pessoas reagiam à medicação para controlar a dor em meio a uma crise de enxaqueca. Um grupo recebeu um comprimido para enxaqueca com o nome escrito: Maxalt. Outro grupo não tomou nada. E um terceiro grupo tomou um placebo com "placebo" escrito — o que chamam de placebo aberto. Os resultados? O placebo aberto teve 50% de eficácia em relação ao medicamento real no controle da dor em uma crise de enxaqueca — e qualquer pessoa que já tenha experimentado uma enxaqueca sabe que a dor latejante não é brincadeira.

Os pesquisadores especularam que uma explicação para isso é que o simples ato de tomar um comprimido — mesmo um comprimido declaradamente falso — tem efeito positivo na cura. "Mesmo que eles saibam que não é remédio", declarou Ted Kaptchuk, um dos pesquisadores, "a ação em si pode estimular o cérebro a pensar que o corpo está sendo curado."

Já que estou falando de dados quantitativos, aproveitarei para falar de hormônios bioidênticos. Nos últimos anos, os hormônios bioidênticos ganharam popularidade como uma alternativa mais natural à THM convencional.

Com "bioidênticos", estamos falando de compostos[31] supostamente idênticos em termos químicos e moleculares àqueles que o corpo produz. A ideia, de acordo com a ginecologista e obstetra Barb DePree, é de que "com os bioidênticos você tem uma molécula igualzinha aos hormônios humanos, enquanto os hormônios não bioidênticos são parecidos, mas não idênticos".

Em vez de ser produzidos por farmacêuticas multinacionais,[32] em geral eles são prescritos por médicos e produzidos por farmácias de manipulação — e por isso seriam supostamente mais seguros. A internet está cheia de depoimentos de celebridades e influenciadores exaltando os benefícios dos hormônios bioidênticos (alguns dizendo que garantem a juventude eterna: cabelo brilhante, pele esplêndida e mais tônus muscular). O negócio está a pleno vapor — alimentado, entre outros fatores, pela desconfiança que o público tem das grandes farmacêuticas e a crença de que tudo que é natural é melhor.

> "[A menopausa] é tão natural quanto ter um filho. De verdade: é uma parte da vida. Fisicamente, é parte de como fomos feitas; hormonalmente, é como fomos construídas; quimicamente, é como funcionamos."[33]
>
> Kim Cattrall

A terapia com hormônios bioidênticos, diz DePree, "não é uma cura milagrosa, uma fonte da juventude ou algum tipo de óleo de cobra preparado por médicos inescrupulosos. A verdade tem muito mais nuances". A THM, ela prossegue, "não tem nem o objetivo de manter os hormônios 'em harmonia' nem o objetivo de afastar a menopausa indefinidamente. A terapia hormonal tem o objetivo de aliviar os sintomas da transição para a menopausa quando eles estão interferindo na sua vida."

Embora hormônios manipulados sejam sem dúvida populares — uma pesquisa da NAMS de 2015 revelou[34] que uma em três pessoas faz THM com hormônios bioidênticos —, eles não são mais seguros.

Na verdade, medicamentos manipulados não são aprovados ou sujeitos a qualquer supervisão na produção por órgãos de controle, por isso não passam pelos testes clínicos rigorosos exigidos dos medicamentos feitos pelas farmacêuticas tradicionais. Nos Estados Unidos, de acordo com uma revisão de 2017 publicada no *Climacteric*,[35] a terapia com hormônios bioidênticos deu lugar à formação de "uma indústria farmacêutica não regulamentada, sem o controle apropriado e que faz alegações falsas e propaganda enganosa". Um relatório de 2020 das Academias Nacionais de Ciências, Engenharia e Medicina[36] concluiu que a falta de padronização pode aumentar os riscos de overdose, subdosagem e contaminação. Como a NAMS aponta no seu site,[37] hormônios bioidênticos podem nem mesmo conter a quantidade prescrita, "o que é perigoso. Por exemplo, quando o nível de progesterona está baixo demais, a pessoa não fica protegida contra o câncer endometrial. Quando o nível de estrogênio está alto demais, pode haver superestimulação dos tecidos do endométrio e das mamas, de modo que a pessoa corre risco de câncer endometrial e até de mama".

A dra. DePree concorda. Hormônios manipulados não deixam de ser medicamentos, ela aponta. "'Bio' não equivale a 'natural' e, portanto, livre de riscos. Tomar qualquer hormônio que seja envolve riscos."

Em 2013, a revista *More* fez uma investigação agora famosa[38] e obteve doze receitas idênticas para terapia com hormônios bioidênticos (THB) de uma ginecologista proeminente preocupada com o uso crescente de hormônios não regulamentados. A jornalista enviou receitas de Tri-Est (uma combinação de estradiol, estrona e estriol, mais progesterona) para diferentes farmácias de manipulação do país, e em seguida mandou as cápsulas para serem analisadas em laboratório. Os resultados? A quantidade de estriol estava abaixo do receitado, enquanto a dos outros dois hormônios estava acima.

Os hormônios bioidênticos tampouco precisam de um rótulo específico, por isso os pacientes podem ficar no escuro em relação a informações vitais, como alertas e contraindicações. Se os riscos não são explicitados, as pessoas acham que eles não existem — um motivo-chave para a crença de que a terapia com hormônios bioidênticos é mais segura.

As farmacêuticas, por outro lado, são obrigadas a relatar complicações em decorrência do uso dos medicamentos ou efeitos colaterais sérios e inesperados diretamente aos órgãos de controle. E, embora bioidênticos manipulados sejam propagandeados como mais naturais que as formulações comerciais usadas na THM, continuam sendo sintéticos. Mais que isso: como a dra. Lauren Streicher aponta, as farmácias de manipulação não produzem hormônios, apenas os misturam. Ou seja, elas compram os mesmos princípios ativos que as farmacêuticas. "É tudo a mesma coisa! Vem tudo do mesmo lugar", a dra. Streicher explica.

Farmácias de manipulação têm sua utilidade.[39] No caso de alguém que tenha alergia a amendoim, por exemplo, uma farmácia pode eliminar o óleo de amendoim presente em determinado medicamento para que ele possa ser usado com segurança. Se você já é cliente de uma farmácia de manipulação, certifique-se de que ela é credenciada em órgãos que garantam a qualidade e o cumprimento de padrões seguros.

Muitas pessoas que fazem uso de hormônios bioidênticos também recomendam testes hormonais — em geral com saliva, mas também com sangue ou urina — para que a terapia supostamente trate de problemas hormonais específicos. Não só o teste com saliva é desnecessário, segundo a NAMS, como "também não há provas de que seja preciso ou confiável". Como mencionei, uma vez que os níveis hormonais variam diariamente e ao longo do dia, nem mesmo exames de sangue, de acordo com a NAMS, "refletem de maneira precisa os níveis hormonais do corpo".

Segundo a ginecologista e obstetra Lauren Streicher, para os médicos, o apelo dos testes de saliva "é que eles sempre atraem pacientes com regularidade, que acabam gastando bastante dinheiro". Ela suspira. "Olhe, não culpo as mulheres que se consultam com essas pessoas. Temos ginecologistas e clínicos gerais que não sabem nada sobre menopausa, e as mulheres estão desesperadas por ajuda. Se os seus médicos não ajudam, é claro que elas vão procurar quem faça isso. E essas pessoas vendem informações equivocadas usando as palavras certas, como 'natural' e 'personalizado', que não são apenas sem sentido como também enganosas. Para mim, é motivo de preocupação já faz um longo tempo, e sei que também para muitos outros especialistas em menopausa."

A bateria de exames, acrescenta Wen Shen, do Johns Hopkins, não é apenas desnecessária como muitas vezes custa uma fortuna, porque esses exames não costumam ser cobertos pelo plano. "Eu me guio pelos sintomas. Se uma paciente tem ondas de calor durante a noite, não preciso verificar seu nível de estrogênio para dizer: 'Você está na menopausa'."

A Associação Médica Americana, a Sociedade Americana pela Medicina Reprodutiva e a Sociedade de Endocrinologia estão entre as muitas organizações que alertaram contra o uso de terapia hormonal manipulada. No fim das contas, o rótulo "bioidêntico" acaba mais relacionado a marketing que a indícios científicos, já que muitos dos hormônios industriais aprovados não apenas correspondem à definição de "bioidêntico", segundo Shen, como são derivados de fontes naturais, como soja e inhame. "As farmácias de manipulação adquirem seus ingredientes das mesmas fontes que as grandes farmacêuticas", diz Shen. "Pergunto às pacientes: de onde você acha que vem o estradiol das farmacêuticas? Das mesmas plantas. Dos mesmos inhames do México. Só que nesse caso houve testes para garantir sua segurança e eficácia."

DePree concorda. Muitas marcas familiares de anéis, cremes, comprimidos e géis hormonais, segundo ela, são ao mesmo tempo produzidos comercialmente e bioidênticos. "E, quando você compra esses produtos, sabe o que vem neles", ela conclui.

A terapia com testosterona,[40] usada para impulsionar a função sexual, também costuma depender de farmácias de manipulação, porque não é regulada pela FDA. Com frequência, explica Streicher, ela é administrada na forma de implantes subcutâneos na região do quadril, que liberam estrogênio e testosterona ao longo de seis meses. Quando a mulher inicia o tratamento sempre se sente ótima, segundo Streicher, "por conta do aumento no estrogênio e na testosterona, que proporciona aumento da libido e energia, e ainda dá um fim às ondas de calor". No entanto, Streicher prossegue, os implantes subcutâneos "em geral têm doses altíssimas de estrogênio e testosterona, muito acima das que qualquer mulher produziria em algum momento da vida".

Emily Lynn Paulson, autora que vive em Seattle, fez uma histerectomia radical, que inclui a retirada de um ovário, como parte de um tratamento contra câncer. Quando começou a observar sintomas de menopausa e percebeu que ela era iminente, sua médica sugeriu que procurasse alguém especializado em hormônios.

"Eu devia ter procurado um endocrinologista, mas em vez disso pesquisei 'hormônios' e minha cidade no Google", diz Paulson. "Isso me levou a uma clínica que parecia especializada no assunto." A médica com quem Paulson se consultou recomendou implantes subcutâneos bioidênticos de testosterona.

"Ela me disse que era um tratamento de baixo risco e 'natural'. E que era basicamente uma solução mágica", Paulson lembra. "Ela não me explicou os riscos, só disse: 'Algumas pessoas têm acne e um leve aumento nos pelos faciais, mas é muito raro'. O que eu tinha a perder?" Com o primeiro implante, Paulson notou que tinha mais energia e libido. Cinco meses depois, no entanto, começou a se sentir pior. "Eu vivia ansiosa, meu cabelo começou a cair perto das têmporas, minhas pernas e axilas começaram a ficar peludas como nunca e minhas costas cheias de espinhas. Agora estou esperando um encaminhamento para ir a um endocrinologista."

Na primavera de 2022, o Reino Unido enfrentou uma escassez aguda[41] de produtos para THM. Estima-se que 1 milhão de mulheres,[42] de acordo com o Instituto Nacional para a Saúde e a Excelência no Cuidado, se utiliza desses produtos — um grupo considerável, já que há cerca de 33 milhões de mulheres no Reino Unido.[43] Dados do Serviço Nacional de Saúde mostram que as prescrições mais que dobraram nos últimos cinco anos graças a uma campanha de conscientização bem-sucedida sobre a qual falarei adiante. (Na Escócia e no País de Gales, a THM é oferecida sem custo.)

Quando os estoques de produtos relacionados à THM minguaram, as pessoas ficaram frenéticas e passaram a dirigir centenas de quilômetros à procura deles, recorrendo ao mercado paralelo ou estrangeiro ("Falta de TRH pode forçar mulheres a viajar ao exterior para comprar medicação e se tornar mulas",[44] dizia uma manchete). Uma mulher chegou a ligar para trinta farmácias.[45]

Outras foram reduzidas ao escambo: "Encontros em estacionamentos[46] para trocar um creme caro para o rosto por gel com estrogênio podem parecer o enredo exagerado de uma comédia policial", escreveu Mariella Frostrup, jornalista britânica e autora de *Cracking the Menopause* [Quebrando a Menopausa] no *Daily Mail*. "Mas foi isso que restou a uma amiga próxima fazer. Ela ficou desesperada por não conseguir encontrar os medicamentos prescritos e acabou pedindo ajuda no Facebook. No fim das contas, a amiga de uma amiga propôs a troca."

Algumas mulheres relataram impulsos suicidas;[47] outras tiveram que faltar no trabalho. Os protestos ganharam tamanha força que o secretário de Saúde Sajid Javid acabou nomeando uma embaixadora para a THM,[48] Madelaine McTernan, que havia liderado a força-tarefa contra a covid-19 no país e ficou responsável por encontrar uma solução para a crise. Aparentemente, depois que uma mulher se torna devota da THM, é difícil viver sem ela.

10. A restauração
Voltando a ser você mesma

Quero deixar claro que a mensagem deste livro não é "faça como eu". Cada pessoa é diferente, as experiências com a menopausa variam muito, e o que funcionou para mim pode não funcionar para você. Meu ponto é simplesmente: se você tem sintomas que estão afetando sua qualidade de vida, merece receber tratamento.

Sei que são muitas informações para absorver, por isso destaco aqui o principal:

FIQUE ATENTA PARA NÃO INTERNALIZAR O QUE É CONHECIDO COMO "ETARISMO DE GÊNERO"

Quando estou remoendo uma ideia para um livro, faço bastante pesquisa informal — como numa noite em que fui jantar com algumas amigas em um restaurante de comida vegana repleto de plantas no East Village. Enquanto esperamos pelas entradas, pergunto a elas que tipo de imagem proporiam para a capa deste livro.

"Minha mãe sempre disse que, quando você entra na menopausa, se torna invisível", comenta minha amiga Sari.

Duas de nós, Sari e Lyla, estão na perimenopausa, enquanto Shawn e eu já não menstruamos mais. Sari se ilumina de repente. "Já sei! Sabe aquele filme antigo, O *homem invisível*? Talvez pudesse ser uma mulher invisível."

"Mas como assim?", Shawn pergunta. "Como seria essa capa? Não teria nada? Acho que não vai atrair muita gente."

"Não", Sari diz. "Lembra que o homem invisível usava chapéu, óculos e enrolava uma faixa na cabeça? Talvez a mulher invisível pudesse usar aqueles óculos meio quadrados, que nem minha avó que mora em Boca."

Digo a elas que quero evitar imagens deprimentes, como o pôr do sol, que costumavam ser recorrentes em suplementos para a menopausa.

"Sutil", Shawn comenta, com uma risada. "Já sei! E se a capa fosse uma ameixa fresca se olhando no espelho e vendo uma ameixa seca? Minha pele está assim. *Muito* seca."

"A ameixa teria olhos?", Sari pergunta. "Como ela vê o próprio reflexo?"

"Na verdade, às vezes não me sinto como uma ameixa", diz Shawn. "Ontem uma menina de 22 anos do trabalho entrou na minha sala e perguntou se existia celular quando eu era criança." Ela parece chateada. "Cara, eu não sou Moisés!"

"Mas a gente não tinha celular quando era pequena", observo.

Shawn concorda com a cabeça. "Tá, isso é verdade."

"A gente tinha telefones com fio cor de creme pendurados na parede da cozinha", digo. "Não é?" Todo mundo confirma. "Quando eu era adolescente, se alguém importante ligasse" — faço aspas com os dedos quando digo "importante" —, "eu puxava o fone até o armário da entrada, entrava e fechava a porta."

"Eu gostava de ficar enrolando o fio no dedo enquanto falava", diz Shawn.

"Lembro que uma vez vi um filme em que o Michael Douglas estava na praia e falava em um celular e achei inacreditável", diz Sari.

"*Wall Street*", Lyla diz. "Foi assim comigo também. Eu não conseguia acreditar que dava para falar com alguém pelo telefone enquanto andava pela praia. Assisti ao filme de novo faz uns anos, para ver se tinha envelhecido. Vocês lembram o tamanho do celular? É gigantesco, muito engraçado. Parece uma caixa de sapato."

"De que ano é o filme?", Sari pergunta e pega o celular para conferir. "Oitenta e sete", ela anuncia em seguida.

"Bom, o que eu quis dizer é que essa menina do trabalho me vê de um jeito que eu não me vejo", Shawn explica e dá de ombros. "Eu achava que envelhecer levaria mais tempo, sei lá como."

Voltamos às ideias para a capa do livro. Óculos de leitura? Um ventilador portátil?

Sim, as piadas eram feitas com afeto, mas também com um pouco de condescendência. Ficou claro que a ideia da menopausa nos deixava desconfortáveis (*Não sou velha assim!*), por isso logo passamos às *Supergatas* para nos afirmarmos com ênfase como algo fora da categoria.

"Tenho um grupo de amigas dez anos mais velhas que eu e me lembro de não ter sido muito empática quando elas começaram a sentir ondas de calor", diz Denise Pines, da WisePause Wellness. Ela achava que as ondas de calor das amigas eram "tipo quando você está em Miami e está quente lá fora". Quando experimentou sua primeira onda de calor, "pensei que estava entrando em combustão espontânea, como num filme de terror ruim, daqueles em que voa cérebro pra todo lado. Nunca tinha me sentido daquele jeito".

Pines ligou para as amigas daquele grupo uma a uma "e pedi desculpas pela falta de empatia. Elas provavelmente nem se lembravam da minha reação, mas eu me lembrava".

Um estudo de 2008 publicado no periódico *Health Care for Women International*[1] pediu a universitários dos Estados Unidos e do México suas impressões em relação a mulheres em diferentes estágios da vida reprodutiva. Uma mulher com um bebê foi definida pelos estudantes como "feliz", enquanto uma mulher na menopausa foi considerada "irritada" e "velha". As mulheres mais jovens foram especialmente duras em seus comentários.

Isso não é novidade para as mulheres na meia-idade, que com frequência temem que, se parecerem "velhas", serão consideradas senis. Um estudo de 2022 publicado no periódico *Journal of Women & Aging*[2] se concentrou em mulheres que deixaram de tingir o cabelo grisalho durante o período de lockdown na pandemia de covid-19. Os pesquisadores perguntaram a um grupo de mulheres por que elas haviam parado de tingir o cabelo, considerando que isso aumentava as chances de serem estigmatizadas como velhas. Foram identificados dois tipos opostos de respostas: competência e autenticidade. Apesar de quererem evitar ser percebidas como "velhas e portanto incompetentes", as mulheres se "arriscavam" a deixar o cabelo grisalho para se sentir mais autênticas.

É claro que, muito embora uma mulher tenha dito que estava "hasteando sua bandeira natural", essa escolha não fazia com que sentissem totalmente livres. De jeito nenhum! Depois que deixaram o cabelo grisalho, segundo os pesquisadores, "pareceu predominar a suposição de que o grisalho deveria ser compensado por uma atenção maior ao estilo e corte, aplicação de cosméticos, realização de procedimentos não cirúrgicos e escolha cuidadosa de roupas, tudo isso para combater seu efeito envelhecedor".

Em outras palavras, as mulheres passaram a recorrer a outras estratégias, como usar batom forte, para assegurar aos outros que não iam pegar no sono no meio de uma reunião. A questão não é a cor do cabelo (muito embora, se quiser entrar no assunto, pense em como os homens de cabelo grisalho são vistos). Estamos falando de um medo legítimo de ser considerada menos vibrante, menos afiada e menos relevante.

> "Estou passando pela perimenopausa. Meu cérebro está simplesmente fritando. É muito bizarro, mas também é um convite glorioso para uma nova estação, um novo capítulo na minha vida. Nunca fui tão sexy quanto agora. E, quando digo isso, me sinto ainda mais eu mesma. Vou ser sexy a torto e a direito. Viver a vida com tudo."[3]
>
> Tracee Ellis Ross

Minhas brincadeiras bobas sobre viseiras diminuíam as mulheres mais velhas sem nenhum motivo. A linguagem importa. Vamos apoiar e promover umas às outras, com palavras e ações, não importa o caminho que as pessoas nascidas mulheres escolherem.

O preconceito com as mais velhas não é apenas tóxico em termos de sociedade, mas faz mal no nível individual. Uma pesquisa demonstrou que, quem tem uma visão pessimista em relação à menopausa, pode manifestar sintomas piores. Em uma revisão de 2010 do periódico *Maturitas*,[4] pesquisadores britânicos descobriram que em dez dos treze estudos examinados as mulheres que tinham uma atitude mais negativa em relação à menopausa também relatavam mais problemas com seus sintomas. Não é preciso ser da sociologia para concluir que isso faz sentido.

Quanto mais você aprende sobre a menopausa, menos misteriosa e assustadora ela se torna. Quanto maior a frequência com que você a menciona casualmente nas conversas, mais depressa o estigma desaparece, para você e todos os outros. A menopausa não é uma doença! É um estágio da vida. Se você tiver a sorte de viver tempo o bastante, pode passar metade da vida na pós-menopausa.

DIGA PARA QUEM VOCÊ AMA EXATAMENTE O QUE ESTÁ ACONTECENDO

Se você não sabe muita coisa sobre menopausa, mesmo que esteja acontecendo com você, provavelmente as pessoas à sua volta sabem menos ainda. Em 2017, a revista *Health* produziu um vídeo em que homens respondiam a perguntas sobre perimenopausa e menopausa.[5] Era um grupo de homens simpáticos e bem-intencionados, que se esforçou ao máximo. "É quando você está ovulando?", arriscou um quando lhe pediram para definir a menopausa. "Não, não deve ser isso." Outro sujeito apresentou a seguinte definição de perimenopausa: "Talvez seja uma segunda menopausa? Não sei". Um terceiro explicou as ondas de calor assim: "Quando uma mulher está menstruada e fica exausta?". Se as pessoas à sua volta não têm ideia do que está acontecendo, como podem apoiá-la? No mínimo, elas vão saber por que você está derretendo (às vezes tanto física quanto mentalmente) e te dar um descanso.

O silêncio cria mal-entendidos e mágoa. Se você começar a evitar sexo, segundo Makeba Williams, da Universidade de Washington em St. Louis, a outra pessoa pode concluir que a culpa é dela. Se tem uma crise de choro na frente dos seus filhos, eles podem levar para o lado pessoal e ficar aborrecidos e confusos. Quando você não vai passar o fim de semana na praia com amigos porque tem vergonha do seu novo corpo, perde uma oportunidade de se conectar com eles e contar sua história.

"Fale a respeito", diz Williams, "para que toda uma dificuldade social, emocional e interpessoal não se desenvolva só porque você não falou sobre algo que é um evento fisiológico absolutamente normal." Inicie a conversa com entes queridos, sugere Williams, definindo em termos simples o que é a menopausa e como ela pode afetar seu corpo. Mencione os sintomas que tem sofrido, descreva como eles fazem com que se sinta e depois peça o que precisa.

Use a linguagem clara que um médico usaria. Sua vulva não é sua florzinha. Nem sua perereca. Nem sua xoxota. Este é o roteiro que usei com meu marido. Ele serve para dar uma ideia de como a conversa pode se desenrolar.

Tom? Você pode largar o celular um pouco? Obrigada. Preciso te dizer uma coisa. Estou na transição para a menopausa, que é quando os níveis dos hormônios que controlam a reprodução começam a despencar, sua menstruação para e você não é mais fértil. Isso não é uma doença. É um processo natural que afeta todas as mulheres.

Como esses hormônios, por exemplo o estrogênio, estão presentes em quase todas as partes do nosso corpo, quando eles saem do sistema o corpo e a mente reagem.

Algumas mulheres passam pela menopausa sem problemas,

mas outras apresentam sintomas graves, que afetam tudo, seja pele, peso ou humor. Esses sintomas podem durar meses ou até dez anos. Ah, estou vendo que essa história de "dez anos" chamou sua atenção. É bastante tempo, né?

Sei que falei que estou na menopausa, mas não fui muito específica quanto ao que está acontecendo comigo e peço desculpas por isso.

Tenho sentido ondas de calor, que é uma sensação repentina de calor que atravessa a parte superior do corpo, e isso me faz suar e ficar vermelha. Ondas de calor são o sintoma mais comum da menopausa. Ninguém sabe a causa. Sinto ondas de calor quase toda noite e acordo por causa delas. Duram poucos minutos, mas parece que tem um secador ligado no máximo apontado para o meu peito.

Mulheres na menopausa tendem a ganhar peso na região abdominal. É por isso que você tem ouvido combinações criativas de xingamentos quando tento, inutilmente, vestir calças que costumavam servir.

Tento ser positiva em relação ao meu corpo, você sabe que não admito balança dentro de casa. No entanto, as mudanças na minha silhueta me deixam angustiada. Outra noite, quando estávamos conversando na cama, olhei para baixo e vi minha barriga espalhada no colchão. Sei que você nem percebe, e te amo por isso, mas eu percebo.

A queda de estrogênio também afeta o cérebro, por isso às vezes fico mal-humorada e irritada. Ela também mexe com a memória, e você deve ter notado que precisa completar minhas frases com muito mais frequência, e que às vezes eu pergunto se sabe onde estão meus óculos com eles bem na minha cabeça.

Me irrita que as ondas de calor me acordem à noite e interrompam meu sono. Fico frustrada porque minha memória não é mais a mesma. Fico chateada porque sinto dor quando fazemos sexo, como se fosse culpa minha.

Eu ficaria muito grata se você pudesse ser paciente comigo e *lembrar que isso pelo que estou passando é algo biológico. Quando me vir irritada ou desanimada, seria ótimo se pudesse me perguntar se estou precisando de alguma coisa.*

Obrigada. Agora você pode voltar para o celular. Já estou vendo seus dedos se contraindo.

Adapte esse roteiro conforme a necessidade. Por exemplo, se for falar com seu filho adolescente, você pode dizer: *Lembra quando a sua voz começou a mudar e você vivia com vergonha e irritado porque o seu corpo parecia ter entrado em pane e estar fora do seu controle? É assim que eu me sinto em relação à menopausa.*

"Você pode dizer aos seus filhos adolescentes: 'Seu corpo está mudando, e o meu corpo também vai mudar'", sugere Williams. "É uma boa maneira de começar essa conversa. Meus filhos sabem o que é menopausa porque não sinto necessidade de esconder isso deles."

Williams me conta que algumas semanas antes de conversarmos pelo telefone ela havia sido convidada para falar com a turma de um dos seus filhos, que estava na quarta série, sobre saúde reprodutiva. "Eu disse às crianças: 'Vocês vão passar pela puberdade. E depois seus ovários vão parar de funcionar, o que chamamos de menopausa'. Sempre falo sobre todo o espectro da saúde reprodutiva."

Quando ouço isso — uma médica fazendo sua parte para normalizar essa transição, uma turma de alunos de quarto ano por vez —, fico tão comovida que perco a voz do outro lado da linha.

NÃO ESCONDA, MINIMIZE OU NEGUE

Agora, quando me pego escondendo o que está acontecendo com o meu corpo ou reprimindo como me sinto, me esforço para ser honesta. Eis um exemplo perfeito. Uma tarde, antes do estrogênio vaginal, Tom e eu voltávamos para casa depois de passar na loja de ferragens. Assim que paramos na garagem e eu saí do carro, senti uma vontade repentina de fazer xixi. Eu sabia que tinha uns noventa segundos antes de me mijar toda, por isso corri até a porta da frente, que estava trancada.

Implorei a Tom, que estava com a chave, para vir logo. Naquela época, ele não sabia que aquilo significava um escape em menos de trinta segundos — porque eu não havia contado sobre meu problema recente. Ele achava que eu ainda tinha uma bexiga competente.

Tom seguiu seu caminho devagar, assoviando, enquanto eu aguardava com as pernas trançadas. Em vinte segundos, seria tarde demais.

Dez segundos. "Joga! Pra! Mim! A! Porcaria! Da! Chave!", gritei, de modo que vários vizinhos no jardim devem ter ouvido (e tenho certeza de que ficaram atentos na mesma hora, loucos por um drama).

Corri até Tom, peguei a chave e disparei até o banheiro. Enquanto abaixava a calça, fiz xixi no chão, como um filhote de cachorro. Depois, me dei conta de que, como havia bancado a mãezona e limpado a sujeira discretamente, não pela primeira vez, Tom não fazia ideia de que eu estava enfrentando problemas com incontinência na menopausa.

"Incontinência de urgência" pode não ser o assunto mais sexy do mundo para quem não é da urofilia. No entanto, precisa ser abordado.

Tentei ser o mais direta e clara possível. "Desculpa se exagerei", disse a Tom. "Quando o estrogênio deixa o corpo, o revestimento da uretra, que é o tubo que esvazia a bexiga, fica mais fino e mais fraco, e o assoalho pélvico (os músculos que sustentam a uretra), também pode ficar mais fraco, de modo que já não funciona tão bem. É muito comum entre as mulheres. É por isso que às vezes tenho um escape quando espirro. É por isso que sempre fico tensa no caminho do carro até a porta de casa. Talvez a gente possa transformar isso numa corrida divertida ou sei lá o quê."

Eu me forcei a ser sincera com ele depois que tive uma crise nervosa quando estava tirando a foto para a orelha deste livro. Essas fotos costumam ser feitas pelo menos um ano antes da publicação, e eu ainda não havia descoberto as maravilhas do minoxidil. Fiz uma sessão com Tom no nosso quintal, tentando parecer acessível mas com alguma autoridade.

Quando vi as fotos que ele havia tirado, senti um aperto no peito. O topo da minha cabeça estava igualzinho ao padrão de árvore de Natal que a dra. Alison Bruce havia descrito, e meu couro cabeludo aparecia em determinados pontos. Insisti repetidamente para Tom tentar de novo enquanto ajeitava furtivamente o cabelo sobre as falhas — ou, nas palavras da minha irmã Heather, fazia um *tchum*. Cerca de duzentas fotos rejeitadas depois, finalmente confessei que o cabelo ralo estava me incomodando.

"Por que você não falou?", Tom perguntou. Fomos à farmácia e comprei maquiagem para o cabelo. Enquanto cobria as falhas, não pude deixar de me lembrar de um infomercial dos anos 1990 com Ron Popeil que vendia "cabelo em lata". (Quem esqueceria o anúncio do sistema GLH, "um cabelo com ótima aparência",[6] com um careca de mullets borrifando um jato de spray e depois anunciando, todo confiante: "As garotas voltaram"?)

De qualquer maneira, eu me senti muito melhor e as fotos finalmente deram certo.

NÃO PROCURE (NÃO MESMO)
SEUS SINTOMAS NO GOOGLE

A internet sem dúvida pode ser uma fonte útil, diz a ginecologista e obstetra Kameelah Phillips, mas não quando você digita "menopausa" no Google. "Se fizer isso, vai ser levada aos sites que pagam para aparecer entre os primeiros resultados", ela explica. "Ou, se procurar todos os seus sintomas, vai chegar à conclusão inevitável de que tem câncer."

Em vez disso, Phillips recomenda sites criados ou aprovados por médicos, como os que listei na seção de fontes no final deste livro. "Se você não tem acesso a alguém especializado em menopausa, esses sites podem ajudar", ela diz. "São baseados em evidências e escritos em uma linguagem fácil de compreender, que permite digerir as informações e compreender quais são suas opções sem matar você de medo."

Como um experimento, depois de conversar com a dra. Phillips, decido fazer uma busca no Google por três sintomas comuns da menopausa.

Vamos digitar "lapsos de memória". Os primeiros resultados são "A doença mais cruel de todas: demência frontotemporal" e "Quando se preocupar com a demência" (Que tal agora?).

E quanto a "suor noturno"? Minha nossa. Pode ser câncer, endocardite, massa do mediastino ou um filme de 2019 em que um "skatista investiga a morte misteriosa do seu colega de quarto". Todas opções assustadoras.

Vamos passar para "menstruação irregular": "Menstruação irregular está relacionada a maior risco de morte precoce". Com isso, entro oficialmente em pânico e fecho o computador.

SUA ROTINA DE BELEZA VAI MUDAR

Um belo dia, acordei e nenhum dos meus produtos para a pele funcionava mais. Eles só ficavam ali, sem ser absorvidos pela minha pele agora ressecada. Meu xampu de repente deixava meu cabelo com ainda mais frizz.

Lembre-se: não são os produtos, são as versões mais recentes da sua pele e do seu cabelo.

Minha rotina de beleza teve que ser totalmente revista. Depois de muita tentativa e erro, cheguei a um coquetel de retinoides à noite; peptídeos, aminoácidos e protetor solar durante o dia; e, para finalizar, óleos, óleos, óleos de todos os tipos concebíveis, que hidratam minha pele e a deixam luminosa. Uso um óleo para os lábios, um óleo para o cabelo, um óleo para as sobrancelhas, um óleo corporal, um óleo facial e um óleo para as unhas.

Agora, quando olho para os meus braços, eles quase parecem os de antes, graças à combinação de azeite e minha visão turva, cortesia da degeneração constante dos meus olhos.

Se precisar de ajuda para criar uma nova rotina de cuidado com a pele, recomendo as redes sociais de dois dermatologistas, ambos afiliados ao hospital Mount Sinai, de Nova York. Eles fornecem conselhos claros e dicas valiosas para pessoas na meia-idade. A dra. Rosamarie Ingleton (que também é minha dermatologista) publica vídeos úteis no TikTok (@ingletondermatology) com humor e carinho. O dr. Joshua Zeichner (com quem já me consultei) ganhou muitos seguidores no Instagram (@joshzeichnermd) por conta dos seus vídeos diretos e de fácil compreensão sobre assuntos como aumentar o colágeno, lidar com a acne na vida adulta e prevenir a perda de cabelo.

Também amo os tutoriais e as críticas de produtos que Caroline Hirons, esteticista e especialista na indústria da beleza do Reino Unido, faz no Instagram (@carolinehirons). Ela tem cinquenta e poucos anos (em uma publicação, atribui sua pele reluzente "à menopausa e às lágrimas dos inimigos"), pouca tolerância para o que está na moda, opiniões fortes e é muito engraçada. ("Nossa, que cheiro de bunda", ela diz em um vídeo depois de cheirar com cuidado um creme para os olhos, depois finge que está com ânsia de vômito.)

Felizmente, os marqueteiros despertaram para o fato de que a mulher na menopausa tem necessidades hiperespecíficas no que diz respeito à pele. A Ulta, a maior varejista de produtos de beleza dos Estados Unidos,[7] começou a vender uma linha de produtos para a pele da mulher na menopausa, chamada Womaness, em 2022. (Enquanto escrevo este livro, é a única disponível, mas é melhor que nada.)

MOVIMENTE-SE — O QUE NÃO SIGNIFICA TREINAR PARA UMA MARATONA

Quer gostemos ou não, muitas doenças crônicas do envelhecimento se desenvolvem depois da menopausa, de modo que esse é um momento oportuno para cuidar da saúde e elaborar um plano para o próximo capítulo da sua vida.

Uma maneira fácil de evitar inúmeras doenças é simplesmente se movimentar. No entanto, muitas de nós têm dificuldade de pôr isso em prática. Um estudo do SWAN de 2018 mostrou que apenas 7,2% das mulheres[8] na transição para a menopausa atendem às diretrizes de atividade física mais recentes do Departamento de Saúde e Serviços Humanos dos Estados Unidos.[9]

O que não chega a ser surpresa. Se você cuida de outras pessoas, mais velhas ou mais novas, e talvez trabalhe fora ao mesmo tempo e não tenha mais a mesma energia de antes, é fácil deixar a atividade física de lado.

No entanto, como mencionei, as diretrizes são de 150 a trezentos minutos de atividade aeróbica moderadamente intensa por semana, podendo incluir caminhar rápido, andar de bicicleta ou trabalhar no jardim de casa. Esses 150 minutos mínimos representam meia hora por dia, cinco dias por semana — que caberiam em uma volta mais ou menos vigorosa pelo bairro.

O site da Sociedade de Endocrinologia alerta para o fato de que a menopausa[10] acelera a perda óssea por conta da queda no nível de estrogênio (como mencionei, até 20% de perda óssea pode ocorrer nesse estágio) e aumenta o risco de osteoporose. A musculação não só desenvolve os músculos *como também* aumenta sua densidade — mesmo em pessoas com mais de cinquenta anos.

Uma meta-análise de 2010 publicada no periódico *Medicine & Science in Sports & Exercise*[11] descobriu que adultos com mais de cinquenta anos que fazem musculação podem reverter a perda muscular relacionada à idade. A musculação (ou mesmo exercícios aeróbicos,[12] como caminhar ou correr) exerce uma pressão sobre os ossos que leva as células que os formam a produzir mais, de modo que eles ficam mais fortes. O mero ato de pular[13] pode contribuir, descobriram pesquisadores da Universidade Brigham Young em 2004. Mulheres na pré-menopausa precisavam, duas vezes por dia, ao longo de quatro meses, se levantar e dar um pulo no ar, esperar trinta segundos depois de aterrissar e repetir o processo vinte vezes. Fácil! Depois desses quatro meses, a densidade mineral óssea dos quadris dessas mulheres havia aumentado de maneira significativa.

Uma amiga de uma amiga, chamada Carmen, começou a fazer musculação quando estava na faixa dos quarenta e hoje é uma entusiasta. Carmen, que se descreve como alguém "pouco atlética, que ficava sempre no banco", agora acha que fazer musculação três vezes por semana "é uma maneira consistente e confiável de ajudar meu corpo". Ela enfatiza: "Adoro ver os números subindo com o tempo. Agora que estou na perimenopausa, descobri que a musculação ajuda a controlar meu humor também. A irritação tem vindo com tudo ultimamente, mas a musculação é uma excelente maneira de retomar o foco".

Agora, Carmen gosta de se sentir forte. "Fico maravilhada com o que o meu corpo pode fazer, como pode mudar", ela diz. "Gosto de como a musculação definiu meus ombros e de não ter mais que me preocupar em guardar a mala de bordo no bageiro quando pego um avião, gosto da confiança que me dá. Agora estou cuidando do meu corpo, na esperança de que ele cuidará de mim conforme continuo a envelhecer."

Quanto a mim, amo nadar na ACM. Na água, eu me sinto livre. Parece brincadeira. Era o que eu mais gostava de fazer quando pequena, e voltei a isso agora.

De novo, seja sair para caminhar ou pular na piscina, sempre vendo essa ideia a mim mesma como movimento, seguindo o princípio de que preciso me movimentar. Ou então começo a pular e murmuro: "Preciso esvaziar a cabeça". Isso faz com que eu me sinta a heroína de um filme de ação que carrega nos ombros o destino do mundo. Eu sei: fantasio bastante. O que importa é que funciona para mim.

EXISTE APOIO À MENOPAUSA FORA DO CONSULTÓRIO

Quanto mais você compartilha e compara o que está acontecendo na sua transição, melhor você se sente. Há espaços seguros de todo tipo onde as mulheres na menopausa podem se conectar, de comunidades no Facebook a fóruns de internet, grupos de apoio ou aplicativos. (E às vezes, como descobri no Menopause Café, pode ser mais fácil falar sobre seus sintomas com desconhecidos.)

Em muitas coletividades, aponta Phillips, "a igreja é uma fonte confiável de informações e educação. Posso dizer que eu mesma faço palestras gratuitas em grupos de mulheres dentro de igrejas o tempo todo. Tipo, não vou cobrar de Deus, né?". Ela ri. Inevitavelmente, Phillips diz, as mulheres acabam fazendo perguntas sobre seus sintomas, "então não é só uma palestra, mas uma consulta gratuita também!".

....

"A menopausa é um assunto tabu há tempo demais. Por que ninguém fala a respeito? Já passou da hora de abraçarmos plenamente o fato de que o corpo das mulheres não é um constrangimento, não é um tabu, não é uma ameaça."[14]

Brooke Shields

....

Espaços como igrejas funcionam, Phillips diz, "porque são ambientes protegidos, onde as pessoas se sentem confortáveis o bastante para falar".

Um grupo de apoio à menopausa pode nascer em qualquer lugar.

Em 2022, um deles surgiu no Kingfisher,[15] um pub em Ipswich de uma dupla de mãe e filha que haviam tido dificuldade em encontrar apoio nessa fase da vida.

Minha amiga Laura faz parte de um clube de leitura com mulheres na faixa dos quarenta e cinquenta. Quando elas notaram um aumento no papo sobre menopausa antes da discussão do livro em si, decidiram acrescentar meia hora às reuniões, antes que o clube começasse "oficialmente", caso alguém quisesse aparecer para trocar dicas. "Todas vieram", Laura me conta. "Agora, dedicamos meia hora a isso e botamos tudo pra fora. Estou na perimenopausa, então adoro essa parte. Fora que na metade das vezes não consegui ler o livro."

LEMBRE-SE DE QUE UM TRATAMENTO ÀS VEZES ABORDA MÚLTIPLOS SINTOMAS

Muitos sintomas da menopausa estão interligados, como a dra. Nanette Santoro escreveu[16] no *Journal of Women's Health*. Ondas de calor podem piorar o sono, o que pode levar a sintomas depressivos. Assim, ela prossegue, faz sentido considerar um tratamento visando mais de um sintoma.

Mulheres com ondas de calor e depressão, por exemplo, podem ser tratadas com terapia hormonal se a depressão for de branda a moderada, ou com um inibidor seletivo de recaptação de serotonina. Aquelas que apresentam hipertensão e sintomas vasomotores, ela sugere, podem tratar ambas as condições com clonidina, um anti-hipertensivo. Se você sofre vários sintomas diferentes da menopausa, levante essa possibilidade na sua consulta.

SE PUDER, CONSULTE ALGUÉM ESPECIALIZADO EM MENOPAUSA

Dez minutos de uma consulta ginecológica de rotina não são o bastante para tratar de um assunto tão complexo quanto a menopausa. "Pesquisa após pesquisa comprova que nós, ginecologistas e profissionais da área da saúde, fazemos um péssimo trabalho quando se trata de perguntas sobre sintomas geniturinários da menopausa e saúde sexual", diz a dra. Makeba Williams. "E sabemos que, se não perguntarmos, as pacientes não entrarão no assunto. Precisamos dar a esse período da vida a atenção que merece."

Uma ou duas consultas podem ser o bastante, diz Williams. "Com a maioria das pacientes, basta um primeiro encontro e elas podem ser encaminhadas de volta a quem as atendia antes." Se as pacientes fazem terapia hormonal ou tomam outra medicação, Williams acrescenta, pode haver mais uma ou duas consultas. Muitos especialistas em menopausa são pesquisadores brilhantes no auge da carreira, com currículos tão longos quanto a Bíblia — e vão concentrar todo o seu conhecimento em você. Vários foram inclusive citados neste livro.

Vamos dizer que você more no sul de Connecticut e digite seu código postal na seção "Encontre um especialista em menopausa" do site da NAMS. Pode aparecer, entre outros profissionais eminentes, o nome de Lubna Pal, médica e cirurgiã, membro do Colégio Americano de Ginecologistas e Obstetras — que citei neste livro e está aceitando novas pacientes —, professora de ginecologia, obstetrícia e saúde reprodutiva, vice-diretora de educação, ginecologia, obstetrícia e ciências reprodutivas e diretora do departamento de menopausa na Escola de Medicina de Yale. Suas pesquisas científicas incluem publicações como "Medidas cardiometabólicas e cognição no início da menopausa", "Efeitos da terapia com estrogênio oral vs. transdérmico na função sexual no início da pós-menopausa", "Aumento na incidência de fraturas de quadril em mulheres pós-menopausa com prolapso do órgão de moderado a grave" e "Gerenciamento da menopausa com combinação de indícios científicos e julgamento clínico".

Essa seria a pessoa que assumiria seus cuidados.

Um especialista em menopausa é capaz de coordenar os muitos setoristas que podem contribuir para o seu tratamento, diz Rachel Rubin, da Universidade Georgetown. "Porque não é uma única pessoa que vai resolver todos os seus problemas na menopausa", ela diz. "Você sente dor no sexo. Sua bexiga apresenta mau funcionamento. Você sofre ondas de calor. Não está dormindo. Seus ossos estão fracos. Você tem todos esses problemas, que ocorrem pelo mesmo motivo."

Wen Shen, do Johns Hopkins, membro do conselho da Sociedade Norte-Americana de Menopausa, me conta como é uma consulta típica com ela. Shen começa anotando o histórico médico detalhado da paciente e depois faz um exame ginecológico, se necessário. "Analiso o histórico médico de maneira muito minuciosa", ela diz, "porque sabemos que há questões como pré-eclâmpsia, que ocorre durante a gravidez, ou infertilidade, ou síndrome do ovário policístico, ou diabetes, ou menopausa precoce, que podem dizer muito sobre sua saúde cardiovascular no futuro."

A seguir, ela passa ao histórico social da paciente — se ela fuma, consome álcool, faz atividade física — antes de entrar nos sintomas. Shen ouve atentamente e faz muitas, muitas perguntas. Ela identifica os sintomas que estão relacionados à menopausa e os que podem estar relacionados ao processo natural de envelhecimento.

Então Shen desenvolve um plano de tratamento detalhado, que pode incluir remédios testados clinicamente (como terapia hormonal), terapias não hormonais (como inibidores seletivos de recaptação de serotonina) e medicina integrativa (como acupuntura). A saúde mental também é coberta, e ela pode encaminhar pacientes a um psiquiatra ou terapeuta sexual.

Um especialista, acrescenta Lubna Pal, da Escola de Medicina de Yale, vai explorar partes do seu histórico pessoal e familiar que podem ser particularmente relevantes para o seu bem-estar e a que você talvez nem se atentaria. "Por exemplo: 'Quantos anos você tinha quando começou a menstruar? Seu ciclo durante os anos reprodutivos era errático? Você já teve algum transtorno alimentar? Já quebrou algum osso? Tem algum familiar que está ficando curvado com o passar dos anos, o que provavelmente reflete fraturas osteoporóticas da coluna vertebral?'."

Tudo isso é relevante, segundo Pal, para a saúde dos ossos e seu risco de fraturas por fragilidade. "Considero nossa massa ou densidade óssea uma das nossas poupanças para a aposentadoria", explica Pal. "Se você não poupou durante os anos de abundância de hormônios reprodutivos, provavelmente não vai ter muito com o que contar quando 'se aposentar', ou seja, quando entrar na menopausa." Nesse caso, ela diz, "o risco de osteoporose e fratura nos anos pós-menopausa serão maiores que os de alguém da sua idade que 'se aposenta' com uma poupança mais robusta." Se esse é o seu caso, Pal prossegue, "é importante dedicar uma atenção especial à otimização da saúde óssea por meio de estratégias simples, como prática de musculação regular e boa alimentação. Esse também seria o momento para largar o cigarro."

A dra. Shen se assegura de que suas pacientes tenham uma ingestão adequada de cálcio e vitamina D3, que ajuda a absorver o cálcio. "Uma em cada duas mulheres pós-menopausa terá uma fratura relacionada à osteoporose", ela diz. "As fraturas por fragilidade não se curam de maneira adequada, por causa do fluxo sanguíneo deficiente para os ossos. As pessoas pensam: 'Ah, só vou perder alguns centímetros, nada de mais'. Bom, isso é algo muito importante, porque os dados mostram que 80% das pacientes não recuperam a funcionalidade anterior após uma fratura por fragilidade."

Não parece o paraíso ter um especialista que ouça com atenção sua lista de sintomas, compreenda o que você está passando e elabore um plano específico, para que você saiba exatamente o que fazer?

"Se estiver desesperada e seus sintomas só piorarem, se a sua vida estiver uma zona, não deixe que um médico simplesmente lhe diga 'Pois é, todo mundo passa por isso, então aguente', ou 'Isso é coisa da sua cabeça'", fala Shen. "Talvez nem tudo fique perfeito, mas posso levar a paciente de volta ao ponto onde estava, ao ponto em que era capaz de tocar a vida."

Como eu já disse, mesmo que você não consiga se consultar com um especialista, se seu médico diz 'Pois é, todo mundo passa por isso, então aguente', é hora de encontrar outro — um profissional que te escute.

Conclusão: Menopositividade!
Reconheça. Mobilize. Normalize.

Certa noite de outubro de 1937, Byrdie Hollis, de 45 anos, e seu marido pararam na Rayville Drug Company de Rayville, Louisiana, para comprar uma garrafa de Coca-Cola. Quando começou a beber, a sra. Hollis sentiu o que depois descreveu como uma "substância sólida estranha" na boca, que cuspiu de volta na garrafa.[1] O conteúdo foi despejado em uma bandeja e examinado. Descobriu-se que ali havia "resíduos de uma aranha viúva-negra, além da própria aranha, decomposta e encharcada".

Depois de beber o refrigerante de aranha e passar mal, Hollis, compreensivelmente, procurou um escritório de advocacia. Quando entrou com um processo por dor, desconforto e dano, a defesa da Coca-Cola alegou que a náusea, os vômitos, a dor abdominal e o nervosismo subsequentes se deviam "à experiência da menopausa".

Por sorte, ninguém caiu nessa e Hollis recebeu seiscentos dólares de indenização.

Essa não foi a primeira nem a última vez que a "defesa da menopausa" foi usada. A história de como esse estágio da vida foi apresentado pela defesa de réus ao longo do século xx para diminuir os relatos das mulheres, contada nas páginas do *Indiana Law Review*, é fascinante. Segundo escreve Phyllis T. Bookspan, professora de direito da Universidade Widener, a "defesa da menopausa"[2] foi usada "em tribunais dominados por homens como um método nítido e amplamente aceito de diminuir a importância dos danos sofridos pelas mulheres e da sua própria vida".

Ela foi usada quando Anna Laskowski foi derrubada e atropelada[3] por um cavalo que puxava uma carroça de gelo em 1915, em Wayne County, Michigan. O peito de Laskowski foi esmagado, suas clavículas e duas costelas foram quebradas, seu ombro foi deslocado. O médico que a examinou disse tê-la encontrado "quase morta". Quando ela processou os responsáveis pelos seus ferimentos, dores e uma condição nervosa crônica chamada neurastenia traumática, a defesa alegou que seus ferimentos estavam "praticamente curados" e que sua condição nervosa "decorria da menopausa".

A premissa essencial da defesa da menopausa, Bookspan prossegue, era que uma mulher que se aproximava da meia-idade "ou estava mentalmente doente, ou fisicamente, ou ambos". Na prática, tudo de negativo que pudesse ocorrer a uma mulher já estava acontecendo, e não se podia culpar um produto com defeito ou um motorista imprudente que passou por cima dela.

A defesa da menopausa perdeu a força, segundo Bookspan, em 1980 — *não* porque fosse machista ou etarista, mas porque nesse ano a Associação Americana de Psiquiatria removeu o diagnóstico de "melancolia involutiva" (que havia muito era atribuído ao conjunto de sintomas comumente associados à menopausa) do *Manual diagnóstico e estatístico de transtornos mentais*. "Sem o benefício do depoimento médico facilmente admissível sobre os males emocionais e psicológicos da menopausa", Bookspan escreve, "esse tipo de defesa desapareceu da cena legal."

"A menopausa é um momento de oportunidade. Penso nela quase como uma segunda adolescência."[4]

Cynthia Nixon

Fica a lição: quando deixamos o tema da menopausa nas sombras, permitimos que outros a definam por nós.

RECONHEÇA

Por sorte, cada vez mais luz é lançada sobre o tema da menopausa — e esse movimento só vem crescendo. O progresso pode ser lento, mas estamos avançando.

O Reino Unido puxa a fila quando se trata de políticas e iniciativas relacionadas ao assunto. Em 2022, por exemplo, foi criada uma força-tarefa envolvendo os quatro países do Reino Unido[5] para encontrar maneiras de melhorar o apoio à menopausa e os serviços relacionados a ela em termos de educação, treinamento médico e ambiente de trabalho. Carolyn Harris, agitadora política de cabelo cor-de-rosa, membro do Parlamento pelo País de Gales e do partido trabalhista e copresidente da força-tarefa, conseguiu mudar a lei no País de Gales, na Escócia e na Irlanda do Norte para suprimir a taxação dos medicamentos usados na THM e está tentando fazer o mesmo na Inglaterra. "Fico impressionada com o fato de que o Reino Unido é visto como líder mundial nesse campo sendo que ainda não conquistamos nem esse direito. Mas estou determinada a insistir até que seja assim", ela diz. Lá, as crianças aprendem sobre menopausa nas escolas:[6] o tema consta no currículo de educação sexual desde 2020.

Não devemos esquecer o Menopause Workplace Pledge,[7] um compromisso proposto pela organização Wellbeing of Women em 2021 diante da preocupação com a enxurrada de mulheres que saía do mercado de trabalho por causa dos sintomas da menopausa. Em uma pesquisa feita em 2022 pela Fawcett Society,[8] uma organização beneficente que luta pelos direitos das mulheres, 41% das participantes disseram que a menopausa era vista como uma piada em seu ambiente de trabalho (um número que mais ou menos acompanha as menções ao tema no Twitter, segundo uma pesquisa simples que eu mesma fiz).

O Menopause Workplace Pledge convoca os empregadores a apoiar funcionárias na menopausa e falar "de maneira aberta, positiva e respeitosa" a respeito. Mais de mil organizações assinaram o compromisso, e não estamos falando de lugares pequenos. Entre elas, estão o Civil Service, o Royal Mail e a gigantesca rede de supermercados Tesco.

"O medo de ser julgada, considerada em decadência, incapaz ou pouco confiável devido ao impacto dos sintomas é real para muitas mulheres", diz Harris. "Se os empregadores se mostram abertos quanto ao seu apoio, facilita muito para as mulheres fazerem reivindicações sem temer reações ou repercussões negativas."

Em 2022, Sadiq Khan,[9] prefeito de Londres, anunciou uma política inovadora para as funcionárias da própria prefeitura a fim de dissipar "um dos últimos tabus da saúde ocupacional". A política incluía licença por menopausa, horas flexíveis para mulheres com sintomas, áreas com temperatura controlada, treinamento no nível gerencial, liberação para consultas médicas e uma campanha de conscientização quanto aos sintomas. "O que precisamos fazer, como homens,[10] como gerentes, é falar a respeito e acabar com o estigma", Khan disse à ITV. "O que eu não quero é que funcionárias talentosas se sintam constrangidas em falar sobre isso. Vocês não deveriam se constranger com o meu constrangimento."

Com o aumento da conscientização, as mulheres no Reino Unido têm procurado saídas legais. Um relatório de 2022 da organização Menopause Experts[11] descobriu que, nos últimos dois anos, a ocorrência de mulheres entrando com queixas de discriminação relacionadas à menopausa por parte dos empregadores triplicou. ("Apoie a menopausa ou se prepare para ir ao tribunal, ouvem as empresas",[12] dizia uma manchete do *Times* de 2022.)

Os empregadores estão entrando na linha — e alguns, como a Henpicked,[13] que fica em Nottingham, contrataram uma equipe de especialistas para torná-los sensíveis à questão da menopausa. As empresas aprovadas recebem um certificado de "amigas da menopausa", atestando que "criaram um ambiente onde se pode discutir a menopausa com tranquilidade" e que apoiam as funcionárias da maneira adequada.

Outros países estão agindo nesse sentido. Na Austrália, mais de 40 milhões de dólares[14] foram destinados em 2022 pelo governo federal à abertura de centros especializados e a uma campanha educativa extensiva a médicos e empregadores. "Sei como pode ser debilitante, como pode ser difícil",[15] disse Bronnie Taylor, ministra das Mulheres, ao *Sydney Morning Herald*. Ela mesma passou pela transição e se lembra de "estar sentada a uma mesa e sentir tanto calor que queria abrir a janela. Mas, se você fala a palavra 'menopausa' em uma sala cheia de homens, eles ficam tensos na hora. Não sabem o que dizer. Não costuma ser um assunto no ambiente de trabalho".

Como eu queria que todas as empresas disponibilizassem uma licença por menopausa como a australiana Future Super[16] faz desde 2021. As funcionárias da empresa (que fornece serviços de investimento para o sistema de poupança para aposentadoria conhecido como "superfundo") podem tirar até seis dias de licença remunerada por ano — separados da licença por doença — sem precisar de atestado. É um pequeno passo, mas é um começo.

MOBILIZE

As funções naturais do corpo de uma mulher muitas vezes são vistas como um problema no ambiente de trabalho. Como um editorial de 2019 do *Journal of Management*[17] apontou, há três tabus que começam com M na vida profissional das mulheres: menstruação, menopausa e maternidade. "Que porra é essa?", lembro que um cara me perguntou aos sussurros ao ouvir o som da bomba de tirar leite de uma colega, que estava com a porta fechada.

Considerando a atenção cada vez maior que se dá à discriminação da gravidez e às políticas de amamentação nos Estados Unidos, argumenta o editorial, já passou da hora de cuidar da menopausa — no mínimo, garantindo que as funcionárias tenham controle sobre a temperatura ou a regulagem do ar nos escritórios (por exemplo, podendo usar ventiladores ou abrir janelas).

Seria de imaginar que as empresas fossem se tornar mais simpáticas à questão da menopausa pelo seu próprio bem. A *Bloomberg* estimou que a perda de produtividade global[18] ligada a dificuldades com os sintomas da menopausa no trabalho pode chegar a 150 bilhões de dólares ao ano.

Nos Estados Unidos, as mulheres são quase metade da força de trabalho[19] — mais precisamente, 47%, de acordo com estatísticas federais. "E 44% delas têm mais de 45 anos", aponta Wen Shen, do Johns Hopkins. "Há 1,3 milhão de mulheres entrando na menopausa anualmente nos Estados Unidos." Os responsáveis pelas políticas de saúde pública, acrescenta Shen, "precisam tornar a medicina relacionada à menopausa prioridade". No entanto, a maioria das pessoas se recusa a reconhecer a menopausa como uma realidade biológica e não oferece apoio a quem está nela.

> "Já ouvi a menopausa ser descrita como um momento na vida em que você volta a se sentir à vontade emocionalmente, como quando tinha, tipo, dez anos de idade, não via problema nenhum em ser esquisita e não ligava para o que os outros achavam de você. Tenho certeza de que não é a experiência de todas, mas a ideia de que poderia ser, a esperança de que poderia ser, é algo que realmente me motiva a seguir em frente. Já vi isso acontecer."[20]
>
> Emily Gould

O que podemos fazer? A Let's Talk Menopause,[21] campanha de conscientização criada nos Estados Unidos, sugere que mulheres na menopausa criem grupos de recursos de funcionários, ou ERG, na sigla em inglês. Também conhecidos como grupos de afinidade, eles reúnem voluntários com características em comum, como etnia, gênero ou identidade pessoal. Pode haver grupos formados por mulheres, veteranos das Forças Armadas, pessoas LGBTQIA+ ou com deficiência, por exemplo.

À medida que os programas de diversidade e inclusão no ambiente de trabalho se tornam mais comuns, os grupos de afinidade, segundo o *The Wall Street Journal*,[22] também crescem. Desde o começo de 2020, cerca de 35% das empresas[23] passaram a apoiar ou ampliaram seu apoio a esses grupos, de acordo com um estudo de 2021 com 423 organizações feito pela LeanIn.Org e pela McKinsey; cerca de 90% dos maiores empregadores[24] dos Estados Unidos têm grupos de afinidade. Juntar-se com seus semelhantes para formar um grupo — mesmo que seja só um punhado de pessoas — aumenta sua influência e seu poder de negociação. (A Universidade Carnegie Mellon tem um guia de como começar — o link está na seção de Fontes). Como diz o ditado, se você quer ir rápido, vá sozinha; se quiser ir longe, vá acompanhada.

Um grupo de afinidade com pessoas na menopausa pode formar uma força-tarefa para pensar em maneiras de criar uma cultura mais simpática a essa fase da vida — e depois chamar a gerência para conversar. Aqui vão algumas mudanças que podem ser promovidas no ambiente de trabalho,[25] uma cortesia da Let's Talk Menopause e da CIPD, um instituto de especialistas em recursos humanos do Reino Unido:

- Familiarize seus colegas com os sintomas da menopausa. ("A menopausa muitas vezes afeta a confiança, de modo que pode ser desafiador conversar com alguém que não tem conhecimento/consciência do que se trata", aponta o site do CIPD.)

- Nomeie alguém no nível executivo como referência para o assunto (e responsável por ele).

- Providencie maneiras de abrandar o calor, como ventiladores, água gelada e salas refrigeradas, para que as mulheres não precisem enfiar discretamente a cabeça dentro do congelador da cozinha enquanto fingem que estão procurando um burrito congelado.

- Permita mais intervalos, por exemplo para que as mulheres possam ir correndo até o banheiro caso estejam tendo um sangramento monumental na perimenopausa.

- Reivindique um horário de trabalho mais flexível; entrar mais tarde, por exemplo, pode ajudar se as ondas de calor e o suor noturno atrapalham o sono.

- Se a empresa tiver uniforme, garanta que seja apropriado para quem sofre com ondas de calor.

- Estabeleça espaços vazios e silenciosos, uma vez que a barulheira do ambiente de trabalho aumenta o estresse e dificulta ainda mais a concentração.

Como Stephanie Faubion, presidente da NAMS, disse à revista *Fortune*:[26] "Quando pensamos em mercado de trabalho, a menopausa está onde a gravidez e a lactação estavam trinta anos atrás". Segundo ela, os funcionários "precisam compreender que é uma coisa normal e que apoiar as mulheres na transição é do interesse de todos".

Joseph F. Coughlin, fundador do AgeLab no Instituto de Tecnologia de Massachusetts, declarou à *Today*: "Uma das fontes menos valorizadas de inovação e novos negócios hoje são as mulheres com mais de cinquenta anos, cheias de ideias e de vida pela frente, além de energia para pôr as coisas para funcionar".[27] As mulheres mais velhas, ainda segundo ele, também têm mais bagagem acadêmica hoje que em qualquer outro momento da história.

Uma declaração que ouvi repetidamente enquanto entrevistava profissionais, executivos e marqueteiros da área da saúde é que as millennials que estão entrando na perimenopausa não estão se conformando caladas como as gerações anteriores. Elas têm se mostrado muito francas em suas reivindicações no ambiente de trabalho. "Meu Deus do céu, millennials são um pé no saco", um CEO me disse, irritado e ao mesmo tempo com admiração.

Embora as necessidades das mulheres na menopausa continuem sendo amplamente ignoradas no ambiente de trabalho, com os marqueteiros a história é outra, porque eles estão acordando para o fato de que essas mulheres têm uma série de problemas, poucas soluções e um poder aquisitivo elevado. Estima-se que o mercado global relacionado à menopausa chegue a 22 bilhões de dólares em 2028.[28]

E finalmente a moda inclusiva nos produtos de beleza chegou à menopausa. Nos últimos anos, uma variedade de marcas, muitas delas start-ups fundadas por mulheres, lançaram produtos pensados especificamente para nós, de suplementos a xampu e cosmecêuticos (cosméticos que tratam problemas de pele).

Alguns desses produtos também estão mais fáceis de encontrar. Em 2021, a Boots, principal rede de farmácias do Reino Unido, abriu um Centro de Apoio à Menopausa,[29] com produtos como hidratantes vaginais, vitaminas para menopausa e cremes que combatem o afinamento do cabelo. Talvez outras empresas façam o mesmo, já que a menopausa não se restringe a um nicho de mercado.

Os marqueteiros também perceberam que produtos para aliviar sintomas da menopausa não precisam ter aquela cara feia de antigamente — frascos marrons e sem graça, com folhas secas no rótulo (por que não botavam logo um caixão?). Muitos dos produtos atuais vêm em embalagens deslumbrantes, com vidro trabalhado e letras douradas — um sinal de que devem ser exibidos com orgulho, e não enfiados em uma gaveta junto com o creme para redução de papilomas e pomada para hemorroidas. Muitas vezes, a palavra "menopausa" aparece claramente no rótulo, uma alternativa mais que bem-vinda a frases desagradáveis como "combate o envelhecimento".

Rochelle Weitzner, executiva veterana do mercado da beleza, me disse que fundou a linha Pause Well-Aging, para o cuidado da pele na menopausa, depois de entrar na perimenopausa e se perguntar: *Onde estão os produtos para a gente?* Weitzner, ex-CEO da Erno Laszlo, percebeu que, ao longo de toda uma carreira promovendo a beleza como brilho juvenil, "eu não apenas estava negligenciando milhões de mulheres mais velhas que eu mas também meu próprio futuro".

Weitzner conta que encontrou dificuldades para abrir sua marca em 2019 — só convencer os investidores arredios levou dois anos e duzentas reuniões. Depois disso, ela se sentou para conversar com pessoas de publicações especializadas que não quiseram embarcar na ideia, pois não queriam que as leitoras se sentissem mal — ai, ai. Agora, celebridades têm dado um toque de glamour à causa criando suas próprias marcas com foco na menopausa. Gwyneth Paltrow, que já se lamentou por não termos um grande exemplo inspirador de mulher na menopausa, parece estar tentando cumprir esse papel. Ela e um grupo de amigas investidoras que também são celebridades, incluindo Cameron Diaz,

Drew Barrymore, a jogadora de futebol Abby Wambach e a escritora Glennon Doyle, apoiam a start-up de telessaúde Evernow,[30] que oferece tratamento hormonal para a perimenopausa e a menopausa direto à consumidora. A assinatura inclui acesso ilimitado[31] à equipe médica e entrega de estradiol ou paroxetina (com progesterona, se necessário) a um preço razoável. Os investidores se apressaram a abrir a carteira. No momento em que escrevo, a Evernow já levantou mais de 28 milhões de dólares em financiamento.

Claro que algo que ainda precisa ser mudado, e com urgência, é o acesso a tratamento e soluções para pessoas de baixa renda, que em muitos casos são as que mais precisam.

"Existem empresas incríveis preocupadas de verdade com os cuidados na menopausa", diz Laurie Zephyrin, professora clínica assistente de ginecologia e obstetrícia da Escola de Medicina Langone, da Universidade de Nova York, e vice-presidente para a igualdade na saúde do Commonwealth Fund. "Mas você sabe, as pessoas pagam do próprio bolso, ainda não sabem como cobrar do plano. Então o que eu diria para o pessoal da inovação é: como garantir que isso chegue a todos os espectros de renda?"

"Menotech", ou tecnologia a serviço da menopausa, é uma palavra que tem aparecido cada vez mais em publicações da área de negócios. No mundo biomédico, várias empresas, incluindo a Gameto,[32] de Nova York, estão levantando muito dinheiro para pesquisas relacionadas a como atrasar — ou até mesmo eliminar — a menopausa. Segundo o site da empresa, a Gameto está "tornando o fardo médico da menopausa opcional. Quando os ovários são considerados 'geriátricos' por critérios médicos tradicionais, o restante do corpo certamente não é. Levando em conta que a expectativa de vida saudável aumentou de maneira significativa, acreditamos que esse fenômeno biológico não tem mais sentido e se tornou um problema que vale a pena resolver".

Essa ideia pode ser passível de debate, mas ao menos é parte da conversa agora.

A start-up de biotecnologia Celmatix, por sua vez, está desenvolvendo um medicamento para atrasar a menopausa em quinze anos, com o intuito de atrasar também os problemas de saúde que podem vir com ela, como doenças cardíacas. Conforme a CEO Piraye Beim declarou à *Fortune*, "o controle da menopausa seria um salto gigantesco".[33]

Até recentemente, a menopausa era um dos poucos estágios da vida da mulher sem muita presença digital. No entanto, temos visto uma proliferação de ferramentas para formar comunidades, desde aplicativos como o Peanut Menopausa (uma divisão da rede social Peanut, que tem um sistema de matches como o do Tinder) a plataformas de conteúdo como a Menopause Made Modern, com foco em pessoas racializadas.

Um dos desdobramentos mais animadores é que ginecologistas como Kameelah Phillips entraram nas redes sociais e conquistaram um número considerável de seguidores ávidos por informações sobre a saúde da mulher. "Adoro que estejamos todos aprendendo muito, em especial sobre saúde, com a internet, o Instagram e o TikTok", festeja a dra. Phillips. "Isso certamente empoderou as mulheres a se mostrarem e fez com que percebessem que há toda uma comunidade que compartilha da sua experiência."

Hoje, nos Estados Unidos, as mulheres são maioria entre os ginecologistas e obstetras;[34] em 2019, pela primeira vez na história, havia mais estudantes de medicina mulheres que homens;[35] a menopausa fará parte da experiência delas também.

O tema continua aparecendo na cultura de maneira discreta, porém digna de nota, com mulheres passando pela transição sendo retratadas como poderosas. Na quarta temporada de *Borgen*,[36] série dinamarquesa de sucesso, a personagem Birgitte Nyborg reclama no consultório médico: "Não posso ficar trocando de blusa três vezes ao dia, sou ministra das Relações Exteriores". *The Change*,[37] de Kirsten Miller, um thriller de vingança lançado em 2022 e que está sendo adaptado para a TV, conta a história da ex-executiva Jo Levison, para quem a "raiva desvairada e as ondas de calor que vêm com a entrada na menopausa parecem ser a última gota — até que ela percebe que tem a habilidade de canalizá-las e finalmente se apropria de todo o seu poder". Um livro sobre uma mulher que se aproveita do potencial das suas ondas de calor teria sido publicado há dez anos?

É um sinal encorajador que uma categoria emergente de romances traga cada vez mais mulheres na menopausa — sim, mulheres de meia-idade fazem sexo!

"Esse subgênero está crescendo porque há um forte interesse por livros com heroínas mais velhas que precisam lidar com as questões da meia-idade", diz Lisa Manifold, autora de romances paranormais que entrou na menopausa aos 45 anos. "Não sou mais uma mulher de vinte e poucos anos, assim como muitas das minhas leitoras." Entre os títulos encantadores da série de seis livros The Oracle of Wynter [O oráculo de Wynter] estão: *Necromancy & Night Sweats* [Necromancia e suor noturno], *Hoodoo & Hair Loss* [Vodu e perda de cabelo], *Incantations & Insomnia* [Encantamentos e insônia] e *Hexes & Hot Flashes* [Maldições e ondas de calor].

Agora também é possível mandar cartões comemorativos de menopausa, graças à famosa ilustradora Emily

McDowell. Um deles, todo colorido, diz: *Menopausa! Tenho algumas perguntas: Que porra é essa?*

NORMALIZE

Essa talvez seja a parte mais importante de dar voz à menopausa.

Se mais de 1 bilhão de seres humanos chegará à menopausa até 2025, como podem continuar em silêncio? Veremos mudanças reais e duradouras quando começarmos a falar abertamente. Seja a pessoa que rompe o silêncio. Diga durante uma reunião que você precisa de um minuto porque está tendo uma onda de calor. E diga isso sem contrair o rosto ou pedir desculpas. Informe sua família quanto a essa transição de vida até que tenham absorvido tudo. Descreva nas consultas médicas exatamente o que está acontecendo com o seu corpo e a sua mente. Pergunte às amigas se elas estão sentindo sintomas e fale sobre o que funcionou com você. Quanto mais falarmos a respeito — com amigos, familiares, colegas de trabalho, políticos, o seu carteiro —, mais rápido acabaremos com o estigma.

"A melhor maneira de combater a vergonha é encará-la", aconselha Melissa Robinson-Brown, psicóloga do Mount Sinai. "Não se esconda. Comece com sua família e seus amigos mais próximos, dividindo sua experiência. Você provavelmente sentirá um desconforto inicial, e tudo bem. Pode ser meio esquisito, e você pode se atrapalhar um pouco. Abrace o desconforto. Perceba o desconforto. Mas não deixe que isso a impeça."

Quanto mais você insiste apesar da sensação de desconforto, diz Robinson-Brown, mais fácil fica. "E você estará ajudando as pessoas mais próximas a se sentirem confortáveis em dividir suas experiências também", ela prossegue. "No entanto, para mudar a cultura, precisamos começar a nos sentir confortáveis com essas discussões. A sociedade inventou as regras, e sua natureza patriarcal e machista deve ser responsabilizada pela vergonha que sentimos. Cabe a nós mudar a narrativa."

Agora, tomo cuidado com a forma como falo comigo mesma. Estou muito mais consciente do poder do monólogo interno e da maneira como o etarismo se infiltra nele. Quando me olho no espelho, resisto com todas as forças ao impulso de pensar: "Nossa, seu pescoço parece um palito de carne-seca, seu cabelo está cheio de frizz, você parece a Drew Barrymore no cartaz de *Chamas da vingança*".

> "Faça conexões, faça amigas, entre em comunidades, honre a si mesma de verdade. Você está se preparando para essa transição importante, então preste atenção ao ponto onde se encontra emocional, física e mentalmente. Nas mulheres que se estressam, ela se prolonga e é mais difícil, e nas que a aceitam é mais curta e menos dura."[38]
>
> Cameron Diaz

Minha amiga Lisa me disse que se chama de "querida" quando está ansiosa. ("Você vai ficar bem, querida.") Faço o mesmo. A filha dela, que está na faculdade, gostou tanto da ideia que tatuou "querida" no braço, em homenagem à mãe.

Foi provado[39] que a autocompaixão traz muitos benefícios, incluindo um nível mais baixo de ansiedade e depressão. Rebecca Thurston, da Universidade de Pittsburgh,[40] e colegas descobriram, em um estudo de 2021, que mulheres na meia-idade que praticavam mais autocompaixão tinham um risco menor de desenvolver doenças vasculares subjacentes. E quem mais do que você precisa de um pouco de gentileza? Quem merece isso mais do que você?

Além de falar aberta, casual e frequentemente sobre a menopausa, arme-se de informações. Estar sempre confusa faz com que você se sinta impotente. Quanto mais aprender sobre o assunto, mais calma ficará. Um estudo de 2020 com professoras de meia-idade na Eritreia,[41] publicado no periódico *BMC Women's Health*, descobriu que, quando assistiam a um curso de três dias sobre menopausa, a atitude das mulheres em relação a ela progredia de maneira significativa. Quando a conscientização aumentou, os pesquisadores escreveram, "a atitude melhorou e o comportamento e os hábitos saudáveis se tornaram mais presentes, o que acabou levando a um avanço na qualidade de vida". Isso é bastante significativo.

Saber que os sintomas podem ser tratados, ou ao menos controlados, reduz o medo e a ansiedade. Como Makeba Williams, da Universidade de Washington em St. Louis, aponta, depois que você entra na menopausa "fica nela pelo tempo que continuar na Terra. E, se vai passar talvez metade da sua vida em um estágio específico, nós, como médicos, queremos que ele seja o mais feliz e saudável para você. Esse é o estágio da vida em que você recupera o tempo. Pode estar no controle. Pode florescer. Só precisa das informações certas".

Se eu via a menopausa com suspeita e medo antes de entrar nela, é porque não sabia muito a respeito. E não estou sozinha. Um estudo taiwanês de 2010 com mulheres[42] passando pela transição, publicado no periódico *BMC Women's Health*, descobriu que as participantes com a visão mais negativa da menopausa eram as mais jovens, enquanto as demais passavam a ter "uma visão mais positiva quando enfrentavam a menopausa de fato".

Essa tem sido minha experiência também. A menopausa é um momento, diz Robinson-Brown, em que "se você tem filhos, eles já estarão mais velhos, o que significa mais tempo livre. É possível que você também esteja progredindo na carreira, ou começando uma nova, o que é eletrizante. É um momento em que você pode viajar, descobrir um novo hobby, sair mais, se reaproximar de velhos amigos". (Ou fazer novos: minha irmã Dinah me contou que se comprometeu a fazer pelo menos um novo amigo por ano: "Um amigo de verdade, com quem eu tenha uma conexão real, e não um conhecido".)

Hadine Joffe, de Harvard, diz que esse período é "uma oportunidade de refletir e dizer: 'Quer saber? Estou nesse momento crítico da minha vida. O que é importante para mim?' em vez de: 'Ai, meu Deus, é o fim'".

Se as mulheres que ainda não estão na menopausa "vislumbrassem como esse estado de potência pacífica pode ser", escreveu Germaine Greer, "as dificuldades na transição seriam muito menores".

Não faz muito tempo, eu estava vendo os comentários de uma matéria do *The New York Times* sobre menopausa e um deles me atingiu em particular. "Quer saber?", escreveu alguém com o apelido Northern Light. "Eu gostava de habitar meu corpo ANTES que o estrogênio tomasse conta dele e meus seios aumentassem, a menstruação descesse e uma necessidade sexual que às vezes me levava a fazer escolhas equivocadas surgisse."

Eu também gostava — embora seja da opinião de que a meia-idade não nos imbui magicamente da habilidade de fazer boas escolhas. Você deve notar que, ao longo deste livro, evitei convidá-la a abraçar sua "sabedoria".

A palavra "sabedoria" aparece com muita frequência em memes relacionados à menopausa, e, sinceramente, sinto que isso impõe muita pressão sobre nós. E se não quisermos ser sábias? Experiência de vida nem sempre se traduz em "sabedoria". Não é porque você chegou à meia-idade que está automaticamente qualificada a se retirar para o cume de uma montanha e distribuir pérolas de iluminação a quem se interessar.

Como Nora Ephron escreveu em *Meu pescoço é um horror*:[43] "De tempos em tempos, leio um livro sobre idade e quem quer que esteja escrevendo diz que envelhecer é ótimo. Que é ótimo ser sábio, circunspecto e maduro. Não suporto gente que fala esse tipo de coisa".

Mas concordo com a pessoa que fez o comentário quanto a fazer menos escolhas ruins. Prefiro mil vezes meus cinquenta anos aos meus vinte — e me diverti muito aos vinte anos. Eu era repórter da *Rolling Stone* e vj da mtv2. Quando não estava entrevistando músicos famosos (que não impressionam nem um pouco minha filha adolescente, capaz de me perguntar, com indiferença, quem é Bono), saracoteava por Nova York, flanando em bares e casas noturnas, sendo jovem e livre.

Nada me faria voltar a essa época. Minha cabeça nunca estava tranquila; era sempre um turbilhão. Eu fazia uma escolha horrível atrás da outra, desde as substâncias que ingeria às pessoas com quem saía. Era obcecada pelo que os outros achavam de mim e me desdobrava para agradar todo mundo menos eu mesma. Quando digo a pessoas de vinte e poucos anos que prefiro mil vez ter a idade que tenho agora, elas não acreditam. Eu também não teria acreditado — mas é verdade.

Tchau, menstruação! Adeus, angústia constante! Não fico mais duvidando de mim mesma. Sei do que gosto. Minha mente está tranquila. Sou direta com os outros, o que às vezes economiza tempo, saúde mental e energia emocional. Me cerco de pessoas que me apoiam e me põem para cima. Jameela Jamil, atriz e ativista, deu um depoimento no seu podcast *I Weigh* que ecoou em mim. Ela declarou que não tinha mais o impulso "exaustivo" de conquistar as pessoas. Também disse que, quando conversa pela primeira vez com alguém, não pensa mais: "Estou impressionando essa pessoa? Estou fazendo com que ela fique envolvida?".

"O que penso é: 'Há uma conexão aqui? Existe algum motivo para continuar essa conversa ou buscar algo mais com essa pessoa?'", diz Jamil, que tem trinta e poucos anos e chegou a essa revelação admiravelmente cedo. "Acho preocupante quando vivemos em busca da aprovação dos outros e somos desencorajados a pensar 'Do que eu preciso?'."

A vida é curta demais, Jamil prossegue, "e não vou desperdiçar nem uma gota de energia com alguém de quem não quero estar perto. Nem uma gota! Meu tempo é valioso demais. Eu sou valiosa demais para me pôr nessa situação". Penso com frequência nessas palavras, e quando me pego buscando a aprovação dos outros me forço a parar.

Agora estou pronta para adentrar plenamente o que a escritora Alice Walker chamou de "um momento de poder extremamente elevado e mudança de forma".

"Essa pode mesmo ser a melhor fase da vida", diz Rochelle Weitzner, "quando temos mais liberdade e não ligamos para o que os outros pensam de nós." Adoro pensar na menopausa como uma era de liberdade.

Em seu livro *A revolução interior*, Gloria Steinem escreveu que a menopausa trouxe "uma era há muito esperada de relativa paz e autoexpressão". Acho que faz total sentido.

Espero que você aprenda tudo o que puder sobre a menopausa, compartilhe seu conhecimento com os outros, procure tratamento se for necessário e não surte.

Meu sonho é que nossa visão da menopausa como uma etapa comum se torne tão presente na nossa cultura, tão banal que, quando ela vier, as pessoas a recebam com um "Ah, então tá".

Meu desejo mais ardente é de que, quando as pessoas se derem conta de que estão entrando nesse estágio da vida absolutamente normal e natural, não reajam com susto ou confusão, mas com um dar de ombros.

Fontes*

PERFIS EM REDES SOCIAIS

Heather Hirsch, médica especializada em menopausa que trabalha no Brigham & Women's Hospital, em Boston, é adepta do fornecimento de informações complicadas de maneira clara. Seu canal no YouTube, seu podcast (*Health By Heather Hirsch*) e seu perfil do Instagram (@heatherhirschmd) são excelentes.

Kameelah Phillips, ginecologista e obstetra, dá dicas com embasamento científico de maneira calorosa e bem-humorada no seu perfil do Instagram (@drkameelahsays).

Jen Gunter, ginecologista e obstetra e autora de *The Menopause Manifesto*, um clássico instantâneo, empunha seu "laço da verdade" no seu perfil do Instagram (@drjengunter).

O perfil do Instagram de **Gabriella Espinosa** (@gabriella-espinosa), professora de ioga e coach, está recheado de in-

---

* As fontes mencionadas nesta seção estão em inglês.

formações úteis sobre como "se conectar com a sabedoria do seu corpo e se apropriar do seu poder e do seu prazer na meia-idade e na menopausa".

Madame Ovary (madameovary.com) e *Lady Parts*, site bastante compreensivo e podcast de **Mary Jane Minkin**, respondem a todas as perguntas possíveis relacionadas à menopausa.

A urologista e especialista em medicina sexual **Maria Uloko** publica no Instagram usando o perfil @mariaulokomd.

A urologista e especialista em medicina sexual **Rachel Rubin** publica no Instagram usando o perfil @drrachelrubin.

O **Queer Menopause Collective** oferece apoio e educação relacionados à menopausa para pessoas LGBTQIA+ no Instagram (@queermenopause).

Os grupos de apoio no Facebook **Perimenopause Hub** e **Perimenopause WTF?!** são comunidades fechadas que prezam pela confidencialidade, onde você pode falar livremente sobre seus sintomas e se conectar com outras pessoas em um ambiente seguro. Neles, você pode falar sobre tudo — tudo *mesmo*.

Agradecimentos

Em primeiro lugar e acima de tudo, agradeço aos especialistas que consultei e citei neste livro, e a todas as pessoas heroicas que trabalham em prol da saúde das mulheres. Preciso destacar a dra. Mary Jane Minkin, da Escola de Medicina de Yale, que foi muito generosa com seu tempo e conhecimento quando eu estava começando este trabalho.

Sou muito grata à minha agente, Alexandra Machinist, por sua orientação, seu instinto infalível e seu conhecimento apaixonado. Ela é a personificação do tipo de nova-iorquina sagaz, culta e deslumbrante que eu queria desesperadamente conhecer quando cheguei à cidade, décadas atrás, como uma jeca. Agradeço também à sua encantadora assistente, Mina Bozeman.

Também sou grata a Michelle Howry, que é maravilhosa de muitas maneiras, gentil, talentosa e entusiasmada. Sempre que conto a alguém que ela é minha editora, a resposta é: "Ah, eu *adoro* a Michelle".

Agradeço ainda à excelente equipe da Putnam, que tornou esse processo uma alegria: Ashley Di Dio, Sally Kim, Alexis Welby, Ashley McClay, Molly Pieper e Samantha Bryant.

Obrigada também a Ashley Hewlett e Kristen Bianco, que dão duro no marketing e na assessoria de imprensa.

Muito obrigada à equipe de produção: Emily Mileham, Maija Baldauf, Claire Winecoff, Fabiana Van Arsdell e Tiffany Estreicher. Nancy Inglis é uma editora de texto esplêndida cuja diligência — e perspicácia — tornaram a reta final deste livro um verdadeiro prazer.

Também agradeço a Jessica Grose, Melonyce McAfee, Lori Leibovich e Farah Miller, minhas brilhantes editoras no *The New York Times*, que me inspiraram de muitas maneiras.

Estou em dívida com os bibliotecários infalíveis, prestativos e extremamente simpáticos da Madison Library, em Madison, Nova Jersey, e com Mia Matos, que retocou minhas notas de fim.

A cada ano que passa sou mais grata às minhas amigas, que compartilharam suas histórias e fizeram comentários incisivos. Obrigada a Faith Salie, Tina Exarhos, Judy McGrath, Susan Kaplow, Lauren Mechling, Menna Seleshi e Tracy Chang. E um agradecimento especial à minha querida tábua de salvação, Julie Klam.

Sou eternamente grata a Bob Love, Karen Johnston, Abigail Walch, Terry Real, Celia Ellenberg, Laura Tisdel, Vanessa Mobley e Flora Stubbs.

Devo tudo aos meus pais, Jay e Judy Dunn. Quando decidi ser escritora, aos oito anos, eles montaram uma mesa nos fundos da garagem para vender os "livros" que eu havia "escrito" (e me disseram para não desistir quando uma pilha considerável deles encalhou). Os dois me apoiaram, como sempre fazem, durante toda a escrita deste livro e receberam inúmeras ligações telefônicas em pânico. As lições que me ensinaram sobre perseverança, resiliência e consideração pela perspectiva dos outros são evidentes no meu trabalho e na minha vida. Meus pais também aceitam com bom humor — ou resignação — o fato de que os menciono em muitos dos meus trabalhos. O que eu posso fazer, se eles são uma fonte consistente de boas citações?

Um agradecimento enorme às minhas irmãs e companheiras Dinah Dunn e Heather Stella. Como posso tentar explicar o quanto significam para mim? Não consigo nem tentar fazer isso sem chorar.

Eu não conseguiria ter terminado este livro sem a ajuda e o incentivo do meu marido, Tom Vanderbilt. Ele não apenas leu inúmeros rascunhos como, à medida que foi aprendendo mais sobre a menopausa, se tornou meu maior aliado durante a transição, garantindo que eu descansasse o bastante, me tirando do computador para fazer uma caminhada, me acalmando nas minhas oscilações de humor vertiginosas e repondo a água do borrifador que deixo ao lado da cama para as ondas de calor. Muito obrigada, Tom.

Notas

1. O QUE ESPERAR QUANDO VOCÊ NÃO ESTÁ MAIS ESPERANDO [pp. 11-32]

1. "Perimenopause". Cleveland Clinic, última atualização em 15 out. 2021. Disponível em: <https://my.clevelandclinic.org/health/diseases/21608-perimenopause>.
2. "Menopause 101: A Primer for the Perimenopausal". North American Menopause Society>. Disponível em: <https://www.menopause.org/for-women/menopauseflashes/menopause-symptoms-and-treatments/menopause-101-a-primer-for-the-perimenopausal>. Acesso em: 8 jul. 2022.
3. Mandi Bierly, "The Love Boat on DVD: Heaven or Hell?". *Entertainment Weekly*, 27 out. 2008. Disponível em: <https://ew.com/article/2008/10/27/the-love-boat-j/>.
4. Oprah Winfrey, "How Heart Palpitations Led Oprah to Discover She Was Approaching Menopause". Oprah.com, 24 set. 2019. Disponível em: <https://www.oprah.com/health_wellness/oprah-reveals-how-she-realized-she-was-approaching-menopause>.
5. Brian D. Smedley, Adrienne Y. Stith e Alan R. Nelson (orgs.), "Unequal Treatment: Confronting Racial and Ethnic Disparities in Health Care". National Library of Medicine, 8 jul. 2022. Disponível em: <https://pubmed.ncbi.nlm.nih.gov/25032386/>.
6. Jennifer A. Lee e Cat J. Pause, "Stigma in Practice: Barriers to Health for Fat Women". *Frontiers in Psychology*, v. 7, n. 2063, 2016, p. 2063; doi: 10.3389/fpsyg.2016.02063.
7. Mindy S. Christianson et al., "Menopause Education: Needs Assessment of American Obstetrics and Gynecology Residents". *Menopause*, v. 20, n. 11, 2013, pp. 1120-5; doi: 10.1097/GME.0b013e31828ced7f.
8. Institute of Medicine, "NIH Revitalization Act of 1993 Public Law 103-43". In: Anna C. Mastroianni, Ruth Faden e Daniel Federman (orgs.). *Women and Health Research: Ethical and Legal Issues of Including Women in Clinical Studies*. Washington, DC: National Academies Press, 1994. Disponível em: <https://www.ncbi.nlm.nih.gov/books/NBK236531/>.

9. "Royal Birth Spotlights U.S. Childbirth Costs", FAIR Health, 28 jun. 2018. Disponível em: <https://www.fairhealth.org/article/royal-birth-spotlights-us-childbirth-costs>.

10. Karen N. Peart, "Lie High Cost of Hot Flashes in Menopause". Yale School of Medicine, 27 ago. 2014. Disponível em: <https://medicine.yale.edu/news-article/the-high-cost-of-hot-flashes-in-menopause/>.

11. Colette Thayer e Cheryl Lampkin, "Perimenopause Is More Lian Hot Flashes: What Women Need to Know". AARP, maio 2021. Disponível em: <https://www.aarp.org/research/topics/health/info-2021/perimenopause-hormonal-changes-impact.html>.

12. Sheela Nambiar, *Fit After 40: For a Healthier, Happier, Stronger You*. Hachette India, 2018.

13. Gênesis 18,11.

14. Francis Adams, *The Extant Works of Aretaeus, The Cappadocian*. Boston: Milford House, 1972 [publicado originalmente em 1856] . Disponível em: <http://www.perseus.tufts.edu/hopper/text?doc=Perseus%3Atext%3A1999.01.0254%3Atext%3DSA%3Abook%3D2%3Achapter%3D11>.

15. Helen King, *Hysteria Beyond Freud*. Berkeley e Los Angeles: University of California Press, 1993, p. 19.

16. Emily Martin, *The Woman in the Body: A Cultural Analysis of Reproduction*. Boston: Beacon Press, 2001, p. 19.

17. Janice Delaney, Mary Jane Lupton e Emily Toth, *The Curse: A Cultural History of Menstruation*. 2. ed. rev. Urbana: University of Illinois Press, 1988, p. 215.

18. Susan P. Mattern, *The Slow Moon Climbs: The Science, Mystery, and Meaning of Menopause*. Princeton, NJ: Princeton University Press, 2019, p. 272.

19. Andrew F. Currier, *The Menopause; A Consideration of the Phenomena Which Occur to Women at the Close of the Child-Bearing Period*. Nova York: D. Appleton and Company, 1897, pp. 280-1.

20. Lindsey Todd, "What Are the 34 Symptoms of Menopause?". *Medical News Today*, 20 jun. 2021. Disponível em: <https://www.medicalnewstoday.com/articles/what-are-the-34-symptoms-of-menopause>.

21. Alexander Hubert Providence Leuf, *Gynecology, Obstetrics, Menopause*. Filadélfia: Medical Council, 1902, pp. 296-7.

22. Elizabeth Siegel Watkins, *The Estrogen Elixir: A History of Hormone Replacement Therapy in America*. Baltimore: Johns Hopkins University Press, 2010, p. 17.

23. Thom Rooke, *The Quest for Cortisone*. East Lansing: Michigan State University Press, 2012, p. 31.

24. Henrick Dam, "Edward A. Doisy: Biographical". Disponível em: <https://www.nobelprize.org/prizes/medicine/1943/doisy/biographical/>. Acesso em: 8 jul. 2022.

25. *Psychiatric News*, v. 10, n. 23, p. 6, 3 dez. 1975.

26. UBC Library Open Collections, "History of Nursing in Pacific Canada". *The Vancouver Medical Association Bulletin*, p. 25, nov. 1952.

27. Bridget Christie (Guilty Feminist), "Fighting for Hope with Bridget Christie". Canal do YouTube, 11 out. 2021. Disponível em: <https://www.youtube.com/watch?v=llrD5 G ZXNvo>.

28. The Coronary Drug Project Research Group, "The Coronary Drug Project: Design, Methods, and Baseline Results". *Circulation*, v. 47, n. 3, supl., pp. I1--50, 1973; doi: 10.1161/01.CIR.47.3S1.I-1.

29. Louise Foxcroft, *Hot Flushes, Cold Science: A History of the Modern Menopause*. Londres: Granta UK, 2010, p. 15.

30. *Inside Amy Schumer*, temporada 3, episódio 1, "Last F**kable Day", Paramount+, exibido em 21 abr. 2015. Disponível em: <https://www.youtube.com/watch?v=XPpsI8mWKmg>.

31. Statista Research Department, "Resident Population of the United States by Sex and Age as of July 1, 2021". Statista, jul. 2022. Disponível em: <https://www.statista.com/statistics/241488/population-of-the-us-by-sex-and-age/>.

32. "Why Is the U.S. Birth Rate Declining?". PRB, US Census/American Community Survey, 6 maio 2021. Disponível em: <https://www.prb.org/resources/why-is-the-u-s-birth-rate-declining/>.

33. Tayelor Valerio et al., "Childless Older Americans: 2018". United States Census Bureau, relatório n. P70-173, 31 ago. 2021. Disponível em: <https://www.census.gov/library/publications/2021/demo/p70-173.html>.

34. National Institutes of Health, "About Menopause", 16 nov. 2021. Disponível em: <https://www.nichd.nih.gov/health/topics/menopause/conditioninfo>.

35. Elizabeth Arias, Bet-zaida Tejada-Vera e Farida Ahmad, "Vital Statistics Rapid Release: Provisional Life Expectancy Estimates for jan. through June, 2020". Centers for Disease Control and Prevention (CDC), relatório n. 010, fev. 2021. Disponível em: <https://www.cdc.gov/nchs/data/vsrr/VSRR10-508.pdf>.

36. Jan L. Shifren e Margery L. S. Gass, "The North American Menopause Society Recommendations for Clinical Care of Midlife Women". *Menopause*, v. 21, n. 10, pp. 1038-6, 20142; doi: 10.1097/GME.0000000000000319.

2. COMO EU NÃO SABIA DISSO? [pp. 33-50]

1. Office on Women's Health, "Menopause and Your Health". U.S. Department of Health and Human Services, 22 fev. 2021. Disponível em: <https://www.womenshealth.gov/menopause/menopause-and-your-health>.

2. Allyson Chiu, "Experts Are Cheering Michelle Obama's Openness About Hot Flashes. And They Have Some Advice". *The Washington Post*, 20 ago. 2020. Disponível em: <https://www.washingtonpost.com/lifestyle/wellness/michelle-obama-menopause-hot-flashes/2020/08/20/736cb23c-e195-11ea-8dd2-d07812bf00f7_story.html>.

3. Pragya A. Nair, "Dermatosis Associated with Menopause". *Journal of Mid--Life Health*, v. 5, n. 4, pp. 168-75, 2014; doi: 10.4103/0976-7800.145152.

4. Anoop Raj et al., "A Study of Voice Changes in Various Phases of Menstrual Cycle and in Postmenopausal Women". *Journal of Voice*, v. 24, n. 3, pp. 363-8, 2010; doi: 10.1016/j.jvoice.2008.10.005.

5. Abdul-Latif Hamdan et al., "Effect of Hormonal Replacement Therapy on Voice". *Journal of Voice*, v. 31, n. 1, pp. 116-21, 2018; doi: 10.1016/j.jvoice.2017.02.019.

6. Peter Robertson, "Lesley Garrett: 'HRT Made Me a Better Singer'". *Express UK*, 29 jun. 2015. Disponível em: <https://www.express.co.uk/life-style/health/587599/lesley-garrett-opera-uk-hrt-menopause-health-women-aging>.

7. Samar R. El Khoudary et al., "The Menopause Transition and Women's Health at Midlife: A Progress Report from the Study of Women's Health Across the Nation (SWAN)". *Menopause*, v. 26, n. 10, pp. 1213-27, 2019; doi: 10.1097/GME.0000000000001424.

8. Sioban D. Harlow et al., "Disparities in Reproductive Aging and Midlife Health Between Black and White Women: The Study of Women's Health Across the Nation (SWAN)". *Women's Midlife Health*, v. 8, n. 1, p. 3, 2022; doi: 10.1186/s40695-022-00073-y.

9. "Early Menopause Linked to Higher Risk of Future Coronary Heart Disease", American Heart Association, 20 maio 2021. Disponível em: <https://newsroom.heart.org/news/early-menopause-linked-to-higher-risk-of-future-coronary-heart-disease>.

10. Snoop Dogg, "Upside Down". Disponível em: <https://www.lyrics.com/lyric/31132145/Snoop+Dogg/Upside+Down>. Acesso em: 8 jul. 2022.

11. Prince, "Jack U Off". Disponível em: <https://www.lyrics.com/lyric/2743965/Prince/Jack+U+Off>. Acesso em: 8 jul. 2022.

12. A. Fusco, *"All in the Family — Edith's Problem — 1972"*. YouTube, 2021, 4:58. Disponível em: <https://www.youtube.com/watch?v=l_ygPP_pxr0>.

13. Donna McCrohan, *Archie & Edith, Mike & Gloria: The Tumultuous History of All in the Family*. Nova York: Workman, 1988, p. 36.

14. David Mello, *"All in the Family. 10 Things You Didn't Know About the Episode 'Edith's Problem'"*. Screen Rant, 17 mar. 2020. Disponível em: <https://screenrant.com/all-family-ediths-problem-episódio-facts-trivia/>.

15. Minniecia Minnie Winston, "The Cosby Show: Clair's Liberation". YouTube, 15 jun. 2021, 2:50. Disponível em: <https://www.youtube.com/watch?v=vcP-5erw6Uo>.

16. BBC Three, "Why You Should Look Forward to the Menopause: *Fleabag* Series 2". YouTube, 19 mar. 2019, 1:01. Disponível em: <https://www.youtube.com/watch?v=RZrnHnASRV8>.

17. Barbara Brotman e redação, "(The) Change Is Good". *Chicago Tribune*, 21 jul. 1999. Disponível em: <https://www.chicagotribune.com/news/ct-xpm-1999-07-21-9907210001-story.html>.

18. David Bianculli, "'Nine Perfect Strangers' Is the Latest Show from the 'Big Little Lies' Team". National Public Radio, 16 ago. 2021. Disponível em: <https://www.npr.org/2021/08/16/1028101133/nine-perfect-strangers-is-the-latest-show-from-the-big-little-lies-team).

19. *Black-ish*, temporada 8, episódio 11, "The (Almost) Last Dance", escrito por Kenya Barris, Courtney Lilly e Tracee Ellis Ross, exibido em 6 abr. 2022 na ABC. Disponível em: <https://abc.com/shows/blackish/episode-guide/season-08/11-the-almost-last-dance>.

20. Guy Kovnar, "Rush of Research, Investment in Human Longevity Comes to San Francisco Bay Area". *North Bay Business Journal*, 18 dez. 2018. Disponível em: <https://www.northbaybusinessjournal.com/article/industry-news/rush-of-research-investment-in-human-longevity-comes-to-san-francisco-bay/>.

21. Roger D. Stanworth e T. Hugh Jones, "Testosterone for the Aging Male; Current Evidence and Recommended Practice". *Clinical Interventions in Aging*, v. 3, n. 1, pp. 25-44, mar. 2008; doi: 10.2147/cia.s190.

22. John B. McKinlay et al., "Male Menopause — Time for a Decent Burial?". *Menopause*, v. 14, n. 6, pp. 973-5, 2007; doi: 10.1097/gme.0b013e31815708ee.

23. K. Hawkes et al., "Grandmothering, Menopause, and the Evolution of Human Life Histories". *Proceedings of the National Academy of Sciences of the United States of America*, v. 95, n. 3, pp. 1336-9, 1998; doi: 10.1073/pnas.95.3.1336.
24. Cristina Secosan et al., "Surgically Induced Menopause — A Practical Review of Literature". *Medicina*, v. 55, n. 8, p. 482, 2019; doi: 10.3390/medicina55080482.
25. "Perimenopause". Centre for Menstrual Cycle and Ovulation Research. Disponível em: <https://www.cemcor.ca/resources/life-phases/perimenopause>. Acesso em: 8 jul. 2022.
26. Matti Hyvarinen et al., "Predicting the Age at Natural Menopause in Middle-Aged Women". *Menopause*, v. 28, n. 7, pp. 792-9, 2021; doi: 10.1097/GME.0000000000001774.
27. University of Exeter, "Beluga Whales and Narwhals Go Through Menopause". Science Daily, 27 ago. 2018. Disponível em: <https://www.sciencedaily.com/releases/2018/08/180827080847.htm>.
28. Stuart Nattrass et al., "Postreproductive Killer Whale Grandmothers Improve the Survival of Their Grandoffspring". *Proceedings of the National Academy of Sciences of the United States of America*, v. 116, n. 52, pp. 26669-73, 2019; doi: 10.1073/pnas.1903844116.
29. Nicki Gostin, "Naomi Watts 'Wasn't Prepared' When Menopause Hit 'Far Too Early'". *Page Six*, 11 jun. 2022. Disponível em: <https://pagesix.com/2022/06/11/naomi-watts-wasnt-prepared-when-menopause-hit-far-too-early/>.
30. Kathy Katella, "Heart Disease in Women: How Pregnancy, Menopause, and Other Factors Affect Risk". Yale Medicine, 3 mar. 2022. Disponível em: <https://www.yalemedicine.org/news/heart-disease-women>.
31. "Osteoporosis: What You Need to Know as You Age". Johns Hopkins Medicine. Disponível em: <https://www.hopkinsmedicine.org/health/conditions-and-diseases/osteoporosis/osteoporosis-what-you-need-to-know-as-you-age>. Acesso em: 8 jul. 2022.

3. A SAGA DO CREPÚSCULO [pp. 51-75]

1. Rene Wisley, "Dealing with Perimenopause? 7 Things to Know". Michigan Health, 25 out. 2021. Disponível em: <https://healthblog.uofmhealth.org/womens-health/dealing-perimenopause-7-things-to-know>.
2. "The State of Menopause". Bonafide, 2022. Disponível em: <https://hellobonafide.com/pages/state-of-menopause-2022>.
3. Alix Boyle, "Making a Case for Estrogen Replacement". *The New York Times*, 8 jun. 1997. Disponível em: <https://www.nytimes.com/1997/06/08/nyregion/making-a-case-for-estrogen-replacement.html>.
4. Lindsay-Rae McIntyre, "Microsoft's Diversity & Inclusion Report: Demonstrating Progress and Remaining Accountable to Our Commitments". Microsoft, última atualização em 20 out. 2021. Disponível em: <https://blogs.microsoft.com/blog/2021/10/20/microsofts-2021-diversity-inclusion-report-demonstrating-progress-and-remaining-accountable-to-our-commitments>.
5. "*Menopause Matters* Information Now Available via Amazon Alexa". Menopause Matters, maio 2022. Disponível em: <https://www.menopausematters.co.uk/pdf/alexa10maio2022.pdf>.

6. Nanette Santoro, "Perimenopause: From Research to Practice". *Journal of Women's Health*, v. 25, n. 4, pp. 332-9, 2016; doi: 10.1089/jwh.2015.5556.

7. Teresa Perez, "Earnings Peak at Different Ages for Different Demographic Groups". PayScale, 4 jun. 2019. Disponível em: <https://www.payscale.com/research-and-insights/peak-earnings/>.

8. "Periomenopause". Johns Hopkins Medicine. Disponível em: <https://www.hopkinsmedicine.org/health/conditions-and-diseases/perimenopause>. Acesso em: 8 jul. 2022.

9. goop, "Meet Madame Ovary". Facebook, 29 out. 2018, 1:01. Disponível em: <https://m.facebook.com/watch/?v=728165190883577&_rdr>.

10. Lara Delamater e Nanette Santoro, "Management of the Perimenopause". *Clinical Obstetrics and Gynecology*, v. 61, n. 3, pp. 419-32, 2018; doi: 10.1097/GRF.0000000000000389.

11. Laurel Thomas, "Prolonged and Heavy Bleeding During Menopause Is Common". University of Michigan, 15 abr. 2014. Disponível em: <https://news.umich.edu/prolonged-and-heavy-bleeding-during-menopause-is-common/>.

12. Glenn Garner e Julie Mazziotta, "'AJLT' Writers on the Real-Life Experience That Inspired Charlotte's 'Flash Period' — And What to Know". 1º fev. 2022. Disponível em: <https://people.com/health/and-just-like-that-writers-real-life-experience-inspired-charlotte-flash-period/>.

13. Harold Bae, "Genetic Associations with Age of Menopause in Familial Longevity". *Menopause*, v. 26, n. 10, 2019. Disponível em: <https://journals.lww.com/menopausejournal/toc/2019/10000>.

14. E. de Vries et al., "Oral Contraceptive Use in Relation to Age at Menopause in the DOM Cohort". *Human Reproduction*, v. 16, n. 8, pp. 1657-62, 2001; doi: 10.1093/humrep/16.8.1657.

15. "How Do I Know I've Reached Menopause If I'm on the Pill?". UK National Health Service, 1º jul. 2020. Disponível em: <https://www.nhs.uk/conditions/contraception/menopause-contraceptive-pill/>.

16. North American Menopause Society, *The Menopause Guidebook*. 9. ed. Pepper Pike, OH, 2020, p. 3.

17. Ibid., p. 11.

18. "Perimenopause". Cleveland Clinic, 5 out. 2021. Disponível em: <https://my.clevelandclinic.org/health/diseases/21608-perimenopause>.

19. N. Bellofiore et al., "First Evidence of a Menstruating Rodent: The Spiny Mouse (*Acomys cahirinus*)". *American Journal of Obstetrics & Gynecology*, v. 216, n. 1, pp. 40.E1-40.E11, 2017; doi: 10.1016/j.ajog.2016.07.041.

20. Id., "Reproductive Aging and Menopause-like Transition in the Menstruating Spiny Mouse (*Acomys cahirinus*)". *Human Reproduction*, v. 36, n. 12, pp. 3083-94, 2021; doi: 10.1093/humrep/deab215.

21. Tatnai Burnett, "Heavy Periods: Can Folic Acid Help?". Mayo Clinic, 8 set. 2021. Disponível em: <https://www.mayoclinic.org/diseases-conditions/menorrhagia/expert-answers/heavy-periods/faq-20058365>.

22. "Tranexamic Acid (Oral Route)". Mayo Clinic, 1º fev. 2022. Disponível em: <https://www.mayoclinic.org/drugs-supplements/tranexamic-acid-oral-route/proper-use/drg-20073517?p=1>.

23. Henri Leminen e Ritva Hurskainen, "Tranexamic Acid for the Treatment of Heavy Menstrual Bleeding: Efficacy and Safety". *International Journal of Women's Health*, v. 4, pp. 413-21, 2012; doi: 10.2147/IJWH.S13840.

24. "Quick Dose: Can Ibuprofen Reduce Menstrual Flow?". Northwestern Medicine, fev. 2020. Disponível em: <https://www.nm.org/healthbeat/healthy-tips/can-ibuprofen-reduce-menstrual-flow>.

25. "What Are Hormonal IUDS?". Planned Parenthood. Disponível em: <https://www.plannedparenthood.org/learn/birth-control/iud/hormonal-iuds>. Acesso em: 8 jul. 2022.

26. Tracey Thorn, "Hormones". Lyrics.com, 2015. Disponível em: <https://www.lyrics.com/lyric/32286697/Tracey+Thorn/Hormones>.

27. Disponível em: <https://www.pewresearch.org/fact-tank/2018/06/28/us-women-are-postponing-motherhood-but-not-as-much-as-those-in-most-other-developed-nations>.

28. Bernard M. Baruch, "Thoughts on the Business of Life". *Forbes*, frases. Disponível em: <https://www.forbes.com/quotes/1159/>. Acesso em: 18 jul. 2022.

29. Mazziotta, "Gillian Anderson on Dealing with Early Menopause: 'I Felt Like Somebody Else Had Taken over My Brain'". *People*, 13 mar. 2017. Disponível em: <https://people.com/health/gillian-anderson-perimenopause-depression/>.

30. Eva Schelbaum et al., "Association of Reproductive History with Brain MRI Biomarkers of Dementia Risk in Midlife". *Neurology*, v. 97, n. 23, pp. e2328-e2339, 2021; doi: 10.1212/WNL.000000000 0012941.

31. Jennifer L. Gordon et al., "Estradiol Variability, Stressful Life Events, and the Emergence of Depressive Symptomatology During the Menopausal Transition". *Menopause*, v. 23, n. 3, pp. 257-66, 2016; doi: 10.1097/GME.0000000000000528.

32. Equipe da Mayo Clinic, "Depression in Women: Understanding the Gender Gap". Mayo Clinic, 29 jan. 2019. Disponível em: <https://www.mayoclinic.org/diseases-conditions/depression/in-depth/depression/art-20047725>.

33. Anouk E. de Wit et al., "Predictors of Irritability Symptoms in Mildly Depressed Perimenopausal Women". *Psychoneuroendocrinology*, v. 126, pp. 105128, 2021; doi: 10.1016/j.psyneuen.2021.105128.

34. Lee S. Cohen et al., "Risk for New Onset of Depression During the Menopausal Transition". *Archives of General Psychiatry*, v. 63, n. 4, pp. 385-90, 2006; doi: 10.1001/archpsyc.63.4.385.

35. Sharon Parmet, "First-Ever Guidelines for Detecting, Treating Perimenopausal Depression". UIC Today, 5 set. 2018. Disponível em: <https://today.uic.edu/first-ever-guidelines-for-detecting-treating-perimenopausal-depression/>.

36. Hannah T. Neprash et al., "Measuring Primary Care Exam Length Using Electronic Health Record Data". *Medical Care*, v. 59, n. 1, pp. 62-6, 2021; doi: 10.1097/MLR.0000000000001450.

37. North American Menopause Society, *The Menopause Guidebook*. 9. ed., p. 3.

38. "What Is Hormone Testing?". North American Menopause Society. Disponível em: <https://www.menopause.org/publications/clinical-practice-materials/bioidentical-hormone-therapy/what-is-hormone-testing>. Acesso em: 8 jul. 2022.

39. Christie Aschwanden, "Hormone Therapy, Long Shunned for a Possible Breast Cancer Link, Is Now Seen as a Short-Term Treatment for Menopause Symptoms". *The Washington Post*, 29 fev. 2020. Disponível em: <https://www.washingtonpost.com/health/hormone-therapy-long-shunned-for-a-possible-breast-cancer-link-is-now-seen-as-safe-and-helpful-as-a-short-term-treatment-for-most-women-in-the-throes-of-menopause/2020/02/28/1fd19f66-54cd-11ea-929a-64efa7482a77_story.html>.

40. Anna Blanken et al., "Racial/Ethnic Disparities in the Diagnosis and Management of Menopause Symptoms Among Midlife Women Veterans". *Menopause*, v. 29, n. 7, pp. 877-82, 2022; doi: 10.1097/GME.0000000000001978.

41. Lauren Ingeno, "Study Finds Patients Prefer Doctors Who Share Their Same Race/Ethnicity". Penn Medicine News, 9 nov. 2020. Disponível em: <https://www.pennmedicine.org/news/news-releases/2020/november/study-finds-patients-prefer-doctors-who-share-their-same-race-ethnicity>.

42. "Is It Menopause or a Thyroid Problem?". North American Menopause Society. Disponível em: <https://www.menopause.org/for-women/menopauseflashes/menopause-symptoms-and-treatments/is-it-menopause-or-a-thyroid-problem>. Acesso em: 8 jul. 2022.

43. Rachel Nall, "Does Medicare Cover Bone Density Tests?". Medical News Today, 21 out. 2020. Disponível em: <https://www.medicalnewstoday.com/articles/does-medicare-cover-bone-density-test>.

44. Ronald J. Orleans et al., "FDA Approval of Paroxetine for Menopausal Hot Flushes". *New England Journal of Medicine*, v. 370, pp. 1777-9, 2014; doi: 10.1056/NEJMp1402080.

45. Sang-Hee Yoon et al., "Gabapentin for the Treatment of Hot Flushes in Menopause: A Meta-Analysis". *Menopause*, v. 27, n. 4, pp. 485-93, abr. 2020; doi: 10.1097/GME. 0000000000001491.

46. North American Menopause Society, *The Menopause Guidebook*. 9. ed., p. 35.

47. Department of Nutrition, Exercise, and Sports, "Blood Vessel Growth in Muscle Is Reduced in Women After Menopause". Universidade de Copenhague, 22 set. 2020. Disponível em: <https://nexs.ku.dk/english/news/2020/blood-vessel-growth-in-muscle-is-reduced-in-women-after-menopause/>.

48. Lacey M. Gould et al., "Metabolic Effects of Menopause: A Cross-Sectional Characterization of Body Composition and Exercise Metabolism". *Menopause*, v. 29, n. 4, pp. 377-89, 2022; doi: 10.1097/GME.000000000 0001932.

49. Luigi Barrea et al., "Mediterranean Diet as Medical Prescription in Menopausal Women with Obesity: A Practical Guide for Nutritionists". *Critical Reviews in Food Science and Nutrition*, v. 61, n. 7, pp. 1201-11, 2020; doi: 10.1080/10408398.2020.1755220.

50. Yashvee Dunneram et al., "Dietary Intake and Age at Natural Menopause: Results from the UK Women's Cohort Study". *Journal of Epidemiology and Community Health*, v. 72, n. 8, pp. 733-40, 2018; doi: 10.1136/jech-2017-209887.

51. "Menopause and Bone Loss". Endocrine Society, 24 jan. 2022. Disponível em: <https://www.endocrine.org/patient-engagement/endocrine-library/menopause-and-bone-loss>.

52. "Calcium and Vitamin D: Important at Every Age". NIH Osteoporosis and Related Bone Diseases National Resource Center, out. 2018. Disponível em: <https://www.bones.nih.gov/health-info/bone/bone-health/nutrition/calcium-and-vitamin-d-important-every-age>.

53. The Nutrition Source, "Yogurt". Harvard T. H. Chan School of Public Health. Disponível em: <https://www.hsph.harvard.edu/nutritionsource/foodfeatures/yogurt/>. Acesso em: 8 jul. 2022.

54. National Institutes of Health, Office of Dietary Supplements, "Vitamin D". Última atualização em 12 ago. 2022. Disponível em: <https://ods.od.nih.gov/factsheets/VitaminD-HealthProfessional/>.

55. Bone Health & Osteoporosis Foundation, "What Women Need to Know". Disponível em: <https://www.bonehealthandosteoporosis.org/preventing-fractures/general-facts/what-women-need-to-know>. Acesso em: 8 jul. 2022.

56. "Dietary Guidelines for Alcohol". Center for Disease Control and Prevention, 19 abr. 2022. Disponível em: <https://www.cdc.gov/alcohol/fact-sheets/moderate-drinking.htm>.

57. MacKenzie R. Peltier, "Changes in Excessive Alcohol Use Among Older Women Across the Menopausal Transition: A Longitudinal Analysis of the Study of Women's Health Across the Nation". *Biology of Sex Differences*, v. 11, n. 1, p. 37, 2020; doi: 10.1186/s13293-020-00314-7.

58. "Smoking 'Linked to Earlier Menopause'". BBC News, 16 dez. 2015. Disponível em: <https://www.bbc.com/news/health-35102117>.

59. Natasha Downes, "Having Less Sex Linked to Earlier Menopause". University College London News, 15 jan. 2020. Disponível em: <https://www.ucl.ac.uk/news/2020/jan/having-less-sex-linked-earlier-menopause>.

60. Cher (@cher), "O.k. being older than METHUSELAH". Twitter, 21 maio 2015. Disponível em: <https://twitter.com/cher/status/601375635781459968?lang=en>.

4. PEGANDO FOGO [pp. 76-100]

1. Ramandeep Bansal e Neelam Aggarwal, "Menopausal Hot Flashes: A Concise Review". *Journal of Mid-Life Health*, v. 10, n. 1, pp. 6-13, 2019; doi: 10.4103/jmh.JMH_7_19.

2. Equipe da Mayo Clinic, "Hot Flashes". Mayo Clinic, 20 maio 2022. Disponível em: <https://www.mayoclinic.org/diseases-conditions/hot-flashes/symptoms-causes/syc-20352790>.

3. Nanette Santoro, "Perimenopause: From Research to Practice". *Journal of Women's Health*, v. 25, n. 4, pp. 332-9, 2016; doi: 10.1089/jwh.2015.5556.

4. Equipe da Mayo Clinic, "Hot Flashes".

5. Wanda Sykes, "Wanda Sykes: Not Normal (2019) — Full Transcript". Scraps from the Loft, 22 maio 2019. Disponível em: <https://scrapsfromtheloft.com/comedy/wanda-sykes-not-normal-transcript/>.

6. Dani Blum, "How to Recognize and Treat Perimenopause and Menopause Symptoms". *The New York Times*, 29 abr. 2021. Disponível em: <https://www.nytimes.com/2021/04/29/well/perimenopause-menopause-symptoms.html>.

7. Marie Suszynski, "Menopause and Sweating". Web MD, 10 jul. 2011. Disponível em: <https://www.webmd.com/menopause/features/menopause-sweating-11>.

8. Jim McVeigh, "News Flash about Hot Flashes: They Can Last Longer Than You Think". Mayo Clinic, 31 maio 2018. Disponível em: <https://newsnetwork.mayoclinic.org/discussion/news-flash-about-hot-flashes-they-can-last-longer-than-you-think/>.

9. Nancy E. Avis et al., "Duration of Menopausal Vasomotor Symptoms Over the Menopause Transition". *JAMA Internal Medicine*, v. 175, n. 4, pp. 531-9, 2015; doi: 10.1001/jamainternmed.2014.8063.

10. Sioban D. Harlow et al., "Disparities in Reproductive Aging and Midlife Health Between Black and White Women: Tie Study of Women's Health Across the Nation (SWAN)". *Womens Midlife Health*, v. 8, n. 1, p. 3, 2022; doi: 10.1186/s40695-022-00 073-y.

11. Rebecca C. Thurston et al., "Menopausal Vasomotor Symptoms and Risk of Incident Cardiovascular Disease Events in SWAN". *Journal of the American Heart Association*, v. 10, n. 3, p. e017416, 2021; doi: 10.1161/JAHA.120.017416.

12. "Survey: Many Don't Realize Heart Disease Is #1 Killer for Women (PKG)". Cleveland Clinic Newsroom, 31 jan. 2020. Disponível em: <https://newsroom.clevelandclinic.org/2020/01/31/survey-many-dont-realize-heart-disease-is-1-killer-for-women-pkg>.

13. North American Menopause Society, *Aje Menopause Guidebook*. 9. ed. Pepper Pike, OH, 2020, p. 25.

14. Equipe da Mayo Clinic, "Hormone Therapy: Is It Right for You?". Mayo Clinic, 3 jun. 2022. Disponível em: <https://www.mayoclinic.org/diseases-conditions/menopause/in-depth/hormone-therapy/art-20046372>.

15. David J. Portman et al., "Effects of Low-Dose Paroxetine 7.5 mg on Weight and Sexual Function During Treatment of Vasomotor Symptoms Associated with Menopause". *Menopause*, v. 21, n. 10, pp. 1082-90, 2014; doi: 10.1097/GME.0000000000000210.

16. "Off-Label Drugs: What You Need to Know". Agency for Healthcare Research and Quality, set. 2015. Disponível em: <https://www.ahrq.gov/patients-consumers/patient-involvement/off-label-drug-usage.html>.

17. Manish Modi e Waljit S. Dhillo, "Neurokinin B and Neurokinin-3 Receptor Signaling: Promising Developments in the Management of Menopausal Hot Flushes". *Seminars in Reproductive Medicine*, v. 37, n. 3, pp. 125-30, 2019; doi: 10.1055/s-0039-3400241.

18. Imperial Biomedical Research Centre, "New Class of Menopause Drugs Reduces Number and Severity of Hot Flushes in Just Three Days". National Institute for Health and Care Research, 19 mar. 2018. Disponível em: <https://imperialbrc.nihr.ac.uk/2018/03/19/new-class-of-menopause-drugs-reduces-number-and-severity-of-hot-flushes-in-just-three-days/>.

19. Nanette Santoro et al., "Effect of the Neurokinin 3 Receptor Antagonist Fezolinetant on Patient-Reported Outcomes in Postmenopausal Women with Vasomotor Symptoms: Results of a Randomized, Placebo-Controlled, Double-Blind, Dose-Ranging Study (VESTA)". *Menopause*, v. 27, n. 12, pp. 1350-6, 2020; doi: 10.1097/GME.0000000000001621.

20. Terry M. Gibbs, "Breast Cancer Survivors & Hot Flash Treatments". North American Menopause Society, 8 jul. 2022. Disponível em: <https://www.menopause.org/for-women/menopauseflashes/menopause-symptoms-and-treatments/breast-cancer-survivors-hot-flash-treatments>.

21. North American Menopause Society, *The Menopause Guidebook*, 9. ed., p. 24.

22. Craig McLean, "Interview: Stevie Nicks: The Men, the Music, the Menopause". *The Guardian*, 25 mar. 2011. Disponível em: <https://www.theguardian.com/music/2011/mar/25/stevie-nicks-interview>.

23. Belinda H. Jenks et al., "A Pilot Study on the Effects of S-Equol Compared to Soy Isoflavones on Menopausal Hot Flash Frequency". *Journal of Women's Health*, v. 21, n. 6, pp. 674-82, 2012; doi: 10.1089/jwh.2011.3153.

24. "Clinical Research". Equelle, 8 jul. 2022. Disponível em: <https://equelle.com/pages/clinical-research>.

25. Kevin Loria, "How to Choose Supplements Wisely". *Consumer Reports*, 30 out. 2019. Disponível em: <https://www.consumerreports.org/supplements/how-to-choose-supplements-wisely-a2238386100/>.

26. Brian P. Dunleavy, "Survey: 1 in 4 Women Use Cannabis to Manage Menopause Symptoms". United Press International, 28 set. 2020. Disponível em: <https://www.upi.com/Health_News/2020/09/28/Survey-1-in-4-women-use-cannabis-to-manage-menopause-symptoms/4271601298812/>.

27. "Drug Fact Sheet: Marijuana/Cannabis". Department of Justice/Drug Enforcement Administration, abr. 2020, p. 3. Disponível em: <https://www.dea.gov/sites/default/files/2020-06/Marijuana-Cannabis-2020_0.pdf>.

28. Javier Mejia-Gomez et al., "Effect of Cannabis Use in Peri-and Post-Menopausal Women: A Systematic Review". *Journal of Obstetrics and Gynaecology Canada*, v. 43, n. 5, pp. 680-1, 2021; doi: 10.1016/j.jogc.2021.02.107.

29. Lauren Streicher, *Hot Flash Hell*. Publicação independente, 31 ago. 2021, p. 95.

30. "Hot Flashes". Cleveland Clinic, 21 mar. 2022. Disponível em: <https://my.clevelandclinic.org/health/articles/15223-hot-flashes>.

31. Linnea Duley, "Prof. Sarah Witkowski: Alleviating Symptoms of Menopause". Grecourt Gate, 29 out. 2021. Disponível em: <https://www.smith.edu/news/prof-sarah-witkowski-alleviating-symptoms-menopause>.

32. Rebecca L. Smith, Jodi A. Flaws e Lisa Gallicchio, "Does Quitting Smoking Decrease the Risk of Midlife Hot Flashes? A Longitudinal Analysis". *Maturitas*, v. 82, n. 1, pp. 123-7, 2015; doi: 10.1016/j.maturitas.2015.06.029.

33. Debra S. Burns e Janet S. Carpenter, "Paced Respiration for Hot Flashes?". *The Female Patient*, v. 37, pp. 38-41, jul./ago. 2012 . Disponível em: <https://www.menopause.org/docs/professional/tfppaced0712.pdf>.

34. Xiao Ma et al., "The Effect of Diaphragmatic Breathing on Attention, Negative Affect and Stress in Healthy Adults". *Frontiers in Psychology*, v. 8, p. 874, 2017; doi: 10.3389/fpsyg.2017.00874.

35. Esmaeil Sadri Damirchi et al., "The Role of Self-Talk in Predicting Death Anxiety, Obsessive-Compulsive Disorder, and Coping Strategies in the Face of Coronavirus Disease (covid-19)". *Iranian Journal of Psychiatry*, v. 15, n. 3, pp. 182-8, 2020; doi: 10.18502/ijps.v15i3.3810.

36. Jason S. Moser et al., "Third-Person Self-Talk Facilitates Emotion Regulation Without Engaging Cognitive Control: Converging Evidence from ERP and FMRI". *Scientific Reports*, v. 7, p. 4519, 2017; doi: 10.1038/s41598-017-04047-3.

5. NÃO DORMI NADA, MAS TIVE BASTANTE TEMPO PARA PENSAR NA VIDA [pp. 101-18]

1. Marlo Thomas, "Dealing with Menopause, from Rosie O'Donnell". YouTube, 1:59. Disponível em: <https://www.youtube.com/watch?v=uSk8xg-Tz0I>.

2. Bin Zhang e Yun-Kwok Wing, "Sex A Meta-Analysis". *Sleep*, v. 29, n. 1, pp. 85-93, 2006; doi: 10.1093/sleep/29.1.85.

3. Snigdha Pusalavidyasagar et al., "Sleep in Women Across the Stages of Life". *Clinical Pulmonary Medicine*, v. 25, n. 3, pp. 89-99, 2018; doi 10.1097/CPM.0000000000000263.

4. "'Catastrophic' Lack of Sleep in Modern Society Is Killing Us, Warns Leading Sleep Scientist". Association of Flight Attendants, 25 set. 2017. Disponível em: <https://www.afacwa.org/lack_of_sleep_killing_us_warns_leading_sleep_scientist-2017>.

5. "Sleep and Sleep Disorders". Centers for Disease Control and Prevention, 7 set. 2022. Disponível em: <https://www.cdc.gov/sleep/index.html>.

6. Samantha Irby (@bitchesgottaeat), "deliriously awake at menopause o'clock", 20 jan. 2021. Disponível em: <https://www.instagram.com/p/cĸQd0Kgg2Zf/?hl=en>.

7. Yu Fang et al., "Day-to-Day Variability in Sleep Parameters and Depression Risk: A Prospective Cohort Study of Training Physicians". *npj Digital Medicine*, v. 4, n. 1, p. 28, 2021; doi: 10.1038/s41746-021-00400-z.

8. Mudiaga Sowho et al., "Snoring: A Source of Noise Pollution and Sleep Apnea Predictor". *Sleep*, v. 43, n. 6, p. zsz305, 2020; doi: 10.1093/sleep/zsz305.

9. "More Couples Opting to Sleep in Separate Beds, Study Suggests". cbc, 6 ago. 2013. Disponível em: <https://www.cbc.ca/news/health/more-couples-opting-to-sleep-in-separate-beds-study-suggests-1.1316019>.

10. Scott Muska, "Can Sleeping in Separate Beds Actually Be Good for Your Relationship?". Better by Today, 9 out. 2017. Disponível em: <https://www.nbcnews.com/better/health/can-sleeping-separate-beds-actually-be-good-your-relationship-ncna807261>.

11. Toll Brothers, "Tie Dual Primary Bedroom Trend & Why It's So Popular in Luxury Homes". Toll Brothers, 24 ago. 2022. Disponível em: <https://www.tollbrothers.com/blog/dual-primary-bedrooms-a-growing-trend/>.

12. Esther Perel e Mary Alice Miller, "Feeling Alone in a Relationship? You're Not Alone". Esther Perel. Disponível em: <https://www.estherperel.com/blog/feeling-alone-in-a-rela tionship-youre-not-alone>. Acesso em: 9 jul. 2022.

13. Timothy Roehrs e Thomas Roth, "Insomnia as a Path to Alcoholism: Tolerance Development and Dose Escalation". *Sleep*, v. 41, n. 8, 2018; doi: 10.1093/sleep/zsy091.

14. Ian M. Colrain, Christian L. Nicholas e Fiona C. Baker, "Alcohol and the Sleeping Brain". *Handbook of Clinical Neurology*, v. 125, pp. 415-31, 2014; doi: 10.1016/B978-0-444-62619-6.00024-0.

15. "Caffeine, Food, Alcohol, Smoking and Sleep". Sleep Health Foundation, 2013. Disponível em: <https://www.sleephealthfoundation.org.au/pdfs/CaffeineAlcohol-0713.pdf>.

16. Jingen Li et al., "Trends in Use of Melatonin Supplements Among us Adults, 1999-2018". *JAMA*, v. 327, n. 5, pp. 483-5, 2022; doi:10.1001/jama.2021.23652.

17. "Melatonin for Sleep Problems". National Health Service, 8 nov. 2019. Disponível em: <https://www.nhs.uk/medicines/melatonin/>.

18. Deborah Halber, "Scientists Pinpoint Dosage of Melatonin for Insomnia". mit News, 17 out. 2001. Disponível em: <https://news.mit.edu/2001/melatonin-1017>.

19. Tracey L. Sletten et al., "Efficacy of Melatonin with Behavioural Sleep--Wake Scheduling for Delayed Sleep-Wake Phase Disorder: A Double-Blind, Randomised Clinical Trial". *PLoS Medicine*, v. 15, n. 6, p. e1002587, 2018; doi: 10.1371/journal.pmed.1002587.

20. Colleen Hall, "Common Problems Associated with Menopause Alleviated with Cannabis Use, Patients Report". *Contemporary OB/GYN*, v. 66, n. 11, 2021. Disponível em: <https://www.contemporaryobgyn.net/view/common-problems-associated-with-menopause-alleviated-with-cannabis-use-patients-report>.

21. Lisa L. Gill, "Is It Safe to Vape CBD?". *Consumer Reports*, 31 jan. 2020. Disponível em: <https://www.consumerreports.org/cbd/is-it-safe-to-vape-cbd/>.

22. Glennon Doyle, "Menopause: What We Deserve to Know with Dr. Jen Gunter". Momastery, 26 abr. 2022. Disponível em: <https://momastery.com/blog/we-can-do-hard-things-ep-90>.

23. Jasmine Mah e Tyler Pitre, "Oral Magnesium Supplementation for Insomnia in Older Adults: A Systematic Review and MetaAnalysis". *BMC Complementary Medicine and Therapies*, v. 21, n. 1, p. 125, 2021; doi: 10.1186/s12906-021-03297-z.

24. "Does Magnesium Help You Sleep?". Cleveland Clinic, 29 jun. 2021. Disponível em: <https://health.clevelandclinic.org/does-magnesium-help-you-sleep/>.

25. Shazia Jehan et al., "Sleep, Melatonin, and the Menopausal Transition: What Are the Links?". *Sleep Science*, v. 10, n. 1, pp. 11-8, 2017; doi: 10.5935/1984-0063.20170003.

26. "The Tim Ferriss Show Transcripts: Dr. Andrew Huberman — A Neurobiologist on Optimizing Sleep, Performance, and Testosterone (#521)". *The Tim Ferriss Show*, 8 jul. 2021. Disponível em: <https://tim.blog/2021/07/08/andrew-huberman-transcript/>.

27. Equipe da Mayo Clinic, "Insomnia Treatment: Cognitive Behavioral Therapy Instead of Sleeping Pills". Mayo Clinic, 28 set. 2016. Disponível em: <https://www.mayoclinic.org/diseases-conditions/insomnia/in-depth/insomnia-treatment/art-20046677>.

28. Ravinder Jerath, Connor Beveridge e Vernon A. Barnes, "Self-Regulation of Breathing as an Adjunctive Treatment of Insomnia". *Frontiers in Psychiatry*, v. 9, p. 780, jan. 2019; doi: 10.3389/fpsyt.2018.00780.

29. Rafael Pelayo, "7 Tips to Sleeping Well". TEDx-MarinSalon, YouTube, 6 maio 2021, 11:51. Disponível em: <https://www.youtube.com/watch?v=R8CNKE8nHfQ>.

30. Michael K. Scullin et al., "The Effects of Bedtime Writing on Difficulty Falling Asleep: A Polysomnographic Study Comparing To-Do Lists and Completed Activity Lists". *Journal of Experimental Psychology: General*, v. 147, n. 1, pp. 139-46, 2018; doi: 10.1037/xge0000374.

31. Scullin et al., "The Effects of Bedtime Writing on Difficulty Falling Asleep: A Polysomnographic Study Comparing To-Do Lists and Completed Activity Lists", op. cit.

6. CINQUENTA, TONS DE CINZA [pp. 119-41]

1. Melinda Wenner Moyer, "Why Do Women Sprout Chin Hairs as They Age?". *The New York Times*, Ask Well, 14 dez. 2021. Disponível em: <https://www.nytimes.com/2021/12/14/well/live/chin-hairs-women.html>.

2. "Vaniqa (Eflornithine Hydrochloride) Cream, 13.9%". Bristol-Myers Squibb Labeling, 27 jul. 2000. Disponível em: <https://www.accessdata.fda.gov/drugsatfda_docs/label/20 00/21145lbl.pdf>.

3. Sukanya Chaikittisilpa et al., "Prevalence of Female Pattern Hair Loss in Postmenopausal Women: A Cross-Sectional Study". *Menopause*, v. 29, n. 4, pp. 415-20, 2022; doi: 10.1097/GME.0000000000001927.

4. "Thinning Hair and Hair Loss: Could It Be Female Pattern Hair Loss?". American Academy of Dermatology Association, 3 out. 2022. Disponível em: <https://www.aad.org/public/diseases/hair-loss/types/female-pattern>.

5. "Viola Davis Explains Menopause to Jimmy Kimmel". *Jimmy Kimmel Live*, YouTube, 30 jan. 2019, 6:05. Disponível em: <https://www.youtube.com/watch?v=7Uipsro4x4w>.

6. Alison J. Bruce et al., "A Randomized, Controlled Pilot Trial Comparing Platelet-Rich Plasma to Topical Minoxidil Foam for Treatment of Androgenic Alopecia in Women". *Dermatologic Surgery*, v. 46, n. 6, pp. 826-32, 2020; doi: 10.1097/DSS.0000000000002168.

7. Robert S. English Jr. e James M. Barazesh, "Self-Assessments of Standardized Scalp Massages for Androgenic Alopecia: Survey Results". *Dermatology and Therapy*, v. 9, pp. 167-78, 2019; doi: 10.1007/s13555-019-0281-6.

8. Roman Pawlak, Julia Berger e Ian Hines, "Iron Status of Vegetarian Adults: A Review of Literature". *American Journal of Lifestyle Medicine*, v. 12, n. 6, pp. 486-98, 2016; doi: 10.1177/1559827616682933.

9. D. S. Siscovick, R. E. LaPorte e J. M. Newman, "The Disease-Specific Benefits and Risks of Physical Activity and Exercise". *Public Health Reports*, v. 100, n. 2, pp. 180-8, 1985. Disponível em: <https://pubmed.ncbi.nlm.nih.gov/3920716/>.

10. "Top 10 Things to Know About the Second Edition of the Physical Activity Guidelines for Americans". health.gov, 25 ago. 2021. Disponível em: <https://health.gov/our-work/nutrition-physical-activity/physical-activity-guidelines/current-guidelines/top-10-things-know>.

11. Hayley Christian et al., "Encouraging Dog Walking for Health Promotion and Disease Prevention". *American Journal of Lifestyle Medicine*, v. 12, n. 3, pp. 233-43, 2016; doi: 10.1177/15598 27616643686.

12. Luigi Barrea et al., "Mediterranean Diet as Medical Prescription in Menopausal Women with Obesity: A Practical Guide for Nutritionists". *Critical Reviews in Food Science and Nutrition*, v. 61, n. 7, pp. 1201-11, 2020; doi: 10.1080/10408398.2020.1755220.

13. Jen Gunter, "7 Fertility Myths That Belong in the Past". *The New York Times*, 15 abr. 2020. Disponível em: <https://www.nytimes.com/2020/04/15/parenting/fertility/trying-to-conceive-myths.html>.

14. Teresa A. Milner et al., "Estrogen Receptor Contributes to Both Hypertension and Hypothalamic Plasticity in a Mouse Model of Peri-Menopause". *Journal of Neuroscience*, v. 41, n. 24, pp. 5190-205, jun. 2021; doi: 10.1523/JNEUROSCI.0164-21.2021.

15. S.-J. Kwon, Y.-C. Ha e Y. Park, "High Dietary Sodium Intake Is Associated with Low Bone Mass in Postmenopausal Women: Korea National Health and Nutrition Examination Survey, 2008-2011". *Osteoporosis International*, v. 28, n. 4, pp. 1445-52, jan. 2017; doi: 10.1007/s00198-017-3904-8.

16. "Why Should I Limit Sodium?". American Heart Association, 2021. Disponível em: <https://www.heart.org/-/media/files/health-topics/answers-by-heart/why-should-i-limit-sodium.pdf>.

17. Susan Stevenson e Julie Thornton, "Effect of Estrogens on Skin Aging and the Potential Role of SERMS". *Clinical Interventions in Aging*, v. 2, n. 3, pp. 283-97, 2007; doi: 10.2147/cia.s798.

18. Alexander K. Rzepecki et al., "Estrogen-Deficient Skin: The Role of Topical Therapy". *International Journal of Women's Dermatology*, v. 5, n. 2, pp. 85-90, 2016; doi: 10.1016/j.ijwd.2019.01.001.

19. "Caring for Your Skin in Menopause". American Academy of Dermatology Association. Disponível em: <https://www.aad.org/public/everyday-care/

skin-care-secrets/anti-aging/skin-care-during-menopause>. Acesso em: 9 jul. 2022.

20. Paulina Porizkova (@paulinaporiz-kov), "Can we please do away with the 'still'?!". Instagram, 7 abr. 2021. Disponível em: <https://www.instagram.com/p/CcD24aDuVwG/>.

21. Wendy Naugle, "Andie MacDowell on Embracing Her Gray Hair: 'I Am Happier — I Really Like It'". *People*, 15 jun. 2022. Disponível em: <https://people.com/style/andie-macdowell-on-embracing-her-gray-hair-i-am-happier-i-really-like-it/>.

22. Siddharth Mukherjee et al., "Retinoids in the Treatment of Skin Aging: An Overview of Clinical Efficacy and Safety". *Clinical Interventions in Aging*, v. 1, n. 4, pp. 327-48, 2006; doi: 10.2147/ciia.2006.1.4.327.

23. Derrick C. Wan et al., "Moisturizing Different Racial Skin Types". *Journal of Clinical and Aesthetic Dermatology*, v. 7, n. 6, pp. 25-32, jun. 2014. Disponível em: <https://www.ncbi.nlm.nih.gov/pmc/articles/PMC 4086530/>.

24. Mara Tierese Padilla Evangelista, Flordeliz Abad-Casintahan e Lillian Lopez-Villafuerte, "Tie Effect of Topical Virgin Coconut Oil on SCORAD Index, Transepidermal Water Loss, and Skin Capacitance in Mild to Moderate Pediatric Atopic Dermatitis: A Randomized, Double-Blind, Clinical Trial". *International Journal of Dermatology*, v. 53, n. 1, pp. 100-8, 2014; doi: 10.1111/ijd.12339.

25. Grace Gallagher, "Peptides and Your Skin Care Routine". Healthline, 13 maio 2022. Disponível em: <https://www.healthline.com/health/peptides-for-skin>.

26. Malgorzata Litwiniuk et al., "Hyaluronic Acid in Inflammation and Tissue Regeneration". *Wounds*, v. 28, n. 3, pp. 78-88, 2016. Disponível em: <https://pubmed.ncbi.nlm.nih.gov/26978861/>.

27. Ketevan Jariashvili et al., "UV Damage of Collagen: Insights from Model Collagen Peptides". *Biopolymers*, v. 97, n. 3, pp. 189-98, 2012; doi: 10.1002/bip.21725.

7. POR QUE VIM AQUI MESMO? [pp. 142-60]

1. Eef Hogervorst, Jen Craig e Emma O'Donnell, "Cognition and Mental Health in Menopause: A Review". *Best Practice & Research Clinical Obstetrics & Gynaecology*, v. 81, pp. 69-84, 2021; doi: 10.1016/j.bpobgyn.2021.10.009.

2. G. A. Greendale et al., "Effects of the Menopause Transition and Hormone Use on Cognitive Performance in Midlife Women". *Neurology*, v. 72, n. 21, pp. 1850-7, 2009; doi: 10.1212/WNL.0b013e3181a71193.

3. Patia Braithwaite, "Taraji P. Henson Takes on Mental Health, Menopause, and the Myth of the 'Strong Black Woman'". *Self*, 3 dez. 2019. Disponível em: <https://www.self.com/story/taraji-p-henson>.

4. Bruce S. McEwen et al., "Estrogen Effects on the Brain: Actions Beyond the Hypothalamus via Novel Mechanisms". *Behavioral Neuroscience*, v. 126, n. 1, pp. 4-16, 2012; doi: 10.1037/a0026708.

5. Chishimba N. Mowa, Subrina Jesmin e T. Miyauchi, "The Penis: A New Target and Source of Estrogen in Male Reproduction". *Histology and Histopathology*, v. 21, n. 1, pp. 53-67, 2006; doi: 10.14670/HH-21.53.

6. Lisa Mosconi et al., "Menopause Impacts Human Brain Structure, Connectivity, Energy Metabolism, and Amyloid-Beta Deposition". *Scientific Reports*, v. 11, n. 1, p. 10867, 2021; doi: 10.1038/s41598-021-90084-y.

7. Edward John Tilt, *The Change of Life in Health and Disease*. Londres: John Churchill and Sons, 1857. Disponível em: <https://wellcomecollection.org/works/eyyzws59>.

8. Equipe da Mayo Clinic, "Depression in Women: Understanding the Gender Gap". Mayo Clinic, 29 jan. 2019. Disponível em: <https://www.mayoclinic.org/diseases-conditions/depression/in-depth/depres sion/art-20047725>.

9. "Can Menopause Cause Depression?". Johns Hopkins Medicine. Disponível em: <https://www.hopkinsmedicine.org/health/wellness-and-prevention/can-menopause-cause-depression>. Acesso em: 9 jul. 2022.

10. Sandra Tsing Loh, "The Bitch Is Back". *The Atlantic*, out. 2011. Disponível em: <https://www.theatlantic.com/magazine/archive/2011/10/the-bitch-is-back/308642/>.

11. Jennifer L. Gordon et al., "Mood Sensitivity to Estradiol Predicts Depressive Symptoms in the Menopause Transition". *Psychological Medicine*, v. 51, n. 10, pp. 1733-41, jul. 2021; doi: 10.1017/S003329172 0000483.

12. J. T. Bromberger et al., "Major Depression During and After the Menopausal Transition: Study of Women's Health Across the Nation (SWAN)". *Psychological Medicine*, v. 41, n. 9, pp. 1879-88, 2011; doi: 10.1017/S003329171100016X.

13. "Anxiety Disorders". National Institute of Mental Health, abr. 2022. Disponível em: <https://www.nimh.nih.gov/health/topics/anxiety-disorders>.

14. "Depression in Women: 5 Things You Should Know". National Institute of Mental Health, 2020. Disponível em: <https://www.nimh.nih.gov/health/publications/depression-in-women>.

15. Daniel L. Carlson, Amanda Jayne Miller e Sharon Sassler, "Stalled for Whom? Change in the Division of Particular Housework Tasks and Their Consequences for Middle to Low-Income Couples". *Socius: Sociological Research for a Dynamic World*, v. 4, 2018; doi: 10.1177/2378023118765867.

16. Claire Toureille, "Davina McCall Says She Feared She Had a 'Brain Tumour or Alzheimer's' after Menopause Symptoms Caused Her to Make a Mistake on TV — And Admits She Felt 'Aged' and 'Embarrassed'". *Daily Mail*, 1º maio 2022. Disponível em: <https://www.dailymail.co.uk/femail/art icle-10772431/Davina-McCall-reveals-thought-menopause-symptoms-brain-tumour.html>.

17. Perry, "Perimenopause WTF?! — Your Perimenopause Sisterhood". Grupo no Facebook, 2 ago. 2019. Disponível em: <https://www.facebook.com/groups/heyperry/about/>.

18. NAMS 2017 Hormone Therapy Position Statement Advisory Panel, "The 2017 Hormone Therapy Position Statement of the North American Menopause Society". *Menopause*, v. 24, n. 7, pp. 728-53, 2017; doi: 10.1097/GME. 0000000000000921.

19. hey tim honey, "Jane Fonda on Oprah Winfrey 27.10.2010". YouTube, 7 nov. 2018, 2:09. Disponível em: <https://www.youtube.com/watch?v=-NWS9zM-mW8>.

20. Felipe B. Schuch et al., "Exercise as a Treatment for Depression: A Meta--Analysis Adjusting for Publication Bias". *Journal of Psychiatric Research*, v. 77, pp. 42-51, 2016; doi: 10.1016/j.jpsychires.2016.02.023.

21. Kelly McGonigal, *The Joy of Movement: How Exercise Helps Us Find Happiness, Hope, Connection, and Courage*. Nova York: Avery, 2021, pp. 5-6.
22. Katherine L. Milkman, Julia A. Minson e Kevin G. M. Volpp, "Holding the Hunger Games Hostage at the Gym: An Evaluation of Temptation Bundling". *Management Science*, v. 60, n. 2, pp. 283-99, 2014; doi: 10.1287/mnsc.2013.1784.
23. Derya Yüksel Koçak e Yeliz Varişoğlu, "The Effect of Music Therapy on Menopausal Symptoms and Depression: A Randomized-Controlled Study". *Menopause*, v. 29, n. 5, pp. 545-52, 2022; doi: 10.1097/GME.0000000000001941.

8. OS MONÓLOGOS DA VAGINA SECA [pp. 161-80]

1. Kyveli Angelou et al., "The Genitourinary Syndrome of Menopause: An Overview of the Recent Data". *Cureus*, v. 12, n. 4, p. e7586, 2020; doi: 10.7759/cureus.7586.
2. Angelou et al., "The Genitourinary Syndrome of Menopause: An Overview of the Recent Data", op. cit.
3. Equipe da Mayo Clinic, "Vaginal Atrophy". Mayo Clinic, 17 set. 2021. Disponível em: <https://www.mayoclinic.org/diseases-conditions/vaginal-atrophy/symptoms-causes/syc-20352288>.
4. Angelou et al., "The Genitourinary Syndrome of Menopause: An Overview of the Recent Data", op. cit.
5. North American Menopause Society, *The Menopause Guidebook*. 9. ed. Pepper Pike, OH, 2020, p. 17.
6. Maria Uloko e Rachel Rubin, "Managing Female Sexual Pain". *Urologic Clinics of North America*, v. 48, n. 4, pp. 487-97, 2021; doi: 10.1016/j.ucl.2021.06.007.
7. Gavanndra Hodge, "Interview: Salma Hayek: 'I Am a Lot More Than What You See'". *The Sunday Times*, 27 jun. 2021. Disponível em: <https://www.thetimes.co.uk/article/salma-hayek-i-am-a-lot-more-than-what-you-see-glv6c3ndw>.
8. Anna-Carlotta Zarski, Matthias Berking e David Daniel Ebert, "Efficacy of Internet-Based Guided Treatment for Genito-Pelvic Pain/Penetration Disorder: Rationale, Treatment Protocol, and Design of a Randomized Controlled Trial". *Frontiers in Psychiatry*, v. 8, p. 260, 2018; doi: 10.3389/fpsyt.2017.00260.
9. "Pain with Penetration". North American Menopause Society. Disponível em: <https://www.menopause.org/for-women/sexual-health-menopause-online/sexual-problems-at-midlife/pain-with-penetration>. Acesso em: 9 jul. 2022.
10. S. Palacios et al., EVES Study Investigators, "The European Vulvovaginal Epidemiological Survey (EVES): Prevalence, Symptoms and Impact of Vulvovaginal Atrophy of Menopause". *Climacteric*, v. 21, n. 3, pp. 286-91, 2018; doi: 10.1080/13697137.2018.1446930.
11. David D. Rahn et al., "Vaginal Estrogen for Genitourinary Syndrome of Menopause". *Obstetrics and Gynecology*, v. 124, n. 6, pp. 1147-56, 2014; doi: 10.1097/AOG.0000000000000526.
12. Megan Krause et al., "Local Effects of Vaginally Administered Estrogen Therapy: A Review". *Journal of Pelvic Medicine and Surgery*, v. 15, n. 3, pp. 105-14, 2009; doi: 10.1097/SPV.0b013e3181ab4804.
13. Carolyn J. Crandall et al., "Breast Cancer, Endometrial Cancer, and Cardiovascular Events in Participants Who Used Vaginal Estrogen in the Women's

Health Initiative Observational Study". *Menopause*, v. 25, n. 1, pp. 11-20, 2018; doi: 10.1097/GME.00000 00000000956.

14. Laura M. Chambers et al., "Vaginal Estrogen Use for Genitourinary Symptoms in Women with a History of Uterine, Cervical, or Ovarian Carcinoma". *International Journal of Gynecological Cancer*, v. 30, n. 4, pp. 515-24, 2020; doi: 10.1136/ijgc-2019-001034.

15. David D. Rahn et al., "Vaginal Estrogen for Genitourinary Syndrome of Menopause: A Systemic Review". *Obstetrics and Gynecology*, v. 124, n. 6, pp. 1147--56, 2014; doi: 10.1097/AOG.0000000000000526.

16. Eric Chang et al., "Vaginal Estrogen as First-Line Therapy for Recurrent Urinary Tract Infections in Postmenopausal Women and Risk Factors for Needing Additional Therapy". *Female Pelvic Medicine & Reconstructive Surgery*, v. 27, n. 3, pp. e487-e492, 2021; doi: 10.1097/SPV.0000000000000989.

17. "Menopause" National Women's Health Network. Disponível em: <https://nwhn.org/issues/menopause/>. Acesso em: 9 jul. 2022.

18. JoAnn V. Pinkerton et al., "Workshop on Normal Reference Ranges for Estradiol in Postmenopausal Women: Commentary from the North American Menopause Society on Low-Dose Vaginal Estrogen Therapy Labeling". *Menopause*, v. 27, n. 6, pp. 611-3, 2020; doi: 10.1097/GME.0000000000001576.

19. Jae Jun Shin et al., "Ospemifene: A Novel Option for the Treatment of Vulvovaginal Atrophy". *Journal of Menopausal Medicine*, v. 23, n. 2, pp. 79-84, 2017; doi: 10.6118/jmm.2017.23.2.79.

20. Celine Martel et al., "Serum Steroid Concentrations Remain Within Normal Postmenopausal Values in Women Receiving Daily 6.5MG Intravaginal Prasterone for 12 Weeks". *Journal of Steroid Biochemistry and Molecular Biology*, v. 159, pp. 142-53, mar. 2016; doi: 10.1016/j.jsbmb.2016.03.016.

21. JoAnn V. Pinkerton, "FDA Mandating Vaginal Laser Manufacturers Present Valid Data Before Marketing", North American Menopause Society, 1º ago. 2018. Disponível em: <https://www.menopause.org/docs/default-source/default-document-library/nams-responds-to-fda-mandate-on-vaginal-laser-manufacturers-08-01-2018.pdf>.

22. North American Menopause Society, *The Menopause Guidebook*. 9. ed., p. 20.

23. "When Sex Is Painful". American College of Obstetricians and Gynecologists, jan. 2022. Disponível em: <https://www.acog.org/womens-health/faqs/when-sex-is-painful>.

24. Valeriya Safronova, "Why Did Facebook Reject These Ads?". *The New York Times*, 11 jan. 2022. Disponível em: <https://www.nytimes.com/2022/01/11/style/facebook-womens-sexual-health-advertising.html>.

25. Alicia L. Muhleisen e Melissa M. Herbst-Kralovetz, "Menopause and the Vaginal Microbiome". *Maturitas*, v. 91, pp. 42-50, 2016; doi: 10.1016/j.maturitas.2016.05.015.

26. Joanna Moorhead, "Interview: Marina Abramovic: 'I Think About Dying Every Day'". *The Guardian*, 25 set. 2021. Disponível em: <https://www.theguardian.com/artanddesign/2021/sep/25/this-much-i-know-marina-abramovic-i-think-about-dying-every-day-to-fully-enjoy-life>.

27. "Why You Shouldn't Use a MaxiPad for Incontinence". Bhealth Blog. Disponível em: <https://www.nafc.org/bhealth-blog/why-you-shouldnt-use-a-maxi-pad-for-incontinence>. Acesso em: 9 jul. 2022.

9. TERAPIA HORMONAL: VAMOS ENTRAR NESSA SEARA [pp. 181-202]

1. Ryan Stewart (stuboo), "I have the opportunity to design my office from scratch". Twitter, 5 dez. 2021. Disponível em: <https://twitter.com/stuboo/status/1467522852664532994>.
2. Christie Aschwanden, "Hormone Therapy, Long Shunned for a Possible Breast Cancer Link, Is Now Seen as a Short-Term Treatment for Menopause Symptoms". *The Washington Post*, 29 fev. 2020. Disponível em: <https://www.washingtonpost.com/health/hormone-therapy-long-shunned-for-a-possible-breast-cancer-link-is-now-seen-as-safe-and-helpful-as-a-short-term-treatment-for-most-women-in-the-throes-of-menopause/2020/02/28/1fd19f66-54cd-11ea-929a-64efa7482a77_story.html>.
3. "Hormone Therapy for Menopause Symptoms". Cleveland Clinic, 28 jun. 2021. Disponível em: <https://my.clevelandclinic.org/health/treatments/15245-hormone-therapy-for-menopause-symptoms>.
4. Angelo Cagnacci e Martina Venier, "The Controversial History of Hormone Replacement Therapy". *Medicina*, v. 55, n. 9, p. 602, 2019; doi: 10.3390/medicina55090602.
5. Cagnacci e Venier, "The Controversial History of Hormone Replacement Therapy", op. cit.
6. People for the Ethical Treatment of Animals, "Premarin: A Prescription for Cruelty". PETA. Disponível em: <https://www.peta.org/issues/animals-used-for-experimentation/animals-used-experimentation-factsheets/premarin-prescription-cruelty/>.
7. Judith A. Houck, "'What Do Mese Women Want?': Feminist Responses to *Feminine Forever*, 1963-1980". *Bulletin of the History of Medicine*, v. 77, n. 1, pp. 103--32, 2003. Disponível em: <https://wwwJstor.org/stable/44447695>.
8. Ellen Goodman, "So Much for Hormone 'Salvation'". *The Washington Post*, 13 jul. 2002. Disponível em: <https://www.washingtonpost.com/archive/opinions/2002/07/13/so-much-for-hormone-salvation/a80ec9ec-6219-4008-9f8f-90384af2f672/?itid=lk_inline_manual_6>.
9. Trinny Woodall, "Let's Talk Menopause". Vídeo no Facebook, 4 out. 2020, 6:02. Disponível em: <https://www.facebook.com/watch/?v =335748134178781>.
10. Grace E. Kohn et al., "The History of Estrogen Therapy". *Sexual Medicine Reviews*, v. 7, n. 3, pp. 416-21, 2019; doi: 10.1016/j.sxmr.2019.03.006.
11. Kohn et al., "The History of Estrogen Therapy", op. cit.
12. Rebecca C. Chester, Juliana M. Kling e JoAnn E. Manson, "What the Women's Health Initiative Has Taught Us About Menopausal Hormone Therapy". *Clinical Cardiology*, v. 41, n. 2, pp. 247-52, 2018; doi: 10.1002/clc.22891.
13. Eric Roehm, "A Reappraisal of Women's Health Initiative Estrogen-Alone Trial: Long-Term Outcomes in Women 50-59 Years of Age". *Obstetrics and Gynecology International*, v. 7, p. 713295, 2015; doi: 10.1155/2015/713295.
14. JoAnn Manson, "The Women's Health Initiative: The Latest Findings from Long-Term Follow-Up". *Women's Health*, v. 10, n. 2, pp. 125-8, 2014; doi: 10.2217/whe.14.6.
15. Pauline M. Maki, "The Critical Window Hypothesis of Hormone Therapy and Cognition: A Scientific Update on Clinical Studies". *Menopause*, v. 20, n. 6, pp. 695-709, 2013; doi: 10.1097/GME.0b013e 3182960cf8.

16. Robert C. Speth et al., "A Heartfelt Message, Estrogen Replacement Therapy: Use It or Lose It". *American Journal of Physiology*, v. 315, n. 6, pp. H1765-78, 2018; doi: 10.1152/ajpheart.00041.2018.

17. North American Menopause Society, "The 2017 Hormone Therapy Position Statement of the North American Menopause Society". *Menopause*, v. 24, n. 7, pp. 728-53, 2017, doi: 10.1097/GME.0000 000000000921.

18. Sharon Malone e Jennifer Weiss-Wolf, "Opinion: America Lost Its Way on Menopause Research. It's Time to Get Back on Track". *The Washington Post*, 28 abr. 2022. Disponível em: <https://www.washingtonpost.com/opinions/2022/04/28/menopause-hormone-therapy-nih-went-wrong/>.

19. "Hormone Therapy for Menopause Symptoms". Cleveland Clinic, 28 jun. 2021. Disponível em: <https://my.clevelandclinic.org/health/treatments/15245-hormone-therapy-for-menopause-symptoms>.

20. "Facts About Menopausal Hormone Therapy". U.S. Department of Health and Human Services, jun. 2005. Disponível em: <https://www.nhlbi.nih.gov/files/docs/pht_facts.pdf>.

21. "Menopause Guide". WebMD, acesso em: 9 jul. 2022. Disponível em: <https://www.webmd.com/menopause/guide/default.htm>.

22. Committee on Gynecologic Practice, "Postmenopausal Estrogen Therapy Route of Administration and Risk of Venous Thromboembolism". American College of Obstetricians and Gynecologists, n. 556, abr. 2013. Disponível em: <https://www.acog.org/clinical/clinical-guidance/committee-opinion/articles/2013/04/postmenopausal-estrogen-therapy-route-of-administration-and-risk-of-venous-thrombo embolism>.

23. "Relief for Moderate-to-Severe Hot Flashes". Evamist. Disponível em: <https://evamist.com>. Acesso em: 9 jul. 2022.

24. R. Morgan Griffin, "Surgical Menopause: Should You Take Estrogen after Your Hysterectomy?". WebMD, 21 jun. 2020. Disponível em: <https://www.webmd.com/menopause/guide/surgical-menopause-estrogen-after-hysterectomy>.

25. Moon Kyoung Cho, "Use of Combined Oral Contraceptives in Perimenopausal Women". *Chonnam Medical Journal*, v. 54, n. 3, pp. 153-8, 2018; doi: 10.4068/cmj.2018.54.3.153.

26. National Center for Health Statistics, "Contraceptive Use". Centers for Disease Control and Prevention, 10 nov. 2020. Disponível em: <https://www.cdc.gov/nchs/fastats/contraceptive.htm>.

27. Haim A. Abenhaim et al., "Menopausal Hormone Therapy Formulation and Breast Cancer Risk". *Obstetrics & Gynecology*, v. 139, n. 6, pp. 1103-10, 2022; doi: 10.1097/AOG.0000000000004723.

28. Louise Newson e Janice Rymer, " The Dangers of Compounded Bioidentical Hormone Replacement Therapy". *British Journal of General Practice*, v. 69, n. 688, pp. 540-1, 2019; doi: <https://doi.org/10.3399/bjgp 19X706169>.

29. Committee on Sleep Medicine and Research, "Extent and Health Consequences of Chronic Sleep Loss and Sleep Disorders". In: Harvey R. Colten e Bruce M. Altevogt (orgs.). *Sleep Disorders and Sleep Deprivation: An Unmet Public Health Problem*. Washington, DC: National Academies Press, 2006. Disponível em: <https://www.ncbi.nlm.nih.gov/books/NBK19960/>.

30. Slavenka Kam-Hansen et al., "Altered Placebo and Drug Labeling Changes the Outcome of Episodic Migraine Attacks". *Science Translational Medicine*, v. 6, n. 218, p. 218ra5, 2014; doi: 10.1126/scitranslmed.3006175.

31. Newton e Rymer, "The Dangers of Compounded Bioidentical Hormone Replacement Therapy", op. cit.

32. "What Is Custom-Compounded Therapy?". North American Menopause Society. Disponível em: <https://www.menopause.org/publications/clinical-practice-materials/bioidentical-hormone-therapy/what-is-custom-compounded-therapy->. Acesso em: 9 jul. 2022.

33. Elizabeth Narins, "Kim Cattrall Imagines the *Sex and the City* Cast Going through Menopause". *Cosmopolitan*, 24 set. 2014. Disponível em: <https://www.cosmopolitan.com/entertainment/interviews/a31451/kim-cattrall-menopause-interview/>.

34. North American Menopause Society, "Use of Compounded Hormone Therapy in the United States: Report of the North American Menopause Society Survey". *Menopause*, v. 22, n. 12, pp. 1276-84, 2015. Disponível em: <https://www.menopause.org/docs/default-source/professional/use-of-compounded-hormone-therapy-survey.pdf?sfvrsn=2>.

35. M. L'Hermite, "Custom-Compounded Bioidentical Hormone Therapy: Why So Popular Despite Potential Harm? The Case Against Routine Use". *Climacteric*, v. 20, n. 3, pp. 205-11, 2017; doi: 10.1080/13697137.2017.1285277.

36. "Prescribers Should Restrict the Use of Non-FDA-Approved Compounded Bioidentical Hormones, Except for Specific Medical Circumstances". National Academies of Science, Engineering, and Medicine, 1º jul. 2020. Disponível em: <https://www.nationalacademies.org/news/2020/07/prescribers-should-restrict-the-use-of-non-fda-approved-com pounded-bioidentical-hormones-except-for-specific-medical-circumstances>.

37. "Menopause FAQs: Hormone Therapy for Menopause Symptoms". North American Menopause Society. Disponível em: <https://www.menopause.org/for-women/menopause-faqs-hormone-therapy-for-menopause-symptoms>. Acesso em: 9 jul. 2022.

38. Cathryn Jakobson Ramin, "The Hormone Hoax Thousands Fall For". *More*, out. 2013. Disponível em: <https://www.menopause.org/docs/default-source/professional/the-hormone-hoax-thousands-fall-for-oct-2013-more.pdf>.

39. National Academies of Sciences, Engineering, and Medicine, "'The Use of Compounded Bioidentical Hormone Therapy". In: L. M. Jackson, R. M. Parker e D. R. Mattison (orgs.). *The Clinical Utility of Compounded Bioidentical Hormone Therapy: A Review of Safety, Effectiveness, and Use*. Washington, DC: National Academies Press, 2020. Disponível em: <https://www.ncbi.nlm.nih.gov/books/NBK562886/>.

40. Streicher, *Hot Flash Hell*, p. 208.

41. "Menopause: HRT Rationed amid Continuing Shortage in UK". BBC News, 29 abr. 2022. Disponível em: <https://www.bbc.com/news/health-61278325>.

42. "Menopause: Diagnosis and Management". National Institute for Health and Care Excellence, 12 nov. 2015. Disponível em: <https://www.nice.org.uk/guidance/ng23/chapter/context>.

43. Office for National Statistics, "Overview of the UK Population: jan. 2021". 14 jan. 2021. Disponível em: <https://www.ons.gov.uk/peoplepopulationandcommunity/populationandmigration/populationestimates/articles/overviewoftheukpopulation/january2021>.

44. Xantha Leatham e Sophie Huskisson, "Shortage of HRT May Force Women to Become Drug Mules by Travelling Overseas to Buy Vital Supplies of

Medication, Experts Warn". *Daily Mail*, 26 abr. 2022. Disponível em: <https://www.dailymail.co.uk/news/article-10756739/HRT-shortage-Women-drug-mules-travelling-overseas-experts-warn.html>.

45. Sarah Graham, "HRT Shortage Explained: Desperate Ways Women Are Dealing with the Menopause and What Caused the Crisis". *inews*, 4 maio 2022. Disponível em: <https://inews.co.uk/news/health/hrt-shortage-explained-desperate-women-dealing-menopause-cause-1608789>.

46. Mariella Frostrup, "Why Ending This HRT Crisis Really Is a Matter of Life or Death for Women". *Daily Mail*, 25 abr. 2022. Disponível em: <https://www.dailymail.co.uk/debate/article-10752561/The-shortage-menopause-drugs-isnt-niche-feminist-issue-argues-MARIELLA-FROSTRUP.html>.

47. Maya Oppenheim, "HRT Shortage Leaving Menopausal Women Suicidal and Causing Relationship Breakdowns, MP Warns". *The Independent*, 22 abr. 2022. Disponível em: <https://www.independent.co.uk/news/uk/home-news/hrt-shortage-menopause-relationship-breakdown-b2063416.html>.

48. Department of Health and Social Care, Maria Caulfield e Sajid Javid, "Vaccine Taskforce Director General Will Harness Lessons from Pandemic to Address HRT Supply Chain Issues". Gov.uk, 29 abr. 2022. Disponível em: <https://www.gov.uk/government/news/vaccine-taskforce-director-general-will-harness-lessons-from-pandemic-to-address-hrt-supply-chain-issues>.

10. A RESTAURAÇÃO [pp. 203-24]

1. Maria Luisa Marvan et al., "Stereotypes of Women in Different Stages of Their Reproductive Life: Data from Mexico and the United States". *Health Care for Women International*, v. 29, n. 7, pp. 673-87, 2008; doi: 10.1080/07399330802188982.

2. Vanessa Cecil et al., "Gendered Ageism and Gray Hair: Must Older Women Choose Between Feeling Authentic and Looking Competent?". *Journal of Women & Aging*, v. 34, n. 2, pp. 210-25, 2022; doi: 10.1080/08952841.2021.1899744.

3. Sabrina Park, "Tracee Ellis Ross Isn't Afraid to Talk About Aging". *Harper's Bazaar*, 1º nov. 2021. Disponível em: <https://www.harpersbazaar.com/celebrity/latest/a38092624/tracee-ellis-ross-isnt-afraid-to-talk-about-aging/>.

4. Beverley Ayers, Mark Forshaw e Myra S. Hunter, "The Impact of Attitudes Towards the Menopause on Women's Symptom Experience: A Systematic Review". *Maturitas*, v. 65, n. 1, pp. 28-36, 2010; doi: 10.1016/j.maturitas.2009.10.016.

5. Revista *Health*, "7 Men Answer Questions on Menopause | Health". YouTube, 1º dez. 2017, 1:07. Disponível em: <https://www.youtube.com/watch?v=DTH2OKCP9UM>.

6. Coolestmovies, "1990's Infomercial Hell #19: 'The Babes Are Back' with Ron Popeil's GLH Canned Hair, by Ronco!". YouTube, 2:00. Disponível em: <https://www.youtube.com/watch?v=2GeF7A05zQ8>.

7. "Womaness Becomes First Modern Menopause Brand to Enter Ulta Beauty". Cision PR Newswire, 16 maio 2022. Disponível em: <https://www.prnewswire.com/news-releases/womaness-becomes-first-modern-menopause-brand-to-enter-ulta-beauty-301545485.html>.

8. Dongqing Wang et al., "Healthy Lifestyle During the Midlife Is Prospectively Associated with Less Subclinical Carotid Atherosclerosis: The Study of

Women's Health Across the Nation". *Journal of the American Heart Association*, v. 7, n. 23, pp. e010405, 2018; doi: 10.1161/JAHA.118.010405.

9. U.S. Department of Health and Human Services, *Physical Activity Guidelines for Americans, 2nd Edition*. Washington, DC: U.S. Department of Health and Human Services, 2018. Disponível em: <https://health.gov/sites/default/files/2019-09/Physical_Activity_Guidelines_2nd_edition.pdf>.

10. "Menopause and Bone Loss". Endocrine Society, 24 jan. 2022. Disponível em: <https://www.endocrine.org/patient-engagement/endocrine-library/menopause-and-bone-loss>.

11. Mark D. Peterson et al., "Resistance Exercise for Muscular Strength in Older Adults: A Meta-Analysis". *Ageing Research Review*, v. 9, n. 3, pp. 226-37, 2010; doi: 10.1016/j.arr.2010.03.004.

12. "Strength Training Builds More an Muscle". Harvard Health Publishing, 13 out. 2021. Disponível em: <https://www.health.harvard.edu/staying-healthy/strength-training-builds-more-than-muscles>.

13. J. Eric Strong, "Effects of Different Jumping Programs on Hip and Spine Bone Mineral Density in Pre-Menopausal Women". PhD dissertation, Brigham Young University, 2004.

14. Some Like it HOTT Podcast, "Menopause has been a taboo subject for far too long". Vídeo no Facebook, 6 maio 2021, 0:29. Disponível em: <https://m.facebook.com/watch/?v=133279992152289&_rdr>.

15. The Kingfisher, "Mother and Daughter Start Menopause Support Group in Ipswich". Publicação no Facebook, 10 maio 2022. Disponível em: <https://z-upload.facebook.com/kingfisherpub/posts/10158373627562536>.

16. Nanette Santoro, C. Neill Epperson e Sarah B. Mathews, "Menopausal Symptoms and Their Management". *Endocrinology & Metabolism Clinics of North America*, v. 44, n. 3, pp. 497-515, 2015; doi: 10.1016/j.ecl.2015.05.001.

CONCLUSÃO: MENOPOSITIVIDADE! [pp. 225-45]

1. Corte de Apelação de Louisiana, Segundo Circuito, *Hollis v. Ouachita Coca--Cola Bottling Co., Limited*, n. 6128, 3 maio 1940. Disponível em: <https://casetext.com/case/hollis-v-ouachita-coca-cola-bottling-co>.

2. Phyllis T. Bookspan e Maxine Kline, "On Mirror and Gavels: A Chronicle of How Menopause Was Used as a Legal Defense Against Women". *Indiana Law Review*, v. 32, n. 4, pp. 1267-334, 1999. Disponível em: <https://journals.iupui.edu/index.php/inlawrev/article/view/3382/3311>.

3. Suprema Corte do Michigan, *Laskowski v. People's Ice Co.*, 203 Mich. 186 (2 A.L.R. 586).

4. Kristen Baldwin, "Cynthia Nixon on Miranda's *And Just Like That* Journey: 'Menopause Gets a Bad Rap'". *Entertainment Weekly*, 22 dez. 2020. Disponível em: <https://ew.com/tv/miranda-and-just-like-that-cynthia-nixon>.

5. Department of Health and Social Care, "Nation Unite to Tackle Menopause Taskforce". Gov.uk, 3 fev. 2022. Disponível em: <https://www.gov.uk/government/news/nations-unite-to-tackle-menopause-taskforce>.

6. Department for Education, "Relationships and Sex Education (RSE) (Secondary)". Gov.uk, 13 set. 2021. Disponível em: <https://www.gov.uk/government/

publications/relationships-education-relationships-and-sex-education-rse-and-health-education/relationships-and-sex-education-rse-secondary>.

7. "Menopause Workplace Pledge". Well-Being of Women. Disponível em: <https://www.wellbeingofwomen.org.uk/campaigns/menopausepledge>. Acesso em: 9 jul. 2022.

8. "Menopause and the Workplace". Fawcett. Disponível em: <https://www.fawcettsociety.org.uk/menopause andtheworkplace>. Acesso em: 9 jul. 2022.

9. "Mayor Announces World-Leading Menopause Policy". London.gov.uk, 8 mar. 2022. Disponível em: <https://www.london.gov.uk/press-releases/mayoral/mayor-announces-world-leading-menopause-policy>.

10. Lorraine, "Sadiq Khan on Removing the Menopause Taboo in the Workplace & Keeping Women Safe on the Streets | LK". YouTube, 8 mar. 2022, 1:13. Disponível em: <https://www.youtube.com/watch?v=kx 5eQL5aN04>.

11. Yoana Chol-teeva, "Employment Tribunals Citing Menopause up in 2021, Report Show". *People Management*, 1º jun. 2022. Disponível em: <https://www.peoplemanagement.co.uk/article/1788405/employment-tribunals-citing-menopause-2021-report-shows>.

12. Jonathan Ames, "Support Menopause or Prepare for Court, Firms Told". *The Sunday Times*, 28 nov. 2011. Disponível em: <https://www.thetimes.co.uk/article/support-menopause-or-prepare-for-court-firms-told-vczgqq75z>.

13. Henpicked, 11 High Street, Ruddington, Nottingham NG11 6DT. Disponível em: <https://henpicked.net/about-us>.

14. "$40 Million in Funding for Menopause Services". NSW Government Treasury, 10 jun. 2022. Disponível em: <https://www.treasury.nsw.gov.au/news/40-million-funding-menopause-services>.

15. Lucy Cormack, "$40.3M Funding Boost to Support Women Facing 'Debilitating' Reality of Menopause". *Sydney Morning Herald*, 10 jun. 2022. Disponível em: <https://www.smh.com.au/politics/nsw/40-3m-funding-boost-to-support-women-facing-debilitating-reality-of-menopause-20220609-p5asn5.html>.

16. Khaila (Khi) Prasser, "A Bloody Good Policy". Future Super, 12 fev. 2021. Disponível em: <https://www.futuresuper.com.au/blog/a-bloody-good-policy>.

17. Alicia A. Grandey, Allison S. Gabriel e Eden B. King, "Tackling Taboo Topics: A Review of the Three Ms in Working Women's Lives". *Journal of Management*, v. 46, n. 1, pp. 7-35, 2019; doi: 10.1177/0149206319857144.

18. Lizzy Burden, "Women Are Leaving the Workforce for a Little-Talked About Reason". *Bloomberg*, 18 jun. 2021. Disponível em: <https://www.bloomberg.com/news/articles/2021-06-18/women-are-leaving-the-workforce-for-a-little-talked-about-reason#xj4y7vzkg>.

19. BLS Reports, "Women in the Labor Force: A Databook". U.S. Bureau of Labor Statistics, abr. 2021. Disponível em: <https://www.bls.gov/opub/reports/womens-databook/2020/home.htm>.

20. Shanti Escalante, "Emily Gould Is Looking Forward to Menopause". *Interview*, 13 abr. 2020. Disponível em: <https://www.interviewmagazine.com/culture/emily-gould-perfect-tunes>.

21. "Menopause and the Workplace". Let's Talk Menopause. Disponível em: <https://www.letstalkmenopause.org/menopause-and-the-workplace>. Acesso em: 9 jul. 2022.

22. Joann S. Lublin, "Employee Resource Groups Are on the Rise at U.S. Companies". *The Wall Street Journal*, 31 out. 2021. Disponível em: <https://www.wsj.com/articles/why-ergs-are-on-the-rise-11635532232>.

23. Tiffany Burns et al., "Women in the Workplace". McKinsey & Company, 27 set. 2021. Disponível em: <https://www.mckinsey.com/featured-insights/diversity-and-inclusion/women-in-the-workplace>.

24. Starla Trigg, "ERG: An Acronym You Should Know". TOPMBA, 5 abr. 2021. Disponível em: <https://www.topmba.com/blog/erg-acronym-you-should-know>.

25. "A Guide to Managing Menopause at Work". Chartered Institute of Personnel and Development, maio 2021. Disponível em: <https://www.cipd.co.uk/Images/line-manager-guide-to-menopause_tcm18-95174.pdf>.

26. Kells McPhillips, "How to Manage (And Normalize) Menopause at Work". *Fortune* Well, 20 maio 2022. Disponível em: <https://fortune.com/2022/05/20/how-to-manage-menopause-at-work/>.

27. A. Pawlowski, "Why Older Women Will Rule the World". today.com, 5 dez. 2017. Disponível em: <https://www.today.com/health/older-women-will-rule-world-we-live-longer-t119645?cid=public-rss_20171206>.

28. "Menopause Market Size Worth $22.7 Billion by 2028 | CAGR: 5.7%: Grand View Research, Inc.". Bloomberg, 14 jun. 2021. Disponível em: <https://www.bloomberg.com/press-releases/2021-06-14/menopause-market-size-worth-22-7-billion-by-2028-cagr-5-7-grand-view-research-inc>.

29. Francesca Rice, "Boots' Menopause Hub Launches to Help You Find Solutions for All 40 Signs and Symptoms". Yahoo! Finance UK, 18 out. 2021. Disponível em: <https://uk.finance.yahoo.com/news/boots-menopause-hub-launches-help-114900720.html>.

30. Bhanvi Satija, "Gwyneth Paltrow, Cameron Diaz — Backed Evernow raises $28.5 mln". Reuters, 6 abr. 2022. Disponível em: <https://www.reuters.com/business/healthcare-pharmaceuticals/gwyneth-paltrow-cameron-diaz-backed-evernow-raises-285-mln-2022-04-06/>.

31. "Real Science for Real Menopause Symptoms". Evernow, 2022. Disponível em: <https://www.evernow.com/>.

32. "Redefining Female Reproductive Identity". gameto, 2022. Disponível em: <https://gametogen.com/>.

33. Beth Kowitt, "This Biotech Startup Thinks It Can Delay Menopause by 15 Years. That Would Transform Women's Lives". *Fortune*, 19 abr. 2021. Disponível em: <https://fortune.com/2021/04/19/celmatix-delay-menopause-womens-ovarian-health/>.

34. "The Controversy over the Dwindling Ranks of Male Ob-Gyns, Explained". Advisory Board, 14 mar. 2018. Disponível em: <https://www.advisory.com/daily-briefing/2018/03/14/male-obgyn>.

35. Brendan Murphy, "Women in Medical Schools: Dig into Latest Record-Breaking Numbers". American Medical Association, 29 set. 2021. Disponível em: <https://www.ama-assn.org/education/medical-school-diversity/women-medical-schools-dig-latest-record-breaking-numbers>.

36. Lisa Abend, "Danish Political Drama *Borgen* Is Back at Last, with a Fresh Take on Female Power". *Time*, 3 jun. 2022. Disponível em: <https://time.com/6183816/borgen-season-4-netflix/>.

37. Kirsten Miller, *The Change*. Nova York: HarperCollins, 2022. Disponível em: <https://www.harpercollins.com/products/the-change-kirsten-miller?variant=39715444719650>.

38. Morrill, Hannah, "No Matter Where You Are in Life, Cameron Diaz Has Some Advice for You". *Womens Health*, 10 mar. 2016. Disponível em: <https://www.womenshealthmag.com/life/a19934235/cameron-diaz-life-advice/>.

39. Filip Raes, "Rumination and Worry as Mediators of the Relationship Between Self-Compassion and Depression and Anxiety". *Personality and Individual Differences*, v. 48, pp. 757-61, 2010. Disponível em: <https://self-compassion.org/wp-content/uploads/publications/ruminationmedia tors.pdf>.

40. Rebecca C. Thurston et al., "Self-Compassion and Subclinical Cardiovascular Disease Among Midlife Women". *Health Psychology*, v. 40, n. 11, pp. 747-53, 2011; doi: 10.1037/hea0001137.

41. Helen Gebretatyos et al., "Effect of Health Education on Knowledge and Attitude of Menopause Among Middle-Age Teachers". *BMC Womens Health*, v. 20, n. 1, p. 232, 2020; doi: 10.1186/s12905-020-01095-2.

42. S. A. R. Syed Alwi, I. B. Brohi e I. Awi, "Perception of Menopause Among Women of Sarawak, Malaysia". *BMC Women's Health*, v. 21, n. 1, p. 77, 2012; doi: 10.1186/s12905-021-01230-7.

43. Nora Ephron, *I Feel Bad About My Neck: And Other Thoughts on Being a Woman*. Nova York: Knopf, 2006, p. 7.

Índice remissivo

Abramovic, Marina, 174
Academia Americana de Dermatologia (AAD), 123, 133-4
Academia Americana de Medicina do Sono, 114
acetato de chumbo, 148
ácido hialurônico, 137, 140, 173
ácido tranexâmico, 60
acne, 140
álcool, consumo de, 72, 109-10
alegria do movimento, A (McGonigal), 158
Alexiades, Macrene, 123-4, 138-40
Aliabadi, Thaïs, 119-20
Alzheimer, 131, 145-6, 153
American Journal of Physiology: Heart and Circulatory Physiology, 187
And Just Like That... (programa de TV), 56
Anderson, Gillian, 62
anemia, deficiência de ferro, 59, 123, 125
Angelo, Jill, 30
animais: ciclo menstrual, 58-9; como fonte do Premarin, 184; menopausa e, 45, 59
ansiedade, 24, 149-50
Areteu da Capadócia, 22
Arquette, Patricia, 29
Ashby, Hope, 178-9

Associação Americana do Coração, 37, 69, 131
atividade física: desenvolvimento capilar nos músculos, 70; exercício e eficácia, 126-31, 157-60, 216-9; exercício e humor, 157-8, 217-9; ondas de calor e, 97-8
Atlantic, The (revista), 149

Baruch, Bernard M., 62
Beim, Piraye, 237
Best Practice & Research Clinical Obstetrics & Gynaecology (periódico), 143
Black-ish (programa de TV), 40
Bloomberg (site), 231
bloqueio do gânglio estrelado, 92
BMC Women's Health (periódico), 241
Bookspan, Phyllis T., 226-7
Borgen (programa de TV), 238
botox, 171
Brissette, Christy, 130
British Journal of General Practice (periódico), 192
Bruce, Alison, 122-5, 213

cabelo: alopecia androgenética de padrão feminino, 122-5; estigma em relação aos grisalhos, 206-7;

experiências da autora, 119-22, 213-4; injeções de plasma rico em plaquetas (PRP), 124; massagem no couro cabeludo, 124-5; medicamentos para tratar a perda, 123-4; técnicas para dar volume, 125
cafeína, 97
cálcio, 71, 224
canabidiol: balas para o sono, 96, 103, 111; supositórios vaginais, 194
cannabis, 95-7
Carlisle, Belinda, 79
Carlson, Dan, 152
Carmen (amiga da autora), 218
Carney, Colleen, 108
Cattrall, Kim, 196
Celmatix, 237
ceramidas, 137-8
Change, The (Miller), 238
Change of Life in Health and Disease, The [Mudanças na vida na saúde e na doença] (Tilt), 147-8
Christie, Bridget, 26
ciclo menstrual: interrompida por problemas de saúde, 68; irregular, 55-8; processo típico, 57-8; sangramento forte, 55-6, 59-60, 68
cigarro, 72, 84, 98, 224
Clair Huxtable em *The Cosby Show*, 39
Climacteric (periódico), 197
Clinical Pulmonary Medicine (periódico), 104
comida apimentada, 97
comunicação com companheiro e com médico, 176-80, 209-14, 239-40
confusão mental, 63, 142-7
Consumer Reports (revista), 95, 112
contraceptivos orais: menopausa e, 57; popularidade dos, 190-1; tratamento para depressão na perimenopausa e, 150; tratamento para menorragia e, 60

controle de natalidade: como tratamento para a menorragia, 60; contraceptivos orais, 57, 60, 150, 190-1; DIU, 56, 60; planejamento familiar natural (tabelinha), 58
controle do peso: composição corporal e distribuição da gordura, 127-9; devido às ondas de calor, 126-7; durante a perimenopausa, 70, 126; ganho de peso na menopausa, 126-31, 210; sono ruim e ganho de peso, 105
cortisol, 84, 98, 115, 126-7
Coughlin, Joseph F., 233
Cracking the Menopause [Quebrando a Menopausa] (Frostrup), 202
Critical Reviews in Food Science and Nutrition (periódico), 70, 130
Cureus (periódico), 162
Currier, Andrew F., 23-4
Curse, The: A Cultural History of Menstruation [A maldição: Uma história cultural da menstruação] (Delaney, Lupton e Toth), 23

Daily Mail, The (jornal), 202
Davis, Viola, 124
deficiência de ferro, 59, 123, 125
"deleite pós-menopausa", 39
DePree, Barb, 172, 191, 195-7, 200
depressão, 62-4, 148-51
Dermatology and Therapy (periódico), 124
desempenho cognitivo *ver* confusão mental
desidroepiandrosterona, 171
Dhillo, Waljit, 87
Dianne (entusiasta da THM), 86
Diaz, Cameron, 235, 240
dieta, 70-1, 97, 130-2
dieta mediterrânea, 70, 130-1
diferenças de gênero: menopausa masculina, 41; quedas hormo-

nais com o tempo, 41-2; em relação ao sono, 104
Dinah (irmã da autora), 121-2, 153-4, 242
discriminação, trabalho, 229-34
DIU, 56, 60
Dixon, Beatrice, 32, 175
doença cardiovascular *ver* saúde do coração
Doisy, Edward, 25, 28
dor nas articulações, 33, 35, 98, 186
Doyle, Glennon, 112, 236
drospirenona, 150
Dunn, Jancee: casamento com Tom, 12-3, 107-9, 165, 179-80, 209-13; considerando a THM, 192-3; experiência com perimenopausa, 12-6, 44-7, 52-4; experiência como jornalista da área da saúde, 16; experiência da mãe com menopausa, 26-8, 154-5; mudanças no cabelo, 119-22, 213-4; ondas de calor, 82-3, 210; refletindo sobre a juventude, 243-4

educação sobre menopausa: para médicos, 17-8; para pacientes, 15-20
efeito placebo, 93-4, 194-5
elinzanetante, 89
"empacotamento de tentação", 158-9
envelhecimento: aumento na expectativa de vida, 40; diferenças geracionais entre as mulheres, 233-4; etarismo, 73-5, 134-5, 203-8; lidando com, 75; queda hormonal por gênero, 41-2; satisfação com a vida, 242-5
Ephron, Nora, 243
Equelle, 95
erva-de-são-cristóvão, 92, 94-5
Espinosa, Gabriella, 98-9
espironolactona, 123-4
estresse, 100

Estrogen Elixir, The [O elixir do estrogênio] (Watkins), 24-5
estrogênio: aumento durante a perimenopausa, 56; como tratamento para os sintomas da menopausa, 25, 112-3; efeito na voz, 35-6; efeito no cabelo, 122; flutuações do estradiol, 63; funcionamento cerebral e, 144; produção de colágeno e, 133; rótulos farmacêuticos, 169-70; saúde do coração e, 28, 187; saúde vaginal e, 161-2; terapias baseadas em estrogênio para as ondas de calor, 69-70; vaginal, 167-71, 179-80, 193-4
Estudo da Saúde das Mulheres por Toda a Nação (SWAN), 36, 72, 83, 149, 217
etnia: cuidado na menopausa e, 66, 83; ondas de calor e, 83; racismo sistêmico na saúde, 83; sintomas da menopausa e, 36
Evernow, 236
exercício: desenvolvimento capilar nos músculos, 70; eficácia durante a menopausa, 126-31, 157-60, 217-9; humor e, 157-8, 218; musculação, 217-8; ondas de calor e, 97-9

Female Pelvic Medicine & Reconstructive Surgery (periódico), 168
Feminine Forever [Feminina para sempre] (Wilson), 184
Fey, Tina, 29-30
fezolinetante, 88-9
Fleabag (série de TV), 39
Fonda, Jane, 157
fontes, 246-7
Força-Tarefa para a Menopausa (Reino Unido), 227
formigamento, 33, 35

Fortune (revista), 233, 237
Foxcroft, Louise, 29
Frontiers in Psychology (periódico), 98
Frostrup, Mariella, 202

gabapentina, 69
Gameto, 236
Gardanne, Charles de, 23
Garrett, Lesley, 36
Gould, Emily, 231
Greer, Germaine, 242
grupos de afinidade (ERGs), 231-3
grupos de apoio, 156, 219-20
Gunter, Jen, 131
Gynecology, Obstetrics, Menopause [Ginecologia, obstetrícia, menopausa] (Leuf), 24

Hamdan, Abdul-Latif, 36
Harris, Carolyn, 227-8
Hartman, Corey L., 133, 135-6, 140
Hayek, Salma, 165
Health (revista), 208
Health Care for Women International (periódico), 206
Heather (irmã da autora), 122, 132, 153-4
Henson, Taraji P., 144
hipertiroidismo, 68
Hipócrates, 22
hipótese da avó, 41-2
Hirons, Caroline, 216
histerectomia, 42-3
Hollis, Byrdie, 225
"Hormones" (música), 60
hormônios: androgênicos, 119; bioidênticos, 195-201; cortisol, 84, 98, 126-7; envelhecimento e, 41-2; exame com saliva, 65, 198-9; falta de produtos de THM no Reino Unido, 201-2; oscilações de humor e, 147-56; terapia com testosterona, 200-1; terapia hormonal na menopausa (THM), 85-6, 113, 182-93, 195-6, 201-2; terapias transdérmicas vs. comprimidos, 190; testes de farmácia, 65; *ver também* estrogênio; progesterona
Hot Flash Hell [Inferno de ondas de calor] (Streicher), 96
Hot Flushes, Cold Science: A History of the Modern Menopause [Ondas quentes, ciência fria: Uma história da menopausa moderna], (Foxcroft), 29
Huberman, Andrew, 113
Hysteria Beyond Freud [Histeria além de Freud] (King), 22

I Weigh (podcast), 244
Idriss, Shereene, 136-41
ímãs, 79
incontinência, 19, 32-3, 163-4, 168-9, 174-5, 212-3
Ingleton, Rosemarie, 215-6
injeções de plasma rico em plaquetas (PRP), 124
Inside Amy Schumer (programa de TV), 29
insônia *ver* sono ruim
insuficiência ovariana prematura (IOP), 68
Irby, Samantha, 105

Jamil, Jameela, 244
Joffe, Hadine, 30, 48, 105-6, 112-4, 116, 144, 148, 151, 156-7, 160, 242
Journal of Lifestyle Medicine (periódico), 125
Journal of Management, 230
Journal of Obstetrics and Gynaecology Canada, 96
Journal of Personality and Social Psychology, 100
Journal of Physiology: Heart and Circulatory Physiology, 187

Journal of the American Academy of Dermatology, 124
Journal of Women & Aging, 206
Journal of Women's Health, 54, 80, 220

Khan, Sadiq, 228-9
King, Helen, 22

Laskowski, Anna, 226
Let's Talk Menopause (campanha de conscientização), 231-3
Leuf, Alexander Hubert Providence, 24
libido baixa, 178
lócus interno de controle, 74
Loh, Sandra Tsing, 149
Louis-Dreyfuss, Julia, 29

MacDowell, Andie, 136
magnésio, 112
Maki, Pauline, 30, 48, 81-2, 88-9, 131, 144-5, 147, 149, 155
maldição, A: Uma história cultural da menstruação [*The Curse: A Cultural History of Menstruation*], 23
Malone, Sharon, 188
Management Science (periódico), 158
Manifold, Lisa, 238
Manson, JoAnn, 186
Manual diagnóstico e estatístico de transtornos mentais (DSM-5), 166, 226-7
Martin, Emily, 22
masturbação, 171-2
Mattern, Susan, 23
Maturitas (periódico), 173-4, 207
McCall, Davina, 153
McDowell, Emily, 238-9
McGonigal, Kelly, 158, 160
Mead, Margaret, 39
medicamentos controlados: custos, 190, 236; hormônios bioidênticos, 195-201; medicamentos manipulados, 195-200; medicamentos usados para outros fins, 86-8, 91; terapias transdérmicas vs. comprimidos para THM, 190
medicamentos manipulados, 195-200
Medicine & Science in Sports & Exercise (periódico), 217
médicos: desdém dos, 15-6; encontrando um especialista, 64-7, 219-24; estudo formal para menopausa, 17-8; orientação para, 48-50, 64-73, 192-3; preparação para consultas, 67-9
Medley, Janie, 128
Mejia-Gomez, Javier, 96
melatonina, 110-1
Mello, David, 38
menopausa: animais e, 45, 59; cirúrgica, 42-3; como defesa legal, 225-7; definida, 42; estatísticas, 31-2, 43, 231; estereótipos negativos sobre, 30-2, 206-8; fontes, 246-7; perimenopausa vs., 43-4; prematura, 37; relatos históricos da, 21-5, 147-8; retratada na cultura popular, 38-40, 237-8
menopausa, se preparando para a, 47-8
menopausa cirúrgica, 42-3
menopausa masculina, 41
Menopause (periódico), 41, 66, 70, 87, 88, 122, 159
Menopause, The: A Consideration of the Phenomena Which Occur to Women at the Close of the Child-Bearing Period [A menopausa: Uma análise sobre os fenômenos que ocorrem com as mulheres no final do período reprodutivo] (Currier), 23
Menopause Café, encontros do, 77-9, 219
Menopause Experts, 229
Menopause Guidebook (NAMS), 163, 171
Menopause Made Modern, 237
Menopause Manifesto, The (Gunter), 131

Menopause Workplace Pledge, 228
menorragia, 55-6, 59-60, 68
menotech, 236-7
menstruação *ver* ciclo menstrual
menstruação repentina, 56
Meu pescoço é um horror (Ephron), 243
Miller, Kirsten, 238
Minkin, Mary Jane, 20, 34-5, 37-8, 48, 50, 56, 58, 64, 87-9, 95, 126, 148, 150, 162, 171, 173, 175, 184-5, 189-90
minoxidil, 123-4
MLE4910, 87
monólogo interno positivo, 100, 240
More (revista), 197
Moreno, Anna Camille, 69, 71, 93, 95, 129, 188
Mosconi, Lisa, 146-7
Mudanças na vida na saúde e na doença [*The Change of Life in Health and Disease*] (Tilt), 147-8
mudanças vocais, 36
mulheres racializadas: diferenças nos sintomas da menopausa, 36-7; etnia e cuidado na menopausa, 66-7, 83; ondas de calor e, 83; racismo sistêmico na saúde, 83
musculação, 217-8

National Women's Health Network, 169
New York Times, The (jornal), 16, 54, 119-20, 131, 242, 249
Nicks, Stevie, 52, 93
Nixon, Cynthia, 227
Nove desconhecidos (minissérie de TV), 39-40

O'Donnell, Rosie, 104
Obama, Michelle, 34
Obstetrics & Gynecology (periódico), 192
odor corporal, 33-4, 60
ondas de calor: atividade física e, 97-8; bloqueio do gânglio estrelado, 92; cannabis, 95-7; causas e gatilhos, 80-2, 97-8; descritas, 80-2; disparidades entre grupos étnicos, 83; experiência da autora, 82-3, 210; frequência e duração das, 80-3; ganho de peso e, 126-7; medicamentos não hormonais para, 86-9, 92; monólogo interno positivo, 100; ondas de frio, 81; problemas de memória e, 147; respiração, 98-100; risco de saúde das, 84-5; suplementos à base de plantas, 92-5; terapia hormonal na menopausa (THM), 86, 112-3, 183-92, 196, 201-2; terapias baseadas em estrogênio para, 69; *ver também* suor noturno
ondas de frio, 81
orgasmos, 165-6, 170-2, 178-9
orientação para médicos, 48-50, 64-73, 192-3
oscilações de humor e hormônios, 147-56
ospemifeno, 69-70, 171
osteoporose, 64, 68-9, 71, 129, 183, 189, 217, 224
Ovariin, 25
ovários, cirurgia para remover os, 42-3

Pal, Lubna, 31, 38, 174, 221-4
Paltrow, Gwyneth, 55, 235
paroxetina, 69, 86
Paulson, Emily Lynn, 200-1
Pelayo, Rafael, 115
pele: ácido hialurônico, 140, 173; acne, 140; bruma facial, 138-9; ceramidas, 137, 138; loções de limpeza, 137; mudanças na menopausa, 133-4, 215-6; peptídeos hidratantes, 139-40; produtos pensados para mulheres na menopausa, 216, 234-5; protetor solar, 140-1; restauração da umi-

dade e melhora da textura, 135-41; retinol, 137-8
pelos: faciais, 119-20; remoção, 120
peptídeos, 139
percepção cultural das mulheres na meia-idade, 121
Perel, Esther, 109
perimenopausa: conscientização sobre, 53-5; controle de peso e, 70, 127; depressão e, 148-50; duração, 56-7; experiência da autora com, 12-6, 44-7, 52-4; menopausa vs., 43-4; otimização da saúde durante, 72-3; sugestões e opções de tratamento, 69-73
pesquisa: estrogênio e doença cardíaca, 28; relativa à terapia hormonal na menopausa (THM), 183-93; retardamento ou eliminação da menopausa, 236-7
Phillips, Kameelah, 66, 172-3, 177, 214, 219, 237
Pines, Denise, 64, 67, 205-6
planejamento familiar natural (método da tabelinha), 58
Por que nós dormimos (Walker), 105
Porizkova, Paulina, 134-5
Premarin, 25-7, 68, 104, 184-5
problemas de memória, 146-7; *ver também* confusão mental
produtos de beleza para a menopausa, 216, 234-5
progesterona, 35, 40-1, 43, 57-8, 85, 113, 125, 144, 155, 185-8, 190-2, 197, 236
progestina, 183, 190
prostaglandina, 60
protetor solar, 140-1
psicoterapia, 156
Psychoneuroendocrinology (periódico), 63
puberdade: na mesma casa que a perimenopausa, 60-1; "puberdade reversa" e, 30, 37, 161

Quest for Cortisone, The [A saga da cortisona] (Rooke), 25

redes sociais, 31, 131, 136, 158, 215, 237
Remifemin, 95
respiração, 98-100, 114-5
responsabilidades domésticas, 152-3
retinol, 137-8
revolução interior, A (Steinem), 244-5
riscos: das ondas de calor, 84-5; do sono ruim, 105, 156-7, 192; dos medicamentos manipulados, 196-201
Robinson-Brown, Melissa, 74-5, 239-40, 242
Rooke, Thom, 25
Ross, Tracee Ellis, 40, 207
Rubin, Rachel S., 17, 28-31, 49, 164, 165, 169, 176-80, 190, 222

sabedoria, 243
sal, 131
sangramento forte: como sinal de certas condições de saúde, 68; na perimenopausa, 55-6; tratamentos para, 59-60
Santoro, Nanette, 49, 54, 65, 80, 88, 169-70, 220
saúde do coração: efeito do estrogênio na, 28, 187; etnia e, 37; ondas de calor e, 84; sintomas da menopausa e, 68-9, 190-1
saúde mental: ansiedade, 24, 149-50; depressão, 62-4, 148-51; efeito da atividade física sobre o humor, 157-8; estresse, 100; grupos de apoio, 156; Menopause Café, 77-9, 219; oscilações de humor e hormônios, 147-56; psicoterapia, 156
saúde óssea, 68, 71, 217, 223-4
saúde sexual: atividade sexual como modo de retardar a menopausa,

72; comunicação com o companheiro e o médico, 176-80, 209-14, 239-40; dor gênito-pélvica/penetração (DGPP), 164-6; libido baixa, 178; masturbação, 171-2; orgasmos, 170-2; secura vaginal, 69, 166-7; síndrome geniturinária da menopausa (SGM), 161-4, 167-8, 171, 176
saúde vaginal: desidroepiandrosterona, 171; dilatadores vaginais (treinadores vaginais), 173-4; estrogênio e, 161-2; estrogênio vaginal, 167-71, 179-80, 193-4; exercícios de Kegel, 174-5; hidratantes e lubrificantes, 172-3; masturbação, 171-2; orgasmos, 170-2; ospemifeno, 69-70, 171; probióticos com lactobacilos, 173-4; secura vaginal, 33-4, 37, 62, 69, 77, 162, 167-8, 171, 173-4, 183; síndrome geniturinária da menopausa (SGM), 161-4, 167-8, 171, 176; supositório vaginal, 194; técnica do duplo vazio, 175; terapia com laser, 171; transtorno da dor gênito-pélvica/penetração (DGPP), 164-6; vaginismo, 170
Schumer, Amy, 29
Science Translational Medicine (periódico), 194-5
Scientific Reports (periódico), 146
secura: no corpo, 33, 133; vaginal, 33-4, 37, 62, 69, 77, 162, 167-8, 171, 173-4, 183
sensibilidade emocional, 63
serotonina, 69, 86-7, 129, 149, 221, 224
Shen, Wen, 18, 85, 92, 105, 144, 191, 199-200, 222-4, 231
síndrome geniturinária da menopausa (SGM), 161-4, 167-8, 171, 176
síndrome vocal pós-menopausa, 36
sintomas: etnia e, 36; menos conhecidos, 33-6; quatro centrais, 62;

reações das pacientes a, 20; soluções únicas que abordam múltiplos sintomas, 220-1; tratamentos históricos para, 24-5, 148; variabilidade dos, 37
Sleep Science (periódico), 112
Slow Moon Climbs, The: The Science, History, and Meaning of Menopause [A lua lenta surge: A ciência, a história e o significado da menopausa] (Mattern), 23
Sociedade de Endocrinologia, 217
Sociedade Norte-Americana de Menopausa (NAMS), 30, 43, 57, 72, 166, 222
Socius (periódico), 152
sono ruim: álcool e, 109-10; aplicativos para melhorar o sono, 114; balas de canabidiol, 111; cannabis como tratamento para, 95-7; "divórcio do sono", 108-9; efeito na saúde, 104-6, 156-7, 192; em consequência de suor noturno, 81, 100, 112-3; fases REM e não REM do sono, 105-6; higiene do sono, 106; horário de dormir, 107; insônia, 104; magnésio, 112; melatonina, 110-1; problemas de memória e, 147; respiração, 114-5; ritmo circadiano, 113; ronco, 107-8; ruminação antes de dormir, 113-8; terapia cognitivo-comportamental para insônia, 113-4; vigília após início do sono, 105-6
Steinem, Gloria, 244-5
Stewart, Ryan, 181
Streicher, Lauren, 18, 84-5, 93-4, 96-7, 126-7, 170-1, 174, 188, 198-200
suor noturno: alívio do, 100; sono ruim e, 81, 112, 156-7; *ver também* ondas de calor
suplementos à base de plantas, 92-5
Sykes, Wanda, 81

Tang, Karen, 42-3
tarefas da casa, 152-3
Taylor, Bronnie, 229-30
tecnologia: aplicativos de masturbação, 172; aplicativos para o sono, 114; grupos de apoio nas redes sociais, 155-6, 220, 237; menotech, 236-7; pesquisar sintomas da menopausa no Google, 214; sites tocados por médicos, 214
tendências futuras no apoio à menopausa: Força-Tarefa para a Menopausa (Reino Unido), 227; grupos de afinidade, 231-3; melhorias no trabalho, 227-34; Menopause Workplace Pledge, 228; menotech, 236-7; retardar ou eliminar a menopausa, 236-7
terapia cognitivo-comportamental para insônia (CBT-i Coach), 113-5
terapia com testosterona, 200-1
terapia hormonal na menopausa (THM), 85-6, 113, 182-6, 201-2
Thorn, Tracey, 60
Thurston, Rebecca, 82, 84, 107, 110, 113-4, 241
Tilt, Edward, 147-8
Tobacco Control (periódico), 72
transpiração *ver* ondas de calor; suor noturno
transtorno da dor gênito-pélvica/penetração (DGPP), 164-6
transtorno disfórico pré-menstrual (TDPM), 150
tratamento dos sintomas da menopausa: agentes únicos que abordam múltiplos sintomas, 220-1; fim do século XIX e início do XX, 24-5, 147-8; ímãs, 79
trato urinário: exercícios de Kegel, 174-5; incontinência, 19, 32-3, 163-4, 168-9, 174-5, 213-4; infecções do trato urinário, 162, 168; técnica do duplo vazio, 175
Tudo em família (programa de TV), 38

Uloko, Maria, 161, 164, 166, 177-8
Urologic Clinics of North America (periódico), 164

Vaniqa, 120
vendendo produtos e tratamentos para a menopausa, 216, 234-6
venlafaxina, 87
Verdin, Eric, 40
vigília após início do sono (WASO, na sigla em inglês), 105-6
vitamina D, 71, 224

Walker, Alice, 244
Walker, Matthew, 105
Washington Post, The (jornal), 65, 182-3, 188
Watkins, Elizabeth Siegel, 24
Watts, Naomi, 46
Weiss, Rachel, 77-9
Weitzner, Rochelle, 235, 244
Williams, Makeba, 16-7, 47, 49, 62, 64-5, 72, 126, 128-9, 162, 209, 211, 221, 241
Wilson, Robert A., 184-5
Winfrey, Oprah, 15
Witkowski, Sarah, 97-8
Woman in the Body, The: A Cultural Analysis of Reproduction [A mulher dentro do Corpo: Uma análise cultural da reprodução] (Martin), 22
Women's Health (periódico), 186
Women's Health Initiative (WHI), 168, 183-6, 188-9
Woodall, Trinny, 185

Zeichner, Joshua, 137, 216
Zephyrin, Laurie, 236

TIPOGRAFIA Adriane por Marconi Lima
DIAGRAMAÇÃO BR75
PAPEL Pólen Natural, Suzano S.A.
IMPRESSÃO Gráfica Bartira, junho de 2024

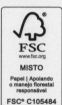

A marca FSC® é a garantia de que a madeira utilizada na fabricação do papel deste livro provém de florestas que foram gerenciadas de maneira ambientalmente correta, socialmente justa e economicamente viável, além de outras fontes de origem controlada.